全国高职高专教育医药卫生类专业课程改革“十二五”规划教材

供临床医学、护理学、医学检验技术、医学影像技术、口腔医学、助产、康复治疗技术等专业

Physiology

生 理 学

主　编　叶颖俊

副主编　杜　靖　李祖成

编　委　（按姓氏笔画排序）

马常义（河北工程大学医学院）
王艳辉（江西医学高等专科学校）
韦　磊（山东万杰医学院）
叶颖俊（江西医学高等专科学校）
杜　靖（新疆医科大学高等职业技术学院）
李祖成（滨州医学院）
范亚敏（邢台医学高等专科学校）
赵艳芝（首都医科大学燕京医学院）

江苏凤凰科学技术出版社

图书在版编目（CIP）数据

生理学 / 叶颖俊主编. 一南京：江苏凤凰科学技术出版社，2012.9（2017.7重印）

ISBN 978-7-5345-9449-6

Ⅰ.①生… Ⅱ.①叶… Ⅲ.①人体生理学一医学院校一教材 Ⅳ.①R33

中国版本图书馆CIP数据核字（2012）第156481号

生理学

主　　编　叶颖俊
责任编辑　徐祝平　王　云
责任校对　郝慧华
责任监制　曹叶平　方　晨

出版发行　江苏凤凰科学技术出版社
出版社地址　南京市湖南路1号A楼，邮编：210009
出版社网址　http://www.pspress.cn
印　　刷　江苏凤凰数码印务有限公司

开　　本　880 mm×1 230 mm　1/16
印　　张　14
字　　数　335 000
版　　次　2012年9月第1版
印　　次　2017年7月第6次印刷

标准书号　ISBN 978-7-5345-9449-6
定　　价　35.00元

再版说明

全国高职高专教育医药卫生类专业课程改革“十二五”规划教材自2012年出版以来，在50余所医学高职高专院校的推广使用中，得到了广大师生的普遍认可。为了全面深入推进医学高职高专教育改革，国家教育部于2012年底启动了新一轮“十二五”职业教育国家规划教材建设的评审工作。凤凰出版传媒集团江苏凤凰科学技术出版社积响应教育部的教改工作和教材建设的部署，与全国医学高职高专教育教材专家评审委员会一起，再次组织全国从事一线教学、科研、临床工作的中青年专家、教授，根据《教育部关于“十二五”职业教育教材建设的若干意见》要求，配合《高等职业学校专业教学标准（试行）》贯彻实施，对全套教材进行了整体修订。

该套教材修订后仍包括基础课程、专业课程和公共课程27种，配套教材2种。其编写特点如下：

1. 遵循教材编写的“三基”、“五性”、“三特定”的原则，在保证科学性的前提下，力求使教材内容从深度和广度上全面贴近高职临床医学岗位的定位，并兼顾了全国范围的代表性和适用性。

2. 充分吸收和借鉴了国内外有关临床医学专业的最新研究成果，削减了上版超出高职高专教育教学大纲的研究性知识，做到了基础课程与专业课程紧密结合，临床课程与医疗实践无缝链接，充分体现行业标准、规范和程序，将培养高素质技能型人才的宗旨落到实处。

3. 保留了上一版注重实践、重点突出、激发学生学习兴趣、开拓思维的特色编写板块。教材将内容分为基础模块、实践模块和选修模块三大部分：基础模块是学生必须掌握的部分，实践模块的安排体现了以学生为主体的现代教学理念，选修模块为学生提供了个性化的选择空间。同时注意到了当下高职高专学生的思维特点和学习接受能力，体现了以学生为主体的现代教学理念。

4. 体现了国家临床执业助理医师资格考试偏重实践应用、淡化理论知识死记硬背的理念，切合了新的考试大纲的要求。

5. 进一步完善了整套教材的系统性和整体性，突出专业特色，减少学科交叉，避免了相关学科间内容重复甚至表述不一致的情况。

6. 各科严格按照实际教学时数编写，文字精炼，篇幅把控较好，有利于学生对重要知识点的掌握。

7. 在不增加学生负担的前提下，根据学科需要，部分教材采用彩色印刷，以提高教材的成书品质和内容的可读性。

8. 根据教学需要，部分课程设有配套教材。

本套教材通过这次全面修订,质量提升较大，其中近半数已被列为“‘十二五’职业教育国家规划教材”。相信通过扩大推广，新版教材对我国医学高职高专教育的教学改革和人才培养将会起到强有力的推动作用。

◎“十二五”职业教育国家规划教材

全国高职高专教育医药卫生类专业课程改革“十二五”规划教材

供临床医学、护理学、口腔医学、医学检验技术、
医学影像技术、康复治疗技术、助产等专业用

《组织学与胚胎学》 张国境 王秀琴 主编
《生物化学》 李宜川 李素婷 主编
《生理学》 叶俊颖 主编
《药理学》 秦红兵 王淑芬 主编
◎《医学心理学》（第二版） 韩 冰 刘景伟 主编
◎《医学伦理学》（第二版） 颜景霞 主编
《诊断学》 赵汉英 王景福 主编
◎《内科学》（第二版） 胡桂才 蔡小红 李秀霞 主编
◎《外科学》（第二版） 刘跃新 毋传贤 路凤贤 主编
◎《儿科学》（第二版） 郑 惠 主编
◎《妇产科学》（第二版） 翟建军 庄臻丽 主编
◎《眼耳鼻咽喉口腔科学》（第二版） 叶文忠 刘雅馨 主编
《急诊与灾害医学》 凌 斌 张松峰 主编
《皮肤性病学》 温树田 主编
◎《传染病学》（第二版） 胡 芳 白志峰 主编
《预防医学》 周恒忠 主编
◎《全科医学概论》（第二版） 王 兵 魏双平 主编
《中医学》 周争道 主编
《卫生法学》 翟晓璞 蔡红星 主编
◎《老年病学》（第二版） 王 欣 蔡小红 主编
◎《康复医学概论》（第二版） 章 稼 吴 毅 主编
《医用化学》 张韶虹 主编
《病理学与病理生理学》 丁运良 李玉红 丁凤云 主编
◎《病原生物与免疫学》（第二版） 曹元应 夏和先 主编
◎《人体解剖学》（第二版） 金昌洙 主编
《儿科学实训指导》 郑 惠 主编
《生理学实验与学习指导》 叶颖俊 主编
《大学生心理健康教育》 张曼华 张旺信 主编
《就业指导》 陈国忠 胡会群 主编

目　录

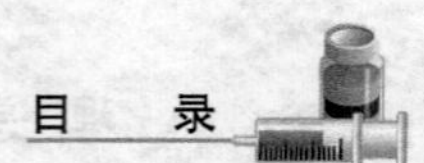

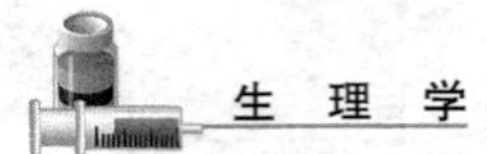

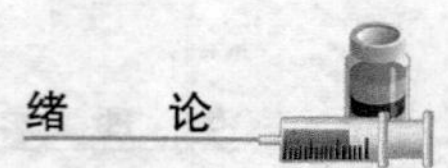

应器五部分组成(图绪-1)。感受器(receptor)是能感受刺激并将刺激转换为电信号的特殊结构装置。传入神经是把感受器产生的电信号以神经冲动的形式传入反射中枢的神经。反射中枢(reflex center)是位于中枢神经系统中完成某一反射活动的神经元群。传出神经是把反射中枢信号以神经冲动的形式传到效应器的神经。效应器(effector)是完成反射活动的器官,主要是肌肉和腺体。例如,手无意碰到火焰时,火焰的热刺激作用于手部皮肤,皮肤上的痛温觉感受器把痛和热刺激转换成电信号,以神经冲动的方式沿传入神经传入反射中枢,反射中枢通过分析处理,发出指令再以神经冲动的形式沿传出神经传向相应的肌肉,完成缩手动作。由此可见,反射是由刺激引起的经反射弧完成的一种规律性反应,它的完成有赖于反射结构的完整与功能的正常,如组成部分中有任何一个部分遭到破坏或功能障碍都不能完成反射活动。

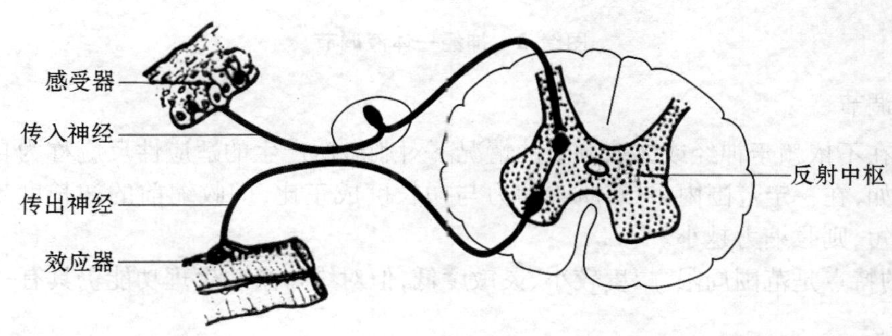

图绪-1 反射弧模式图

根据形成过程,反射可分为非条件反射(unconditioned reflex)和条件反射(conditioned reflex),两者的形成条件、意义比较详见表绪-1。

表绪-1 非条件反射和条件反射的比较

	非条件反射	条件反射
形成	先天遗传,种族共有	后天获得
中枢	大脑皮质下能完成	必须通过大脑皮质完成
反射弧	恒定、稳固、数量有限	可变、不固定、数量无限
意义	适应性弱,维持基本生命活动	适应性强,扩展人类适应能力
举例	腱反射、吸吮反射等	望梅止渴、谈虎色变等

神经调节具有迅速、精确、作用时间短暂等特点,是人体最主要的调节方式,在人体应答环境变化中具有极为重要的意义。

(二) 体液调节

通过体液中化学物质的作用对人体功能进行的调节称为体液调节(humoral regulation)。参与体液调节的化学物质主要是内分泌细胞分泌的激素,此外,还有细胞代谢产物(如 CO_2、乳酸等)和一些生物活性物质(如组胺、缓激肽等)也可参与体液调节。在体液调节中化学物质的递送方式有多种:①经血液运输到达较远距离而发挥调节作用,参与全身性体液调节,又称为远距分泌,是体液调节的主要方式;②有些细胞产生的化学物质扩散到细胞周围的内环境中而只对附近细胞产生调节作用,属于局部性体液调节,又称为旁分泌;③还有一些神经细胞(如视上核、室旁核)合成的激素(抗利尿激素、缩宫素),当机体需要时再释放入血而发挥调节作用,称为神经分泌;④自分泌,即细胞分泌的激素在局部扩散后作用于产生该激素的内分泌细胞本身。

体液调节具有缓慢、广泛、作用时间持久等特点，在人体生长发育、新陈代谢等方面起着经常性调节作用。

人体大部分内分泌腺是受神经支配和调节的，体液调节实际上成为神经调节的一部分，是反射弧传出神经通路上的分支或延伸（图绪-2）。这种以神经为主导、有体液参加的复合调节方式称为神经—体液调节（neuro-humorl regulation）。人体的功能调节大多是这种复合式调节。

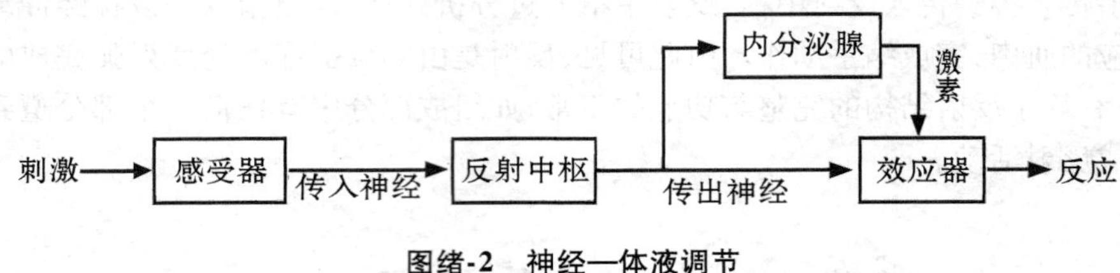

图绪-2 神经—体液调节

（三）自身调节

组织、细胞在不依赖于神经或体液调节的情况下对刺激所产生的适应性反应称为自身调节（auto-regulation）。例如，在一定范围内，骨骼肌收缩力与初长度成正比，即收缩前的初长度越长，则收缩力越大；初长度越短，则收缩力越小。

自身调节的特点是范围局限、幅度较小、灵敏度低，但对维持某些生理功能仍具有一定的意义。

二、控制系统

研究发现，人体功能调节过程与工程技术控制有许多相同的规律，因此常借用工程控制术语来描述人体功能调节过程。控制系统由控制部分和受控部分组成。人体功能调节的控制部分是发出指令的部位，如中枢神经系统或内分泌腺等；受控部分是指接收指令的部分，如效应器、靶细胞等。根据工作方式，控制系统可分为自动控制系统、非自动控制系统和前馈控制系统三类。

（一）自动控制系统

自动控制系统又称反馈式控制系统（图绪-3），是控制部分发出指令作为控制信息管理受控部分的同时，受控部分又将其活动状况作为反馈信息反过来影响控制部分的活动，控制部分进而再调整对受控部分的指令。这种调节是双向的，是一个闭环系统，是人体功能调节控制中最普遍的方式。由受控部分发出的反馈信息来影响控制部分活动的过程称为反馈（feedback）。根据产生效应的不同，反馈分为负反馈和正反馈两种。

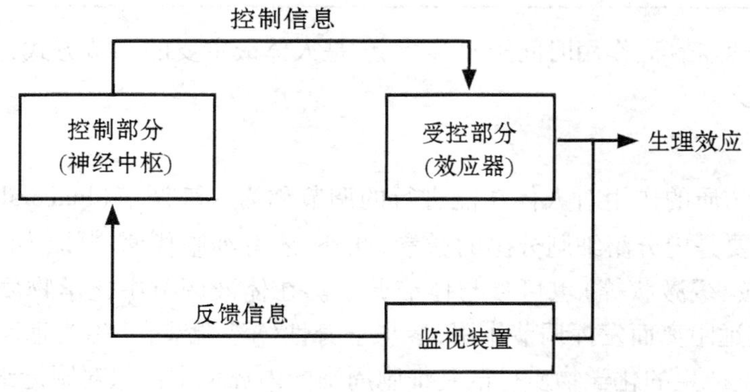

图绪-3 自动控制系统模式图

1. 负反馈　反馈信息与控制信息作用相反的反馈称为负反馈（negative feedback），即反馈后的效应与原效应的作用方向是相反的。例如，人受到刺激后血压升高，通过反馈回路将血压升高的信息传到中枢,再由中枢发出指令调整心血管的功能状态,使心跳减慢、减弱,血管舒张,导致升高的血压又恢复到变化前的水平;反之,如果血压低于正常,则通过负反馈机制使血压回升至正常水平。由此可见,负反馈的作用在于维持机体各种生理功能的相对稳定。前文所说的稳态主要就是通过负反馈机制实现的。

2. 正反馈　反馈信息与控制信息作用相同的反馈称为正反馈(positive feedback),即反馈后的效应与原效应的作用方向是一致的。例如,血液凝固过程、排尿过程、分娩过程都是正反馈,这些过程一旦发动,就会通过正反馈使这些过程加强、加快,直到全部过程完成为止。由此可见,正反馈的作用在于促使某些生理活动一旦发动就迅速加强,直至完成为止。这类反馈在人体内为数不多。

(二) 非自动控制系统

非自动控制系统是控制部分发出指令作为控制信息管理受控部分的活动,但受控部分不会反过来影响控制部分的活动。这种控制方式是单向的,不具有自动控制的特征。这类控制系统在人体功能调节中极少见。

(三) 前馈控制系统

前馈(feed forward)控制系统是控制部分向受控部分发出指令的同时,又通过另一快捷途径向受控部分发出前馈信号进行调控,以使受控部分的活动更准确。如伸手拿东西时,脑发出指令使一定肌群收缩,同时又通过前馈机制,使肌肉活动受到制约,从而使整个动作准确、适度。条件反射也是一种前馈控制系统的活动,它可使人体的反应更具有预见性和超前性。

思考题

1. 引发反应的刺激应具备哪些条件?
2. 何谓内环境?内环境稳态有何生理意义?
3. 何谓神经调节、体液调节和自身调节?各有哪些特点?
4. 何谓正反馈和负反馈?有何生理意义?

(叶颖俊)

第一章　细胞的基本功能

⊙学习目标

掌握：细胞膜的物质转运功能；静息电位和动作电位主要概念和产生机制；神经—肌肉接头处的兴奋传递过程。

熟悉：信号转导的方式；组织兴奋及其恢复过程中兴奋性的变化；兴奋收缩耦联的基本过程。

了解：影响骨骼肌收缩的主要因素；骨骼肌收缩的形式。

细胞是人体的基本结构和功能单位。人体的各种生理活动都是在细胞功能的基础上完成的。只有了解细胞的基本功能，才能更深入了解和认识器官、系统及整体活动及其规律。人体细胞种类多样，执行多种特定的功能，但是它们的某些功能活动有共性，本章介绍的就是这些具有共性的细胞的基本功能。

第一节　细胞的跨膜物质转运功能

细胞膜主要由脂质、蛋白质和极少量的糖类物质组成。1972 年 Singer 和 Nicholson 提出的液态镶嵌模型（fluid mosaic model）已被学术界公认，这一模型学说认为：细胞膜以液态（在体温条件下呈液态，具有流动性）的脂质双分子层为基架；脂质分子间镶嵌着具有不同结构和功能的蛋白质，统称为膜蛋白；有些脂质分子和膜蛋白上结合着具有不同功能的糖链（图 1-1）。

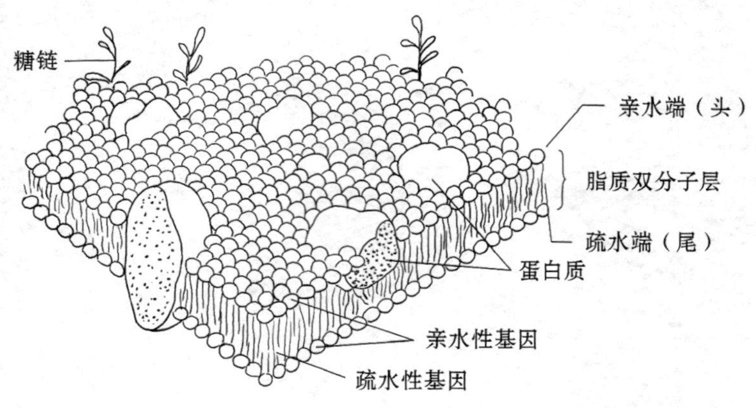

图 1-1　细胞膜的液态镶嵌模型

细胞膜是细胞的屏障，它把细胞内外的物质分隔开，使细胞成为一个相对独立的单位，它还是细胞与外界物质交换及信息传递的媒介。进出细胞的物质种类很多，有脂溶性的和水溶性的；带电的和不带电的；大分子的和小分子的。细胞膜转运物质的形式也多种多样，现将已认识到的几种转运形式分别介绍如下：

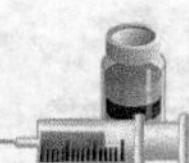

一、单纯扩散

单纯扩散（simple diffusion）是指脂溶性小分子物质从高浓度一侧向低浓度一侧跨膜转运的过程。它是一种简单的物理现象。细胞膜的基本组成是脂质双分子层，所以一般来说，只有脂溶性小分子物质才能以单纯扩散的形式通过细胞膜。例如，O_2从PO_2较高的细胞外液通过膜脂质进入细胞内；CO_2、N_2、乙醇和尿素等也可顺浓度差以单纯扩散方式跨膜转运。单纯扩散的特点是物质顺浓度差转运，不需要细胞代谢提供能量，没有膜蛋白的参与。不同物质单纯扩散的多少可用扩散通量来表示。扩散通量是指物质每秒通过每平方厘米假想平面的摩尔或毫摩尔数。影响扩散通量的主要因素有两个：①浓度差，是物质扩散的动力。细胞膜两侧物质的浓度差愈大，通量也愈大。②通透性，是指物质通过细胞膜的难易程度。细胞膜对物质的通透性愈大，通量也愈大。

二、易化扩散

某些非脂溶性或脂溶性很小的物质，在膜蛋白的帮助下，从高浓度一侧向低浓度一侧跨膜转运的过程称为易化扩散（facilitated diffusion）。易化扩散和单纯扩散一样也是顺浓度差进行的跨膜转运，所以也不需要细胞代谢提供能量。它与单纯扩散不同的是必须有膜蛋白介导才能进行。根据参与的膜蛋白不同将易化扩散分为两种，即通道蛋白帮助的易化扩散［简称通道易化扩散（facilitated diffusion via channel）］和载体蛋白帮助的易化扩散［简称载体易化扩散（facilitated diffusion via carrier）］。

（一）通道易化扩散

通道易化扩散主要是各种带电离子经通道蛋白的介导，顺浓度梯度和电位梯度即电—化学梯度的跨膜转运。通道蛋白像贯通细胞膜并带有闸门装置的管道。开放时，物质顺电—化学梯度经过通道转运；关闭时，即使细胞膜两侧存在电—化学梯度，物质也不能通过（图 1-2）。

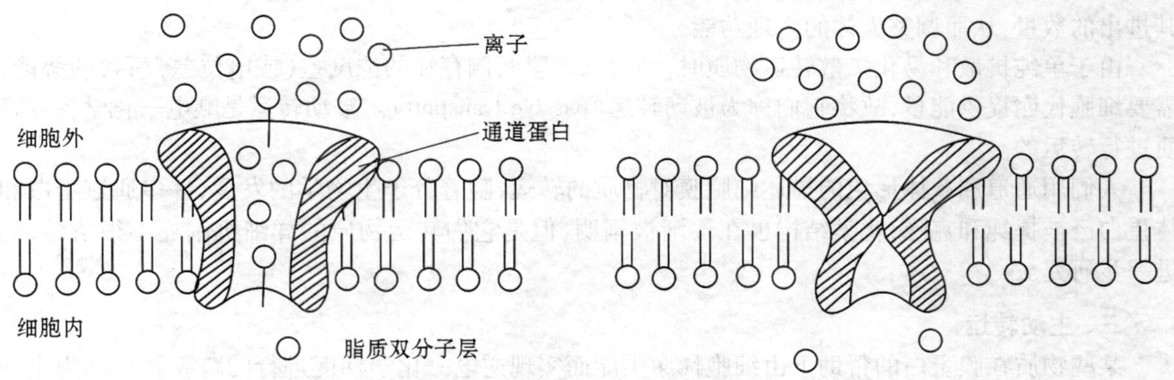

图 1-2　通道易化扩散示意图（左图为通道开放时，右图为通道关闭时）

通道易化扩散具有以下特点：

1. 速度快　每秒可达1×10^8个离子，远大于载体的转运速率。离子扩散通量的多少，除决定于膜两侧离子的浓度差外，还受膜两侧电位差的影响。所以，离子的跨膜转运受电—化学梯度影响，电—化学梯度愈大，驱动力愈大。

2. 离子选择性　每种通道只对一种或多种离子有较大的通透性，对其他离子则不易或不能通过。据此特性通道可分为钠通道、钾通道、钙通道等，分别通过Na^+、K^+、Ca^{2+}等离子。

3. 门控特性　除少数非门控通道外，大部分通道具有可移动的“闸门”（gate）样结构，通道的开放（激活）或关闭（失活）是通过“闸门”来调控的，故通道又称门控通道。闸门的开关是由通道蛋白构象改变引起的，在通道蛋白不同构象时通道会突然开放或关闭。根据引起闸门开关的机制不同，分为不同的门控通道。例如，由化学物质引起闸门开关的称为化学门控通道；由膜两侧电位差变化引起闸门开关的称为电压门控通道;由机械刺激引起闸门开关的称为机械门控通道。

（二）载体易化扩散

载体易化扩散是小分子亲水性物质经载体蛋白的介导,顺浓度梯度的跨膜转运(图 1-3)。现在认为,细胞膜的载体蛋白在高浓度一侧与被转运物质结合,这一结合引起载体蛋白的构象发生变化,把物质转运到低浓度的另一侧,然后与物质分离。一些小分子亲水性物质,如葡萄糖、氨基酸等就是依靠载体运输进入细胞内。

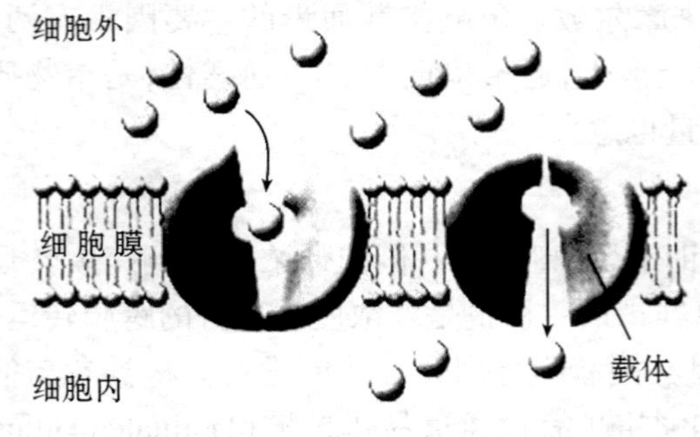

图 1-3 易化扩散示意图

载体易化扩散具有以下特点:

1. 特异性 即载体的结合位点只能选择性地与具有特定化学结构的物质结合。

2. 饱和现象 在一定范围内增大浓度差,扩散速率会随之增大;膜两侧物质的浓度差增加到一定程度后,扩散速率就不会再随浓度差的增加而增大,这是因为载体和载体上的结合位点都有一定的数量,因此所能结合的物质数量也就受到限制。

3. 竞争性抑制 如果一种载体可以同时转载 A 和 B 两种物质,由于载体数量是一定的,因此 A 物质扩散量增多时,B 物质的扩散量就会减少,这是因为 A 物质更多地占据有限载体的缘故。

易化扩散是细胞膜转运物质的一种重要而普遍存在的形式。人体的许多重要生理功能,如营养物质进入细胞、生物电的产生和兴奋的传导以及肌肉的收缩等,都与易化扩散有密切关系。更重要的是,易化扩散可以调控,通过调控通道闸门的开关或者载体与物质的结合,控制物质能否进出细胞及其进出的数量,从而调整人体的生理功能。

由于单纯扩散和易化扩散转运物质时,动力来自膜两侧存在的浓度差(或电位差)所含的势能,不需要细胞代谢提供能量,故将它们称为被动转运(passive transport)。被动转运是顺电—化学梯度将物质进行转运的。

人们用通道和载体形象的描述细胞膜对物质的转运,随着分子生物学的发展,许多通道蛋白和载体蛋白已被提纯和克隆,化学结构也在逐渐被阐明,但是它们转运物质的详细机制还不很清楚,仍需进一步研究。

三、主动转运

某些物质在膜蛋白的帮助下由细胞代谢供能而实现逆电—化学梯度进行的跨膜转运称为主动转运(active transport)。主动转运又按照膜蛋白在转运物质时是否直接消耗细胞代谢能量分为原发性主动转运和继发性主动转运两种,一般所说的主动转运是指原发性主动转运。

（一）原发性主动转运

细胞直接利用代谢产生的能量将物质逆电—化学梯度进行转运的过程称为原发性主动转运(primary active transport)。介导这一过程的膜蛋白称为生物泵。生物泵的化学本质是蛋白质,具有 ATP 酶的活性,可将细胞内 ATP 水解为 ADP,并利用高能磷酸键打开后释放的能量完成离子逆电—化学梯度的跨膜转运。它能把物质从低浓度一侧“泵”到高浓度一侧,就像水泵把水从低处泵到高处一样,必须额外提供能量。生物泵活动时消耗的能量直接来源于细胞的代谢过程,如果细胞代谢障碍,将影响离子泵的功能,进而影响物质的主动转运。生物泵以它们转运的物质而命名,如转运 Na^+ 和 K^+ 的钠—钾泵,转运 Ca^{2+} 的钙泵。在各种生物泵中,钠—钾泵的作用最重要,存在最广泛,对它的研究也最充分。现以钠—钾泵为例,介绍它的功能。

钠—钾泵简称钠泵(sodium pump)。它是由 α 和 β 两个亚单位组成的二聚体蛋白质,具有 ATP 酶的活性。当细胞内 Na^+ 浓度升高或细胞外 K^+ 浓度升高时,钠泵即被激活,使 ATP 分解为 ADP,释放的能量用于 Na^+、K^+ 的主动转运。1 分子 ATP 分解释放的能量可以将 3 个 Na^+ 运到细胞外,同时将 2 个 K^+ 运入细胞内(图 1-4),故钠泵又称为 Na^+,K^+ - ATP 酶。哇巴因可抑制钠泵的 ATP 酶活性,使钠泵转运 Na^+ 和 K^+ 的能力降低。钠泵的活动对维持细胞的正常功能具有重要作用。钠泵的主要功能包括以下几个方面:① 钠泵活动造成的细胞内高 K^+ 为胞质内许多代谢反应所必需;② 钠泵活动造成膜内外 Na^+ 和 K^+ 的浓度差,是细胞生物电产生的前提条件;③ 能维持胞内渗透压和细胞容积的相对稳定;④ 建立 Na^+ 的跨膜浓度梯度,为继发性主动转运的物质提供势能储备;⑤ 钠泵活动是生电性的,可直接影响膜电位,使膜内电位的负值增大。

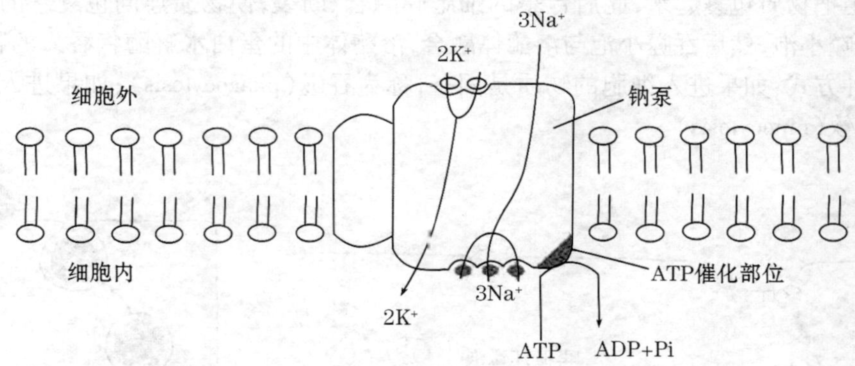

图 1-4　钠泵三动转运示意图

(二) 继发性主动转运

有些物质主动转运所需的能量不是直接由 ATP 分解供给,而是先由钠泵利用 ATP 供给的能量造成膜两侧的 Na^+ 浓度差,形成 Na^+ 在膜外的高势能,在膜上一种称为转运体的蛋白质将 Na^+ 顺浓度差运入细胞内时所释放的势能,用于其他物质逆浓度差的转运,这种间接利用 ATP 能量的主动转运过程称为继发性主动转运(secondary active transport),可参见图 1-5。

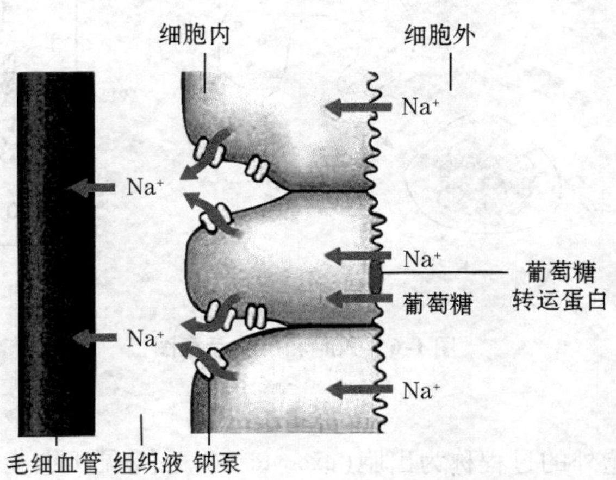

图 1-5　继发性主动转运示意图

继发性主动转运根据被转运物质与 Na^+ 转运的方向不同分为两种形式:① 与 Na^+ 转运的方向相同称为同向转运(symport)。② 与 Na^+ 转运方向相反称为逆向转运(antiport)。例如,葡萄糖、氨基酸在小肠黏膜上皮细胞的吸收和在肾小管上皮细胞的重吸收都属于继发性主动转运,由于 Na^+、葡萄糖、氨基酸都是进入细胞，故是同向转运。心肌细胞上的 $Na^+ - Ca^{2+}$ 交换，由于是 Na^+ 入细胞，Ca^{2+} 出细胞，故属于逆向转运；肾小管的 $Na^+ - H^+$ 交换也属于此类。

四、入胞和出胞

以上讨论的转运方式转运的都是小分子物质，大分子或团块状物质进出细胞是通过细胞膜复杂的活动进行的，这些过程也需要细胞提供能量。

（一）入胞

细胞外大分子或团块状物质进入细胞的过程称为入胞（endoeytosis）。例如，血浆中的蛋白质、细菌、异物等进入细胞。如图 1-6 所示，这些物质先被细胞识别并相互接触，然后接触处的细胞膜向内凹陷或伸出伪足把物质包裹起来，此后包裹的细胞膜融合、断裂，使物质连同包裹它的细胞膜一起进入细胞，形成吞噬小泡，然后吞噬小泡与溶酶体融合，溶酶体中的蛋白水解酶将吞入的物质消化分解。入胞又分为两种方式：如果进入细胞的物质是固态，称为吞噬（phagocytosis）；如果进入细胞的物质是液态，则称为吞饮（pinocytosis）。

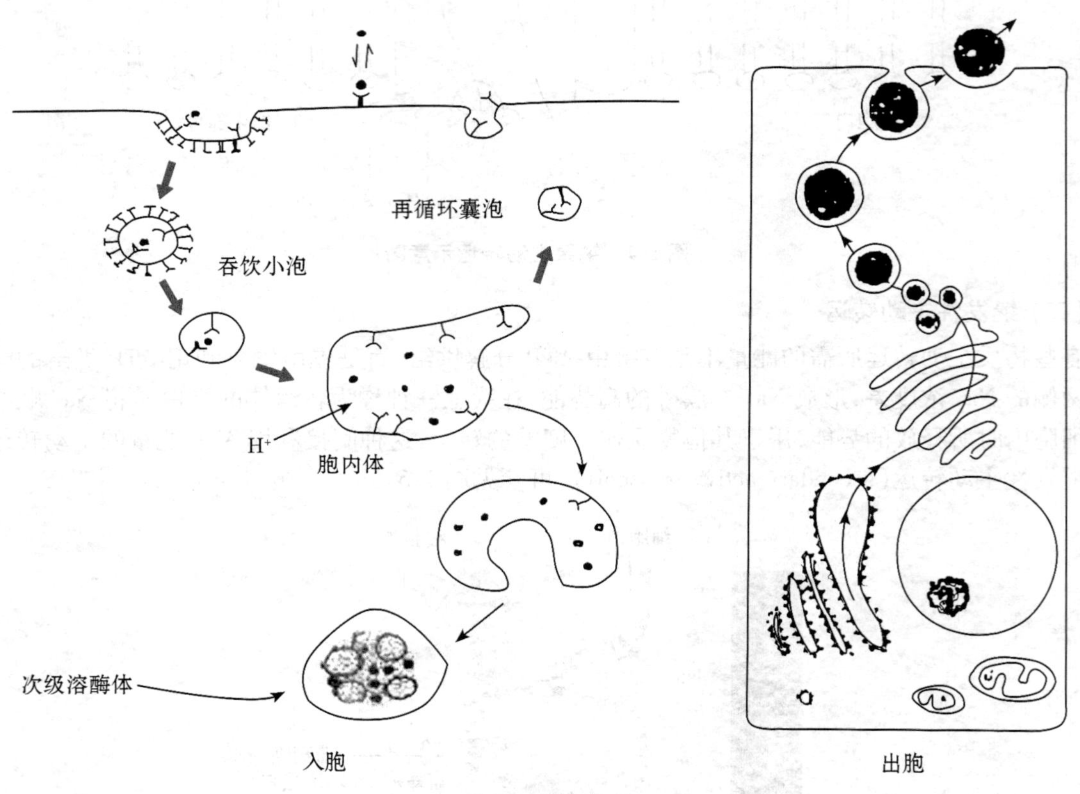

图 1-6　入胞和出胞示意图

（二）出胞

大分子物质被排出细胞外的过程称为出胞（exocytosis），主要见于细胞的分泌活动。例如，消化腺细胞分泌消化酶、内分泌细胞分泌激素、神经末梢释放递质等。如图 1-6 所示，大分子物质在细胞内形成后，被一层膜性物质包裹形成囊泡，当分泌活动开始时，囊泡向细胞膜移动，最后囊泡膜与细胞膜融合，进而在融合处向外破裂，囊泡内储存的物质一次性地全部排出细胞。

综上所述，物质跨细胞膜的转运是人体内普遍存在的重要功能。单纯扩散和易化扩散是顺电—化学梯度进行的，其扩散的动力来源于物质的浓度差或电位差形成的势能，并不需要细胞提供能量，

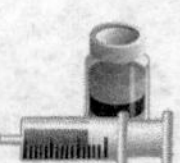

故称为被动转运。与之相反的是，主动转运是逆电—化学梯度进行的，必须由细胞提供能量。出胞和入胞主要依靠细胞本身的活动来完成，也需要细胞代谢供能。

第二节　细胞的信号转导功能

人体是由大量细胞组成的有机体。它既要实现自身复杂的功能，又要适应环境的各种变化，细胞之间必须有完善的信息联系，即具有信号转导(signal transduction)功能。能在细胞间传递信息的物质称为信号分子，约几百种，如神经递质、激素、细胞因子等。除少数类固醇激素外，大多数化学性的信号分子是水溶性的，不能进入细胞内，信号分子通常要与细胞膜的受体结合后才能发挥作用。受体(receptor)是指能与信号分子特异结合而发挥信号转导作用的蛋白质。根据它们存在的部位不同分为膜受体和细胞内受体。细胞内受体又有胞质受体和核受体。有关细胞间信号转导的方式和过程，这部分知识发展很快，现将目前了解较多的几种跨膜信号转导简介如下：

一、离子通道耦联受体介导的信号转导

有些细胞膜上的化学门控离子通道本身就具有受体的作用，它们有能与信号分子(主要是神经递质)结合的位点，当与信号分子结合后，进而引起通道的开放(或关闭)，实现化学信号的跨膜转导，这种信号转导途径称为离子通道介导的信号转导。神经—骨骼肌接头处的传递就是离子通道耦联受体介导的信号转导的典型例子。骨骼肌细胞终板膜上的N型乙酰胆碱受体(acetylcholine receptor)，即是一种离子通道耦联受体，它与运动神经末梢释放的乙酰胆碱(acetylcholine，ACh)结合后，使离子通道开放，引起经通道的内向电流，从而实现跨细胞膜的信号转导，详见第四节肌细胞的收缩功能神经—骨骼肌接头处的兴奋传递。

二、G－蛋白耦联受体介导的信号转导

G－蛋白耦联受体也是存在于细胞膜上的蛋白质受体，它与信号分子结合后可激活细胞膜上的G－蛋白(鸟苷酸调节蛋白)，激活的G－蛋白进而激活G－蛋白效应器酶(如腺苷酸环化酶)，G－蛋白效应器酶再催化某些物质(如ATP)产生第二信使(如cAMP)，第二信使通过蛋白激酶或离子通道发挥信号转导的作用。

由于这类膜受体要通过G－蛋白才能发挥作用，故称为G－蛋白耦联受体，又因为这种信号转导通过G－蛋白耦联受体进行，故称为G－蛋白耦联受体介导的信号转导。这种信号转导有多种G－蛋白效应器酶和第二信使，又可分为多种不同途径。含氮激素及多种神经递质多是通过G－蛋白耦联受体介导信号转导的，详见第十章内分泌含氮激素的作用机制。

三、酶耦联受体介导的信号转导

酶耦联受体是指细胞膜上的一些蛋白质分子，既有受体的作用又有酶的作用。酶耦联受体主要有酪氨酸激酶受体、酪氨酸激酶结合型受体和鸟苷酸环化酶受体三种。酶耦联受体既有与信号分子结合的位点，起受体的作用，又具有酶的催化作用，通过它们的这种双重作用完成信号转导。这种信号转导称为酶耦联受体介导的信号转导。体内大部分细胞因子和一部分肽类激素(如胰岛素)就是通过这种方式进行信号转导的。

离子通道耦联受体、G－蛋白耦联受体和酶耦联受体都是膜受体，因此以上三种信号转导都是通过膜受体介导的。

细胞间的信号转导为生理功能的调节、疾病的发生及治疗提供了许多的理论依据。但是体内的信号分子种类繁多，细胞多种多样，它们之间的信号转导也极其复杂，至今仍有许多问题还不清楚，有待进一步研究。

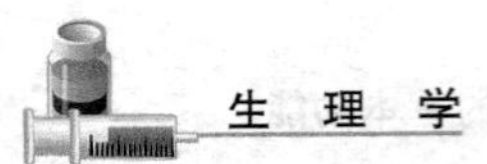

第三节　细胞的生物电现象

人体细胞无论处于静息状态还是活动状态都存在电现象，这种电现象称为生物电(bioe - lectricity)。生物电是一种普遍存在又十分重要的生命现象，也是生物学研究的重要领域。由于生物电发生在细胞膜两侧，故称为跨膜电位(transmembrane potential)，简称膜电位(membrane potential)，它主要包括安静时的静息电位和受刺激时产生的动作电位。体内各种器官或多细胞结构所表现的多种形式的生物电现象，如脑电、心电、肌电，大都根据细胞水平的基本电现象来解释。

一、静息电位

(一) 静息电位的概念

静息电位(resting potential，RP)是指细胞处于静息状态时，细胞膜两侧存在的电位差。它是动作电位产生的基础。

如图1-7所示，用电生理仪器测量细胞的带电情况。①当参考电极a和测量电极b(电极直径0.5 ~5 μm)均置于细胞的外表面时(图1-7A)，示波器荧光屏上的光点停留在零水平，说明细胞膜外表面任意两点之间没有电流流动，即不存在电位差。②如果把电极a置于细胞膜外表面，而把电极b推进细胞内时(图1-7B)，就在电极b推进细胞的瞬间，荧光屏上的光点立即向下移动，并停留在一个较稳定的水平上。这一现象说明，细胞内和细胞外之间存在电位差，即细胞膜外的电位高，带正电荷，细胞内的电位低，带负电荷，简言之即“外正内负”。通常设定细胞膜外电位为零，因此静息电位数值前加“ - ”。

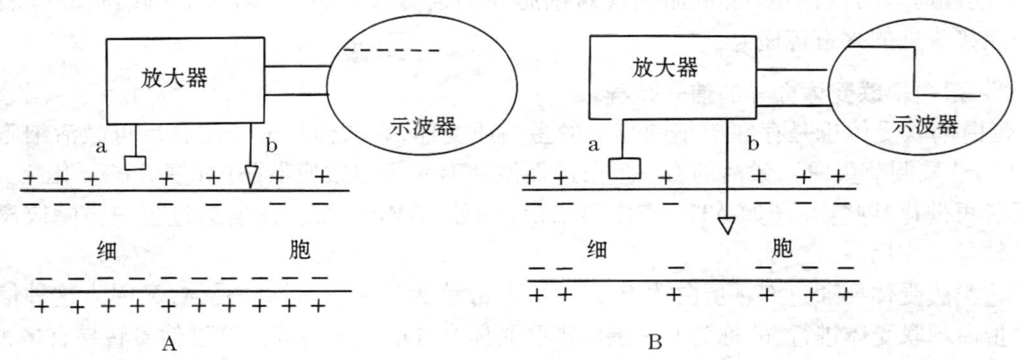

图1-7　静息电位测定示意图

大多数细胞静息电位都在 -10 ~ -100 mV之间。例如，枪乌贼巨大神经轴突的静息电位为 -50 ~ -70 mV；哺乳动物的神经细胞和肌细胞为 -50 ~ -90 mV；平滑肌细胞为 -50 ~ -60 mV。应该注意的是，上述静息电位的负值是指膜内电位低于膜外电位的数值，是膜内外的电位差。

细胞在安静状态下所保持的膜外带正电荷、膜内带负电荷的状态称为极化(polarization)。如以膜外电位为零，膜内电位即为负值。它是一个相对稳定的直流电位。静息电位与极化状态是一个现象的两种表达方式，它们都是细胞处于静息状态的标志。静息电位表达的是膜内外电位差，极化状态表达的是膜两侧电荷分布的情况。如果膜电位由静息电位水平减小，如从 -70 mV变化到 -60 mV，表明膜内外电位差变小，是极化状态减弱，这种现象称为去极化(depolarization)；反之，如果静息电位增大，如从 -70 mV变化到 -80 mV，表明膜内外电位差增大，极化状态加强，称为超极化(hyperpolarization)。细胞膜去极化后再向静息电位方向恢复，称为复极化(repolarization)。需要指出的是，这些数值的改变都是指膜内外电位差的变化，不要与数学上的“正”“负”数混淆。

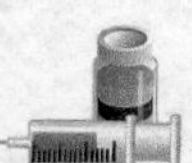

（二）静息电位的产生机制

细胞静息时为什么会在膜内外存在一定的电位差呢？一般可用离子流学说来解释，要点有：①细胞内外各种离子的浓度分布不均，即存在浓度差。如表 1-1 所示，由钠泵的作用造成的哺乳动物骨骼肌内的 K^+ 浓度是细胞外的 39 倍，而细胞外 Na^+ 浓度是细胞内的 12 倍。细胞内的负离子主要是大分子的有机负离子（A^-），多是蛋白质离子，而细胞外有机负离子极少。②在不同状态下，细胞膜对各种离子的通透性不同。细胞处于静息状态时，细胞膜对 K^+ 的通透性较大，对 Na^+ 通透性很小，仅为 K^+ 通透性的 1/100～1/50，而对 A^- 通透性几乎为零。

表 1-1　哺乳动物骨骼肌细胞内外离子的浓度（mmol/L）和流动趋势

	细胞内	细胞外	细胞内外浓度比	离子流动趋势
K^+	155	4	39:1	外向流
Na^+	12	145	1:12	内向流
Cl^-	3.8	120	1:31	内向流
A^-	155	–	–	外向流

因此，假定细胞膜只对 K^+ 有通透性，细胞静息时 K^+ 顺浓度差外流，K^+ 外流必然带有正电荷的向外转移，膜内的 A^- 不能通过细胞膜而留在细胞内，形成细胞膜外侧带正电荷，电位升高，细胞膜内侧则带负电荷，电位降低的状态。但是 K^+ 外流并不能无限制地进行下去，这是因为随着 K^+ 顺浓度差外流形成的电场力会阻止带正电荷的 K^+ 继续外流。当浓度差形成的促使 K^+ 外流的化学力量与阻止 K^+ 外流的电场力量达到平衡时，K^+ 的净移动就会等于零。此时，细胞膜两侧形成一个相对稳定的电位差，这就是静息电位。静息电位主要是 K^+ 外流达到平衡时的电位，所以又称为 K^+ 平衡电位。

应用物理化学的 Nernst 公式，根据细胞内外 K^+ 的浓度，可以计算出 K^+ 平衡电位。但是，算出的 K^+ 平衡电位的数值和静息电位的实测值有些小的差别。例如，枪乌贼巨大神经纤维平衡电位的计算值为 -87 mV，而它的静息电位实测值为 -77 mV。这是因为用 Nernst 公式计算时只有 K^+ 参加计算，而实验证明静息电位的产生还有少量 Na^+ 和 Cl^- 的内流。

（三）影响静息电位的主要因素

1. 细胞膜内外 K^+ 浓度　如细胞外 K^+ 浓度增高，可使细胞内外 K^+ 浓度差减小，从而使 K^+ 向细胞外扩散的动力减弱，K^+ 外流减少，结果使静息电位减小，即膜内外的电位差变小。反之，如细胞外的 K^+ 浓度降低，将引起静息电位增大，即膜内外的电位差变大。

2. 细胞代谢障碍　当细胞缺血、缺 O_2 或 H^- 增多（酸中毒）时，可导致细胞代谢障碍，影响细胞内钠泵提供能量。钠泵的正常运转是维持正常静息电位的关键因素，如果钠泵功能受到抑制，甚至停止活动，将使细胞内外 K^+ 的浓度差逐渐减小，细胞代谢障碍会导致静息电位逐渐减小，甚至消失。

二、动作电位

（一）动作电位的概念

动作电位（action potential，AP）是指细胞受到一个有效刺激时，膜电位在静息电位的基础上产生的迅速、可向远距离传播的电位变化。

下面用微电极细胞内记录的方法，简要叙述动作电位的变化过程。由图 1-8 可见，当细胞受刺激兴奋时，膜电位发生迅速的变化，首先膜电位由 -70 mV 迅速去极化至 +30 mV，形成动作电位的上升支，随后又迅速复极至接近静息电位水平，形成动作电位的下降支。动作电位的上升支和下降支共同形成尖锋样电位变化波形，称为锋电位（spike potential），锋电位是动作电位的标志。其中，超过 0 mV 以上的部分称为超射（overshoot），此时膜两侧电位处于“内正外负”的反极化状态。

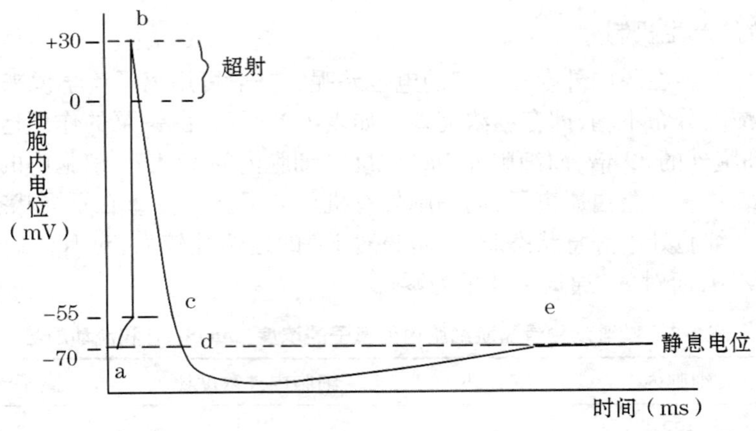

图 1-8　动作电位模式图

a－b 段：锋电位上升支；b－c 段：锋电位下降支；c－d 段：负后电位；d－e 段：正后电位

锋电位后膜电位出现低幅缓慢的波动过程，称为后电位（after－potential），它包括正后电位和负后电位。锋电位后膜内电位小于静息电位的过程称为负后电位，又称为去极化后电位。负后电位后膜内电位超过静息电位的过程称为正后电位，又称为超极化后电位。后电位的时程比较长，约为 44 ms。只有在后电位结束之后，膜电位才恢复到静息电位的水平。

动作电位是细胞产生兴奋的标志。可兴奋细胞在兴奋时有不同的外在表现形式，如肌细胞表现为收缩、腺细胞表现为分泌等。但是它们都有一个共同的、本质性的内在变化，就是在受刺激后必然产生的动作电位。因此，可以说动作电位是细胞兴奋的同义语。只有当细胞产生了动作电位，才能够说它产生了兴奋。特别是神经细胞兴奋时，用肉眼观察不到它的外部反应，只能用仪器测定它产生的动作电位来进行判断。因此，也可以把兴奋性的概念表述为细胞产生动作电位的能力。

细胞在发生一次兴奋后，其兴奋性将出现一系列的变化（图 1-9）。在兴奋发生的当时以及兴奋后最初的一段时间内，在 a－b 段无论施加多强的刺激也不能使细胞再次兴奋，这段时间称为绝对不应期（absolute refractory period，ARP），处在绝对不应期的细胞，阈值无限大，兴奋性为零。绝对不应期之后，细胞的兴奋性逐渐恢复，受刺激后可以发生兴奋，但刺激强度必须大于阈强度，这段时期即 b－c 段称为相对不应期（relative refractory period，RRP）。相对不应期是细胞兴奋性从无到有，直至接近正常的一个恢复时期。相对不应期过后，有的细胞还会出现兴奋性的波动，即轻度高于或低于正常水平，因此 c－d 段称为超常期（supernormal period）；d－e 段称为低常期（subnormal period）。

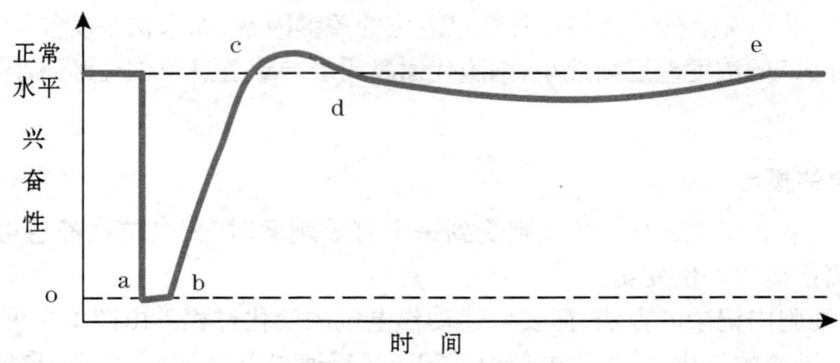

图 1-9　组织兴奋时兴奋性的变化示意图

a－b 段：绝对不应期；b－c 段：相对不应期；c－d 段：超常期；d－e 段：低常期

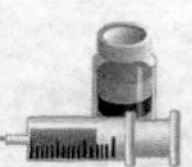

细胞兴奋时兴奋性的变化具有十分重要的意义，特别是绝对不应期，其长短决定细胞两次兴奋之间的最短时间间隔，即决定细胞在单位时间内能够产生动作电位的最多次数。也就是说，不管给细胞的刺激频率有多高，细胞依其绝对不应期的长短，在单位时间内最多只能产生一定次数的反应。例如，哺乳动物的粗大神经纤维的绝对不应期为 0.3 ms，那么它在 1 s 内理论上最多能兴奋 3333 次；而心室肌细胞的绝对不应期为 250 ms，它 1 s 内最多只能兴奋 4 次。实际上在体内，它们产生兴奋的最高频率大大低于理论上的数值。绝对不应期时间的长短，与其功能有密切的关系。

细胞的动作电位与它兴奋时兴奋性的变化有一定的对应关系，锋电位相当于绝对不应期，负后电位的前段相当于相对不应期，负后电位的后段相当于超常期，正后电位相当于低常期（图 1-10）。细胞兴奋性的变化，实质是在不同时期，细胞膜钠通道蛋白的状态变化。

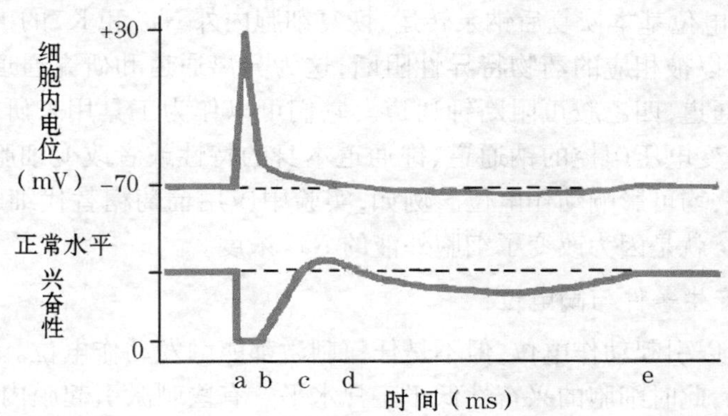

图 1-10　动作电位与兴奋性变化的时间关系

a－b 段：锋电位——绝对不应期；b－c 段：负后电位的前部——绝对不应期；c－d 段：负后电位的后部——超常期；d－e 段：正后电位——低常期

动作电位具有以下特点：①“全或无”现象（all or none phenomenon），动作电位一旦产生就达到它的最大值，其幅度不会因刺激的加强而增大，也就是说，动作电位要么不产生（无），一旦产生就达到最大（全），这称为“全或无”现象。②不衰减性传导，动作电位一旦在细胞膜的某一部位产生，它就会立即向整个细胞膜传布，而且它的幅度不会因为传布距离的增加而减小。③脉冲式，连续刺激不融合，由于绝对不应期的存在，动作电位不能重合在一起，动作电位之间总有一定间隔而形成脉冲样图形。

各种细胞的动作电位特点虽然相似，但其变化幅度与持续时间可有很大差别。例如，神经和骨骼肌细胞动作电位的持续时间为 1 ms 至数毫秒，而心室肌细胞动作电位的持续时间可长达 300 ms 左右。

（二）动作电位的产生机制

动作电位产生的机制也可以用离子流学说来解释。前已述及，细胞外 Na^+ 的浓度比细胞内高得多（见表 1-1），它有从细胞外向细胞内扩散的趋势，但 Na^+ 能否进入细胞是由细胞膜上钠通道的状态来控制的。当细胞受到刺激产生兴奋时，首先是受刺激部位细胞膜上少量的钠通道开放，对 Na^+ 的通透性开始增大，少量 Na^+ 顺浓度差流入细胞，使静息电位减小。当静息电位减小到一定数值（阈电位）时，会引起膜上电压门控钠通道迅速大量开放，对 Na^+ 的通透性在短时间内突然增大，此时在 Na^+ 浓度差和电位差（外正内负）的作用下，细胞外的 Na^+ 快速、大量内流，使细胞内正电荷迅速增加，膜内电位急剧上升，电位差急剧减少直至倒置，形成膜的去极化和反极化，就是锋电位陡峭的上升支。当膜内侧正电位增大到足以制止 Na^+ 内流时，膜电位达到一个新的平衡点，这就是 Na^+ 平衡电位。随后大量钠通道迅速失活而关闭，导致 Na^+ 内流停止，钾通道（电压门控通道）则被激活而开放，并产生 K^+ 的快速外流，细胞内电位迅速下降，形成锋电位的下降支，也就是复极化。锋电位上升支 Na^+ 的内流和下降支 K^+ 的外流都属于易化扩散的通道转运，故不需细胞代谢供能。这时细胞的膜电位基本恢复，但离子分布状态并未恢复，因为去极化进入细胞的 Na^+ 和复极化流出细胞的 K^+ 并未各回原位，虽然它们的量与细胞外 Na^+ 浓度和细胞内 K^+ 浓度相比很小，但如果反复发生动作电位，也会影响细胞内外 Na^+ 和 K^+ 的浓度差，这就需要通过钠泵的活动进行调节，将流入细胞的 Na^+ 泵出，流出细胞的 K^+ 泵入，恢复细胞膜两侧 Na^+ 和 K^+ 原来的不均衡分布状态。钠泵的活动对细胞内的电位影响很小，但钠泵活动可能是后电位产生的原因之一。出于钠泵转运 Na^+ 和 K^+ 是逆浓度差进行的，属于主动转运，故后电位阶段需要细胞代谢供能。

简言之，锋电位的上升支主要是由于 Na^+ 大量、快速内流，形成 Na^+ 平衡电位；下降支主要是由于 K^+ 快速外流的结果，膜电位基本恢复后钠泵转运，恢复细胞内外 Na^+ 和 K^+ 的不均衡分布。

不同的离子通道可以被相应的药物特异性阻断，这为分离通道和研究通道特性提供了方便。例如，河豚毒素可阻断钠通道，四乙胺可阻断钾通道。它们可以作为工具用来研究钠通道、钾通道对动作电位产生的影响。改变电压门控的钠通道、钾通道本身的特性或者改变细胞膜两侧两种离子的浓度差或膜两侧的电位差，均可影响动作电位。例如，实验中应用葡萄糖替代细胞外液 NaCl，将使动作电位幅度下降甚至消失，就是因为改变了细胞外液的 Na^+ 浓度。

（三）动作电位的产生条件与阈电位

刺激作用于细胞可以引起动作电位，但不是任何刺激都能触发动作电位。在某些情况下，刺激引起的是细胞膜的超极化，此时细胞的兴奋性低于正常水平。有些刺激引起膜内正电荷增加，静息电位减小（去极化），当减小到一个临界值时，细胞膜中大量钠通道开放而触发动作电位；这个能触发动作电位的临界膜电位称为阈电位（threshold potential，TP）。一般来说，细胞兴奋性的高低与细胞的静息电位和阈电位的差值呈负相关，即差值愈大，细胞的兴奋性愈低；差值愈小，细胞的兴奋性愈高。例如，超极化时膜电位增大，使它与阈电位之间的差值扩大。受刺激时静息电位去极化不容易达到阈电位，所以超极化使细胞兴奋性降低。可见，所谓阈强度，就是作用于细胞能使膜的静息电位去极化达到阈电位的最小刺激强度。刺激引起膜去极化，只是使膜电位从静息电位达到阈电位水平，而动作电位的暴发则是膜电位达到阈电位后其本身进一步去极化的结果，与施加给细胞刺激的强度大小没有关系。

单个阈下刺激虽不能触发动作电位，但也会引起少量的 Na^+ 内流，从而产生轻度的去极化，不足以使膜电位达到阈电位水平，而且只局限于受刺激的部位。这种阈下刺激产生于膜的局部、较小的去极化反应称为局部反应（local response，见图 1-11），产生的电位称为局部电位。局部反应的特点是：① 衰减性传导，衰减性传导的意思是局部电位随传播距离的增加而减小，最后消失，因此不能在膜上作远距离传导；② 不是“全或无”式的，局部反应可随阈下刺激的增强而增大；③ 有总和效应，电位叠加称为总和。一次阈下刺激只能引起一个局部反应，不能引发动作电位，但如果多个阈下刺激引起的多个局部反应在时间上（在同一部位连续给予多个刺激）或空间上（同时在相邻的部位给予多个刺激）叠加起来，就可能使膜去极化达到阈电位，从而引发动作电位。因此，动作电位可以有由一次阈刺激或一次阈上刺激引起，也可以由多个阈下刺激产生的局部电位的总和而引发。

（四）动作电位的传导与局部电流

动作电位一旦在细胞膜的某一点产生，就会沿着细胞膜向周围进行不衰减地传播，直到传遍整个细胞为止。动作电位在同一细胞上的传播称为传导（conduction）。在神经纤维上传导的动作电位又称为神经冲动（nerve impulse）。

动作电位传导的原理用局部电流学说来解释。下面以无髓神经纤维为例加以说明。如图 1-12A

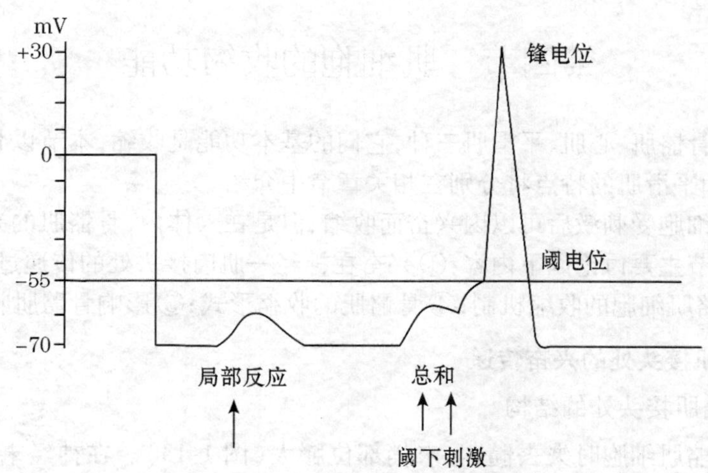

图 1-11 局部反应及其总和

所示,在兴奋点产生动作电位,出现内正外负的反极化状态,但与它相邻的未兴奋点仍为外正内负的极化状态,这样在膜两侧兴奋点与未兴奋点之间就形成电位差,因此会产生由正电位到负电位的电流流动。其流动的方向是:在膜外侧,电流由未兴奋点流向兴奋点;在膜内侧,电流则由兴奋点流向未兴奋点。这种在兴奋点与未兴奋点之间产生的电流称为局部电流(local current)。局部电流的结果,造成与兴奋点相邻的未兴奋点的膜内电位上升,膜外电位下降,即产生去极化,去极化达到阈电位,即触发相邻未兴奋点暴发动作电位,使它转变为新的兴奋点。这样兴奋点与相邻未兴奋点之间产生的局部电流不断地向周围移动(图 1-12B),使动作电位迅速地向四周传播,直到整个细胞膜都发生动作电位为止。由于动作电位从受刺激的兴奋点可向两侧未兴奋点传导,因此为双向传导。

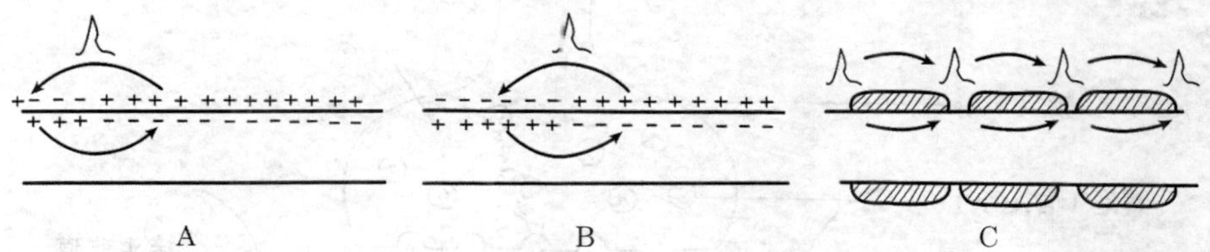

图 1-12 动作电位在神经纤维上的传导

在有髓神经纤维上,髓鞘具有绝缘作用,动作电位不能在髓鞘部位的神经细胞膜上产生。郎飞结处的细胞膜是裸露的,郎飞结的膜上钠通道密集,易产生动作电位。动作电位传导时,出现动作电位的郎飞结引起与它相邻的郎飞结产生动作电位,这样动作电位就从一个郎飞结传给相邻的郎飞结,称为跳跃式传导(图 1-12C)。因为有髓神经纤维动作电位呈跳跃式传导,故其传导速度比无髓神经纤维快得多。例如,人的 A 类有髓纤维的传导速度可高达 70 ~ 120 m/s,而无髓纤维的传导速度仅为 0.2 ~ 0.6 m/s。

生物电是一切活细胞都具有的基本生命现象。其内容具有普遍的理论意义,也有重要的实用价值。生物电已被广泛应用于医学的实验研究和临床。关于生物电的知识在本书有关章节以及某些后续课程中还要深入讨论。

知识链接 ……………………………………………………………………

生物电的临床应用

心电图、肌电图、脑电图就是用特殊仪器将心肌细胞、骨骼肌细胞、大脑皮质神经细胞产生的生物电变化,进行检测和处理后记录的图形,它们对相关疾病的诊断有重要的意义。

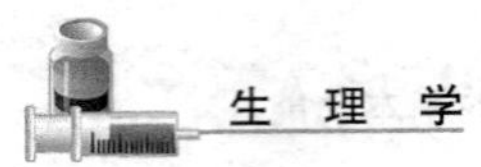

第四节 肌细胞的收缩功能

人体的肌肉分为骨骼肌、心肌、平滑肌三种，它们的基本功能是收缩，本节以骨骼肌为例讨论肌细胞的收缩功能，心肌和平滑肌的特点将分别在相关章节中介绍。

虽然离体骨骼肌细胞受刺激后可以因兴奋而收缩，但是在人体内，骨骼肌的兴奋和收缩都是在神经支配下完成的。本节主要讨论以下内容：①兴奋在神经—肌肉接头处的传递过程；②骨骼肌细胞的兴奋收缩耦联；③骨骼肌细胞的收缩机制；④骨骼肌的收缩形式；⑤影响骨骼肌收缩的因素。

一、神经—骨骼肌接头处的兴奋传递

(一) 神经—骨骼肌接头处的结构

运动神经接近骨骼肌细胞时失去髓鞘，末梢部位膨大(图 1-13)。在神经末梢中含有许多囊泡，称为接头小泡，一个小泡内约含有 1 万个乙酰胆碱(ACh)分子。神经—骨骼肌接头由接头前膜、接头后膜和接头间隙三部分组成。接头前膜是运动神经末梢嵌入肌细胞膜的部位，因此接头前膜就是神经轴突的细胞膜。接头后膜又称运动终板或终板膜，是与接头前膜相对应的肌细胞膜。它较一般的肌细胞膜厚，并有规则地向细胞内凹陷，形成许多皱褶，这样可以扩大它与接头前膜的接触面积，有利于兴奋的传递。在接头后膜上有与 ACh 特异结合的 N 型乙酰胆碱受体，它是化学门控通道的一部分，属于离子通道耦联受体。接头前膜与接头后膜并没有原生质的联系，它们之间有一个充满细胞外液的间隙，即接头间隙。

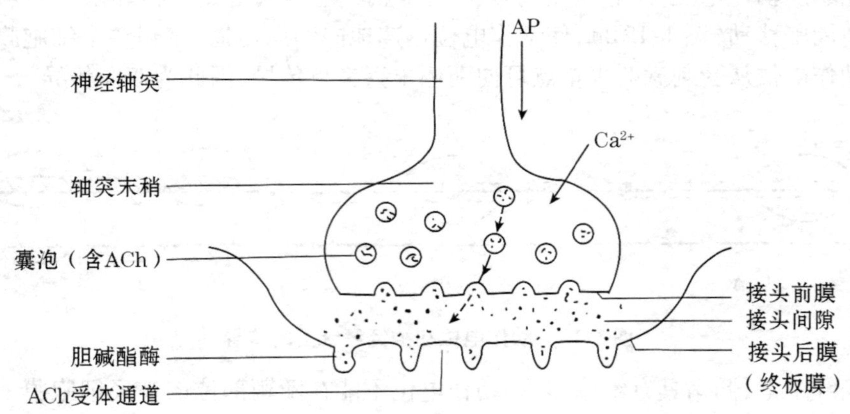

图 1-13 神经—骨骼肌接头的结构及传递过程示意图

(二) 神经—骨骼肌接头处兴奋的传递过程

传递是指信息由一个细胞传给另一个细胞的过程。神经—骨骼肌接头是将运动神经的兴奋(动作电位)传给骨骼肌细胞，故它属于兴奋在细胞间的传递，也是离子通道介导的信号转导的典型例子。

如图 1-13 所示，当神经冲动沿神经纤维传到轴突末梢时，引起接头前膜上电压门控式钙通道开放，Ca^{2+} 从细胞外液顺电—化学梯度进入轴突末梢，触发轴浆中的囊泡向接头前膜方向移动，囊泡膜与接头前膜融合进而破裂，以出胞的方式使储存在囊泡中的 ACh 分子“倾囊”释放进入接头间隙，称为量子式释放。ACh 通过接头间隙到达终板膜时，立即与终板膜上的 N 型乙酰胆碱受体结合，使通道开放，允许 Na^+、K^+ 等扩散通过，但以 Na^+ 内流为主，因而引起终板膜静息电位减小，即产生终板膜的去极化，称为终板电位(end - plate potential，EPP)。终板电位属于局部反应，不表现“全或无”的特性，没有不应期，具有总和效应。它的大小与接头前膜释放的 ACh 的多少呈正相关。一次终板电位一般

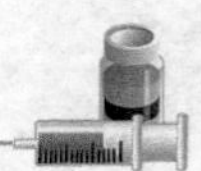

都大于相邻肌膜阈电位的 3～4 倍，所以它很容易引起邻近肌膜去极化达到阈电位，使肌膜上的电压门控性钠通道大量开放，而暴发动作电位。动作电位通过局部电流传遍整个肌膜，也就是引起了骨骼肌细胞的兴奋。接头前膜释放到接头间隙中的 ACh 并没有进入肌细胞，它只起到传递信息的作用，很快即被存在于头间隙和终板膜上的胆碱酯酶分解为胆碱和乙酸，而失去作用，这样就保证了一次神经冲动仅引起细胞兴奋一次，表现为一对一的关系。否则，释放的 ACh 在接头间隙中积聚起来，将使骨骼肌细胞持续地兴奋和收缩而发生痉挛。

综上所述，运动神经的动作电位（电变化），经 ACh 和 N 型乙酰胆碱受体（化学物质）的作用，又引起骨骼肌细胞膜产生动作电位（电变化），所以神经—骨骼肌接头处兴奋传递的过程可概括为电—化学—电的传递过程。神经末梢释放的在细胞间传递信息的化学物质称为递质（transmitter），ACh 就是神经—骨骼肌接头处兴奋传递的递质。

（三）神经—骨骼肌接头处兴奋传递的特点

神经—骨骼肌接头处的兴奋传递与动作电位在神经纤维上的传导不同，它有以下特点：①单向性传递，即兴奋只能由接头前膜传向接头后膜，而不能反向传导。这是因为 ACh 存在于运动神经轴突末梢的囊泡中，从接头前膜释放，与接头后膜的受体结合。②时间延搁，这一过程非常复杂，故耗时较长，需要 0.5～1.0 ms，所以化学传递的速度远比神经冲动的传导速度要慢得多。③易受环境变化的影响，这一点具有重要的实用价值，许多药物或病理变化可作用于此传递过程，影响兴奋的正常传递和肌肉收缩。

知识链接 ……………………………………………………………………………………

神经—骨骼肌接头处兴奋传递的特点与临床应用

箭毒能与 ACh 争夺受体，使之不能引发终板电位，起到抑制肌细胞兴奋使骨骼肌松弛的作用，故将箭毒称为 ACh 受体的阻断剂，临床上用来作为肌松剂；有机磷酸酯类能与胆碱酯酶结合而使其失活，从而使得 ACh 在终板膜处堆积，导致骨骼肌持续兴奋和收缩，故有机磷酸酯类农药中毒时出现肌肉震颤；而解磷定能恢复胆碱酯酶的活性，是治疗有机磷酸酯类中毒的特效解毒剂。

二、骨骼肌的兴奋—收缩耦联

骨骼肌细胞兴奋后可以引起它的收缩，骨骼肌的兴奋—收缩耦联（excitation - contractioncoupling）就是指将骨骼肌的电兴奋和机械收缩联系起来的中介过程。实现兴奋—收缩耦联的组织结构是肌管系统，起关键作用的物质是 Ca^{2+}。

（一）肌管系统

骨骼肌细胞有两套独立的肌管系统（见图 1-14）。一种是走行方向与肌原纤维垂直的管道，称为横管。它是肌膜在 Z 线处向细胞内凹陷而形成，包绕在肌原纤维上，所以横管实质上是肌膜的延续，管中的液体就是细胞外液。当肌膜兴奋时，动作电位可沿横管传入肌细胞内部。另一种是走行方向与肌原纤维平行的管道，称为纵管，又称肌质网。纵管交织成网，包绕在肌原纤维周围。纵管在靠近横管附近膨大，称为终池，因为它是细胞内储存 Ca^{2+} 的场所，故又称钙池。以横管为中心，加上两侧终池形成三联管。在三联管处的横管膜与终池膜之间有一定的间隙，所以横管与终池并不相通。三联管的作用是把从横管传来的电信息（动作电位）和终池释放 Ca^{2+} 联系起来，完成横管向纵管的信息传递，而终池释放的 Ca^{2+} 则是引起肌细胞收缩的直接动因。

（二）骨骼肌兴奋—收缩耦联的过程

骨骼肌兴奋—收缩耦联的过程可分为：①动作电位沿肌膜迅速传播，经横管膜到达三联管部位时，使终池膜上的钙通道开放。②储存在终池内的 Ca^{2+} 顺浓度差进入细胞肌质，引起肌细胞收缩。

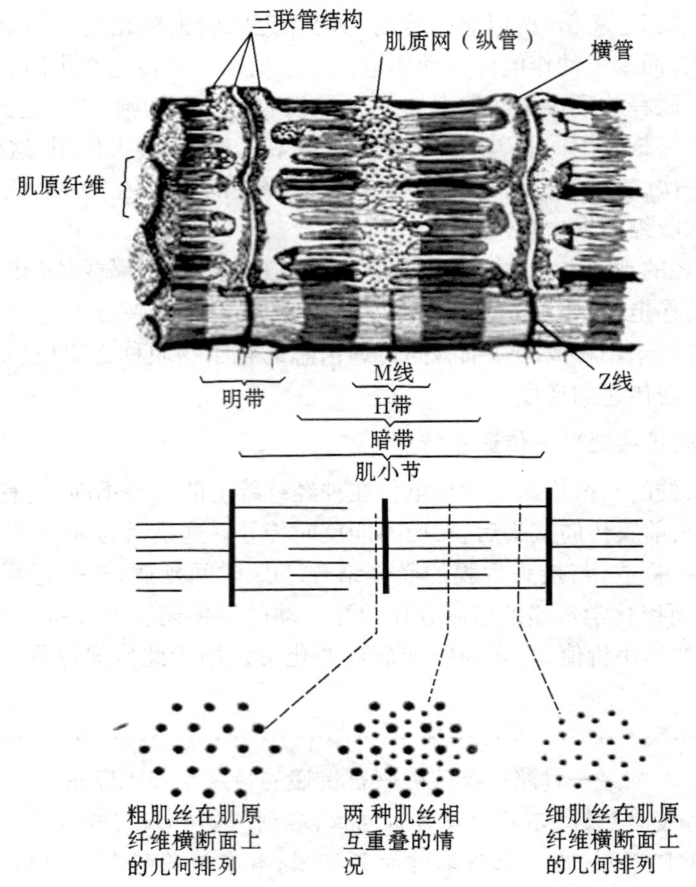

图 1-14　骨骼肌细胞的肌原纤维和肌管系统示意图

据测定，肌细胞兴奋时肌质中 Ca^{2+} 的浓度比静息状态时要高 100 倍左右。③ 释放到肌质中的 Ca^{2+} 可激活肌质网膜上的钙泵，Ca^{2+} 又被钙泵逆浓度差转运回终池，肌质内 Ca^{2+} 的浓度减少，引起细胞舒张。

从以上过程可以看出，把肌细胞的兴奋和收缩过程耦联在一起的关键物质是 Ca^{2+}，故也可将 Ca^{2+} 称为耦联因子。如果肌质中缺少 Ca^{2+}，纵然肌细胞的兴奋仍可以发生，但因为缺少 Ca^{2+} 而不能引起肌细胞的收缩，这种只产生兴奋而不能引发收缩的现象称为“兴奋—收缩脱耦联”。

三、骨骼肌的收缩原理

骨骼肌细胞究竟是如何收缩的呢？要阐明这个问题，首先要了解相关的结构。

(一) 肌原纤维和肌小节

肌细胞内含有大量的肌原纤维，这些肌原纤维平行排列，纵贯肌细胞全长(图 1-14)。在显微镜下观察，肌原纤维呈明暗相间的节段，分别称为明带和暗带。明带中央有一条与肌原纤维垂直的横线称为 Z 线。暗带中央也有一条横线称为 M 线。暗带中央相对透亮的区域称为 H 带。两条相邻 Z 线间的节段称为一个肌小节，一个肌小节包括一个位于中间部位的暗带和其两侧各 1/2 的明带。肌小节是肌细胞收缩的基本功能单位。肌细胞的收缩或舒张，实际上就是肌小节的缩短或伸长。进一步的观察表明，肌小节的明带、暗带由不同的肌丝组成。暗带主要由粗肌丝组成，其中 H 带只有粗肌丝，明带只有细肌丝。由于细肌丝的一部分伸入到相邻的粗肌丝之间，故在 H 带的两侧各有一个粗肌丝和细肌丝重叠区。M 线是把许多粗肌丝连结在一起的结构。Z 线是连结许多细肌丝的结构。

(二) 肌丝的分子结构

粗肌丝由许多肌凝蛋白(又称肌球蛋白)分子组成。一个肌凝蛋白分子分为杆和头两部分(图1-15A)。在粗肌丝内肌凝蛋白分子的杆部朝向M线呈束状排列,而它的头部则规律地分布在粗肌丝表面,形成横桥(图1-15B)。横桥在细肌丝滑行过程中起重要作用,是拉动细肌丝滑行的直接发动者。它的主要作用是:①横桥与细肌丝上的位点结合时,引起横桥向M线方向摆动,这种结合是可逆的,继而出现分离、复位,再与细肌丝上新的位点结合,这样产生同方向连续的摆动,拉动细肌丝向M线方向滑行;②横桥具有ATP酶的作用,可分解ATP,释放能量,供横桥摆动时利用。

细肌丝由肌动蛋白、原肌凝蛋白和肌钙蛋白三种蛋白质分子组成(图1-15C)。许多球形的肌动蛋白分子聚合成双螺旋形状,构成细肌丝的主体,在肌动蛋白上有与横桥结合的位点。原肌凝蛋白分子首尾相连,也聚合成双螺旋结构,缠绕在肌动蛋白上,遮盖与横桥结合的位点,阻止它们结合。肌钙蛋白是由三个亚单位组成的球形分子,结合在原肌凝蛋白上,它的作用是与Ca^{2+}结合,引发肌肉收缩。肌凝蛋白和肌动蛋白是直接参与肌细胞收缩的蛋白质,所以称为收缩蛋白。原肌凝蛋白和肌钙蛋白不直接参与肌细胞收缩,而是对收缩过程起调控作用,故称为调节蛋白。

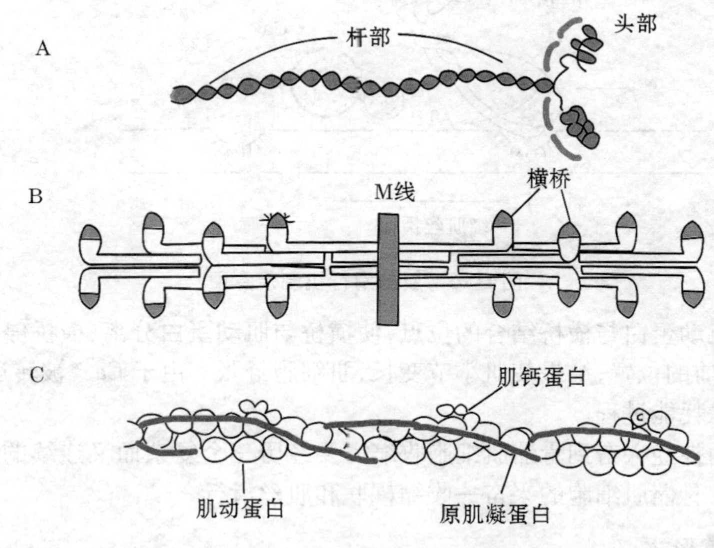

图1-15　肌丝分子结构示意图

(三) 骨骼肌细胞的收缩机制

现在公认的骨骼肌细胞的收缩机制是肌丝滑行学说。实验证据表明,当肌细胞收缩变短时,暗带的长度不变,而明带变短、H带变窄,暗带中粗细肌丝重叠部分增加,相邻的Z线互相靠拢,肌小节缩短。这说明在肌肉收缩时,粗肌丝和细肌丝的长度都不变,只是细肌丝在粗肌丝之间向M线方向滑行。

收缩过程:如图1-16所示,肌肉处于静息状态时原肌凝蛋白遮盖肌动蛋白上与横桥结合的位点,横桥无法与位点相结合。当兴奋—收缩耦联过程中终池内的Ca^{2+}进入肌质,Ca^{2+}浓度大于静息状态Ca^{2+}浓度的10%时,由于肌钙蛋白对肌质中的Ca^{2+}有很强的亲和力,Ca^{2+}与肌钙蛋白结合,使原肌凝蛋白分子构象发生改变,并发生位置的移动,将肌动蛋白上与横桥结合的位点暴露出来,解除对横桥和肌动蛋白结合的阻隔作用,引发横桥与肌动蛋白结合。横桥的ATP酶作用使ATP分解释放能量,供横桥连续作同方向的摆动,拉动细肌丝向M线方向滑行,结果使肌小节缩短,肌细胞收缩。

当肌质中的Ca^{2+}被转运回终池,肌质内Ca^{2+}浓度降低时,Ca^{2+}即与肌钙蛋白分离,原肌凝蛋白构

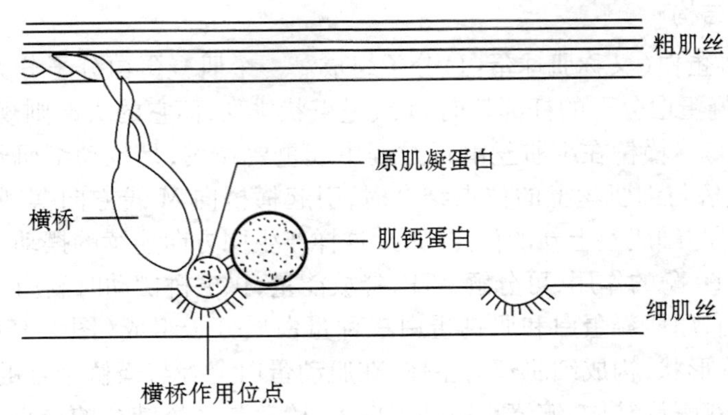

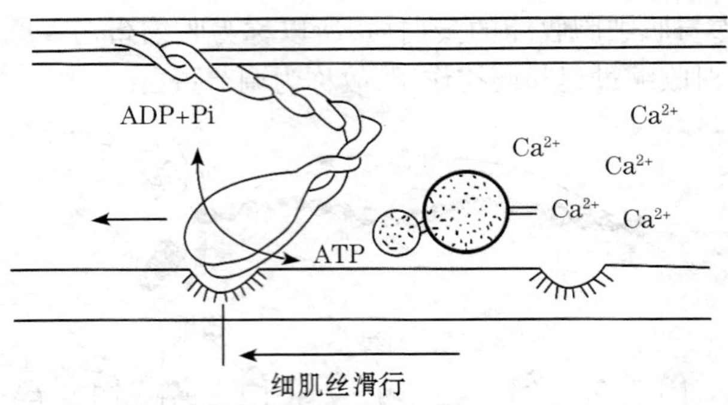

图 1-16　肌丝滑行机制示意图

象恢复、复位又遮盖肌动蛋白与横桥结合的位点，使横桥与肌动蛋白分离，横桥停止摆动，在外力作用下细肌丝恢复到收缩前的位置，结果使肌小节变长，肌细胞舒张。由于 Ca^{2+} 被转运回终池是钙泵作用的结果，所以舒张也是耗能过程。

综上所述，从运动神经兴奋到骨骼肌细胞收缩需要经历三个复杂而又连续的过程，即神经—骨骼肌接头处兴奋的传递、骨骼肌细胞的兴奋—收缩耦联和肌丝滑行。

四、骨骼肌的收缩形式

(一) 等长收缩与等张收缩

1. 等长收缩　肌肉收缩时只有张力的增加而无长度的缩短称为等长收缩（isometrie contraction）。这时虽然粗肌丝产生的力作用于肌丝，但是不发生细肌丝滑行。由于没有肌肉长度的缩短，纵然产生了很大的张力，被肌肉作用的物体也不会发生位移。等长收缩的作用主要是维持人体的姿势。例如，人体站立时，为了抵抗重力并维持一定姿势而发生的有关肌肉的收缩就是等长收缩。

2. 等张收缩　肌肉收缩时只有长度的缩短而无肌张力的变化称为等张收缩（isotonic contraction）。此时，粗肌丝产生的力作用于细肌丝，拉动细肌丝滑行，故肌肉缩短，使负荷位移，而张力不增加。

人体骨骼肌的收缩大多数是混合式的，既有张力的增加又有长度的缩短，而且总是张力增加在前，长度缩短在后。当肌肉开始收缩时，一般只有肌张力的增加，当肌张力等于或超过负荷时，肌肉才会出现缩短。

(二) 单收缩与强直收缩

1. 单收缩　肌肉受到一次刺激，暴发一次动作电位，引起一次收缩，称为单收缩（single twitch）

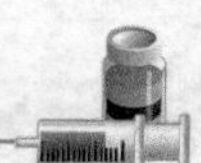

（图1-17A），收缩时程分为潜伏期、收缩期和舒张期（图1-17D）。

2. 强直收缩　在连续刺激下，肌肉处于持续的收缩状态，产生单收缩的复合称为强直收缩（tetanus）。这里需要指出的是肌肉的收缩可以融合在一起，但动作电位不能融合。依据刺激频率不同，强直收缩又分为以下两种情况：

（1）不完全强直收缩　如果刺激频率较低，后一次刺激落在前一次收缩的舒张期内，就会形成在第一次收缩的舒张期还没有完结时发生第二次收缩，表现为舒张不完全，这种情况记录的收缩曲线成锯齿状，称为不完全强直收缩（图1-17B）。不完全强直收缩的幅度大于单收缩的收缩幅度。

（2）完全强直收缩　如果刺激频率较高，后一次刺激落在前一次收缩的缩短期内，就会出现收缩的叠加现象，即只见有缩短期而没有舒张期，从而出现完全强直收缩。这时记录出一条平滑的收缩曲线，而且其幅度大于单收缩和不完全强直收缩（图1-17C）。据测定，完全强直收缩产生的肌张力要比单收缩大3～4倍，因而可产生更大的收缩效果。人体的骨骼肌收缩是以整块肌肉为单位进行的，运动神经总是传来连续的神经冲动。因此，在人体运动中骨骼肌的收缩几乎都是完全强直收缩。

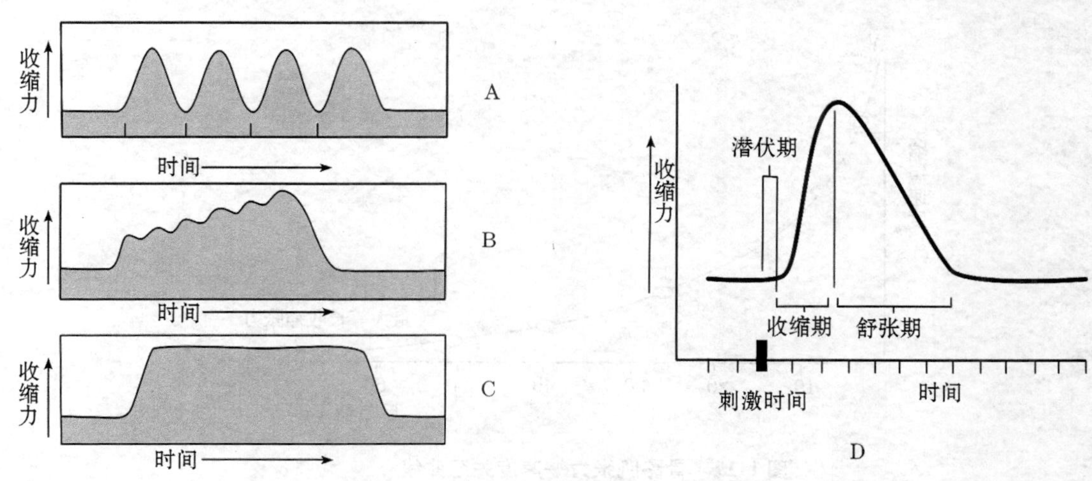

图1-17　骨骼肌的单收缩和强直收缩曲线

五、影响骨骼肌收缩的主要因素

影响骨骼肌收缩的主要因素有前负荷、后负荷和肌肉收缩能力。前负荷和后负荷是外部作用于骨骼肌的力，而肌肉收缩能力则是骨骼肌自身内在的功能状态。

（一）前负荷

前负荷（preload）是指肌肉收缩前所承受的负荷。肌肉收缩前在前负荷作用下的长度称为肌肉的初长度。如果其他条件不变，逐渐增加前负荷使初长度增加，测得肌肉收缩力的变化，结果如图1-18，在前负荷增加的初始阶段，增加初长度能相应增大肌张力，即肌肉的初长度在一定范围内与肌张力呈正相关。这是因为不同初长度状态下，粗肌丝、细肌丝重叠情况有变化。随着初长度的增加，粗肌丝的横桥与细肌丝结合位点结合的数量逐渐增加。当前负荷和初长度达到一定程度时，产生最大肌张力。这是因为此时粗肌丝的横桥与细肌丝结合位点的结合数量最多，所以它的做功效率也最高。使

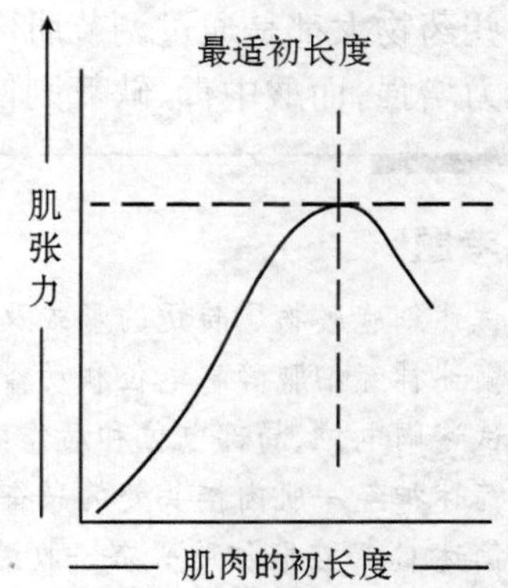

图1-18　肌肉的初长度对肌张力的影响

肌肉产生最大肌张力的前负荷称为最适前负荷,此时的初长度称为最适初长度。但是当前负荷和初长度再增加,肌张力则减小,呈负相关。这是因为超过最适初长度后横桥与细肌丝结合位点的结合数量减少,所以肌肉收缩时肌张力下降。

(二) 后负荷

后负荷(afterload)是肌肉收缩过程中承受的负荷,是肌肉收缩的阻力或做功对象。肌肉在有后负荷作用的情况下收缩,总是先有张力的增加以克服后负荷产生的阻力,然后才有长度的缩短。在肌肉处于最适初长度时,改变后负荷,测定在不同后负荷情况下肌肉收缩产生的张力和缩短的速度,得到图 1-19 所示的肌肉张力—速度关系曲线。横坐标表示后负荷(也可用肌张力表示),纵坐标表示缩短的速度,图形似双曲线,表示两者大致成反比关系。当后负荷为零时,肌肉缩短速度最快(最大缩短速度,V_{max}),而张力不变。随着后负荷的增加,收缩张力增加而缩短速度减小,当后负荷增大到一定程度时肌肉产生最大等长收缩张力,而无法缩短,呈现等长收缩。显然,后负荷过小或过大都会降低肌肉做功的效率。

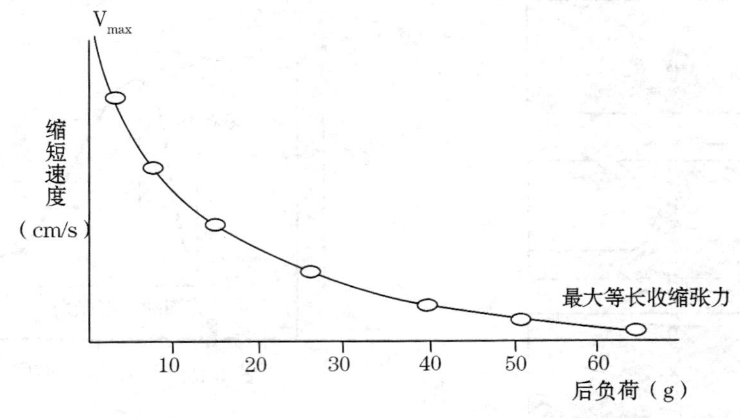

图 1-19 骨骼肌张力—速度关系曲线

(三) 肌肉收缩能力

肌肉收缩能力(contractility)是指与负荷无关的、肌肉本身的收缩特性,它主要取决于兴奋—收缩耦联期间肌质中 Ca^{2+} 的浓度和横桥的摆动能力。其他条件不变时,肌肉收缩能力增强,可以使肌肉收缩的张力增加、收缩的速度加快,使其做功效率增加。体内许多神经递质、体液物质、疾病时的病理变化及一些药物大都是通过调节肌肉的收缩能力来影响肌肉收缩效能的。例如,Ca^{2+}、肾上腺素使肌肉收缩能力增强,而酸中毒、缺氧则使肌肉收缩能力减弱。

思考题

1. 试述细胞膜物质转运的形式及机制。
2. 简述神经细胞静息电位和动作电位产生的机制。
3. 试述阈电位、局部电位和动作电位的关系。
4. 简述神经—肌肉接头处的兴奋传递过程。
5. 简述 Ca^{2+} 在肌细胞兴奋—收缩耦联中的作用。

(韦 磊)

第二章　血　液

⊙学习目标

掌握：血浆渗透压的生理作用；各种血细胞的正常值；红细胞的生成过程；ABO 血型的分型依据和特点；输血的原则。

熟悉：血液的组成和理化特性；各种血细胞的生理功能；血液凝固的基本过程；Rh 血型的分型、特点及生理意义。

了解：血液的功能；抗凝与促凝方法及在临床上的应用；纤维蛋白溶解系统的组成；红细胞凝集反应。

血液（blood）是由血浆（plasma）和血细胞（blcod cells）组成的流体组织，在心血管中按一定方向循环流动，起着沟通人体各部分及人体与外环境之间的作用，为人体内功能最活跃的液体组织。物质运输是血液的基本功能，血液通过运输 O_2、CO_2、营养物质、激素和代谢产物以维持机体正常的新陈代谢。血液中含有多种缓冲物质，可调节酸碱平衡，维持机体内环境稳态。血液还具有重要的防御和保护功能，抵抗细菌和病毒等对机体的损害。

在人体内，当血液总量或组织器官的血流量不足、血液成分或理化性质发生改变、血液循环障碍等超过一定限度时，均可造成人体功能损害和组织损伤，严重时危及生命。与此同时，各器官功能改变或疾病，又往往会导致血液的成分或性质发生变化，因此血液检验在医学诊断上具有重要价值。

第一节　血液的组成及理化特性

一、血液的组成

（一）血浆

血浆是含有多种溶质的水溶液，溶质占 8% ~9%，主要有无机盐、血浆蛋白、非蛋白有机物和气体分子等。

1. 水　占血浆总量的 91% ~92%。血浆中的营养物质、代谢产物等大多数均溶解于水中进行运输，此外水还能运输热能，参与体温调节。

2. 无机盐　占血浆总量的 0.9%，绝大部分以离子形式存在，其中以 Na^+、Cl^- 为主。无机盐在形成和维持血浆晶体渗透压、维持酸碱平衡、维持神经肌肉正常兴奋性等方面具有重要作用。

3. 血浆蛋白　血浆蛋白（plasma protein）是血浆中各种蛋白质的总称，正常含量为 60 ~ 80 g/L。可以分为白蛋白（albumin）、球蛋白（globulin）和纤维蛋白原（fibrinogen）三类，各自的正常值及生理功能见表 2-1。

表 2-1 血浆蛋白的分类和主要功能

分类	含量(g/L)	主要生理功能
白蛋白	40~50	形成胶体渗透压
球蛋白	20~30	免疫防御作用
纤维蛋白原	2~4	参与血液凝固

4. 其他　血浆中还含有氨基酸、葡萄糖、脂类、乳酸、酮体、激素、维生素等有机化合物和尿素、尿酸、肌酐等代谢产物。此外，还有 O_2 和 CO_2 等气体分子。

（二）血细胞

血细胞分为红细胞、白细胞和血小板三类。若将新采集的血液经抗凝处理后，置于比容管中，经离心沉淀，血细胞便与血浆分开，上部淡黄色的液体是血浆，下部不透明深红色成分的是红细胞，中间一薄层灰白色的成分则是白细胞和血小板。血细胞在血液中所占的容积百分比称为血细胞比容（hematocrit，图 2-1）。正常成年男性为40%～50%，成年女性为37%～48%。血细胞比容可反应全血中血细胞（主要是红细胞）的相对值，如贫血患者可能会减小，而严重脱水患者则会增大。红细胞在血管中分布不均，大血管中血液的血细胞比容略高于微血管。

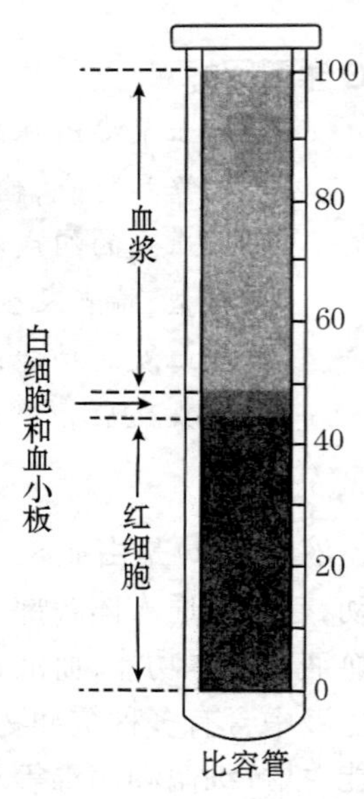

图 2-1　血细胞比容

二、血液的理化特性

（一）颜色

血液呈红色，这是因为红细胞内含有血红蛋白。动脉血中红细胞含氧合血红蛋白较多，呈鲜红色；静脉血中红细胞含还原血红蛋白较多，呈暗红色。血浆因含胆色素而呈淡黄色；空腹时血浆相对清澈透明，进食之后尤其是摄入较多的脂类食物后，血浆变得混浊。因此，临床做某些血液成分检验时，要求空腹采血。

（二）比重

正常人全血比重为 1.050～1.060，其大小主要取决于红细胞数量及血浆蛋白含量，红细胞数量越多，全血比重越大。血浆比重为 1.025～1.030，血浆蛋白含量越多，血浆比重越大。

（三）黏滞性

液体黏滞性（viscosity）是由于其内部分子或颗粒之间的摩擦所引起。全血相对黏滞性是 4～5，血浆相对黏滞性是 1.6～2.4，全血的黏滞性主要取决于红细胞的数量，血浆黏滞性则取决于血浆蛋白的含量。当血流速度低于一定限度时，血液黏滞性也会增大。血液黏滞性是血流阻力的重要来源之一，血液的黏滞性增大，血流阻力便随之增大，会引起血压升高、微循环障碍、血管内凝血等，影响正常血液循环。

（四）酸碱度

正常人血浆 pH 为 7.35～7.45，变动范围极小。当血浆 pH 低于 7.35 时称为酸中毒，高于 7.45 时称为碱中毒，酸中毒或碱中毒都会影响组织细胞的正常生理活动。当血浆 pH 低于 6.9 或高于 7.8 时，将危及生命。血浆酸碱度的相对稳定主要依赖于血液中缓冲物质的正常存在以及正常的肺、肾功能。血浆中的酸碱缓冲对有 $NaHCO_3/H_2CO_3$、蛋白质钠盐/蛋白质和 Na_2HPO_4/NaH_2PO_4，其中以 NaH-

CO_3^-/H_2CO_3最为重要。红细胞内也有缓冲对存在,参与维持血浆 pH 值的恒定。

(五) 血浆渗透压

1. 血浆渗透压的正常值和组成　血浆渗透压的大小与血浆的溶质颗粒数成正比,而与溶质颗粒的种类、大小和理化性质等无关,其正常值约为 770 kPa(相当于 5800 mmHg 或 300 mOsm/L)。其中,由晶体物质(无机盐等)形成的渗透压称为晶体渗透压(crystal osmotic pressure);由胶体物质(血浆蛋白)形成的渗透压称为胶体渗透压(colloid osmotic pressure),约为 3.3 kPa(25 mmHg)。

在临床或生理试验中,将与血浆渗透压相等的溶液称为等渗溶液,如 0.9% NaCl 溶液(又称生理盐水)和 5% 葡萄糖液等。高于血浆渗透压的溶液称为高渗溶液,低于血浆渗透压的溶液称为低渗溶液。

2. 血浆渗透压的生理作用　由于细胞膜和毛细血管壁是具有不同通透性的半透膜,因此血浆晶体渗透压和胶体渗透压表现出不同的生理作用。

(1) 血浆晶体渗透压的作用　正常情况下,细胞膜内外的渗透压基本相等,血细胞在血浆中形态和功能保持正常。若将红细胞置于低渗溶液中,红细胞内渗透压相对较高,水分被吸入红细胞内,引起红细胞膨胀,甚至破裂,血红蛋白逸出,称为溶血。若将红细胞置于高渗溶液中,高渗溶液吸水力相对较强,将红细胞内的水分吸出,引起红细胞脱水、皱缩。因此,血浆晶体渗透压的相对稳定,对维持细胞内外的水平衡和保持红细胞正常形态功能具有重要作用(图 2-2)。

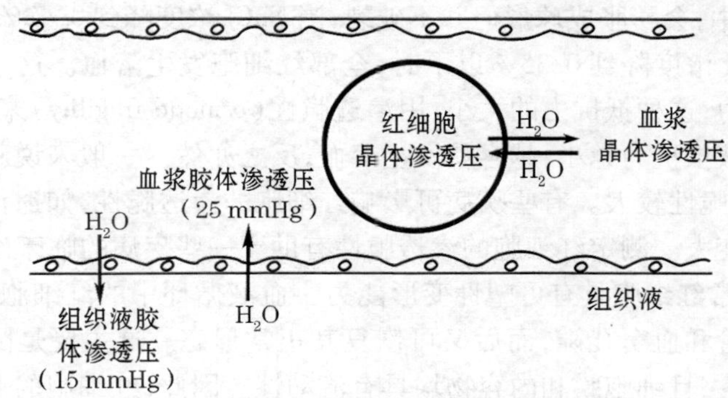

图 2-2　血浆渗透压作用示意图

(2) 血浆胶体渗透压的作用　血浆晶体物质可以自由通过毛细血管壁,血浆和组织液的晶体渗透压基本相等。血浆蛋白不易通过毛细血管壁,所以血浆胶体渗透压虽小,但在调节血管内外水分的平衡和维持血浆容量相对稳定中起重要作用(图 2-2)。构成血浆胶体渗透压的蛋白质主要是白蛋白,分子数目较多。如肝肾疾患等引起白蛋白减少,可导致组织水肿和血浆容量降低。

第二节　血　细　胞

一、红细胞

(一) 红细胞的形态、数量和功能

正常成熟的红细胞(red blood cell,RBC)无核,呈双凹圆盘状,此形状增大了红细胞的表面积,有利于气体交换,也增加了红细胞的可塑性,有利于其通过毛细血管。红细胞是血液中数量最多的血细胞,正常成年男性为$(4.0\sim5.5)\times10^{12}$/L,平均为$5.0\times10^{12}$/L,女性为$(3.5\sim5.0)\times10^{12}$/L,平均为$4.2\times10^{12}$/L。红细胞数可随外界条件和年龄的不同而有所变化。红细胞中含有丰富的血红蛋白,成年男性为120～160 g/L，女性为110～150 g/L。临床上将外周血中红细胞数、血红蛋白值及血细胞比容低于正常称为贫血。

红细胞的主要生理功能是运输O_2和CO_2，并能缓冲血液酸碱度的变化，这些功能都是由红细胞内的血红蛋白实现，一旦红细胞破裂，血红蛋白逸出，红细胞即失去其正常功能。此外，CO与血红蛋白的亲和力是O_2的210倍，一旦血红蛋白与CO结合，将丧失与O_2的结合能力，导致机体缺氧，这便是煤气中毒的原理。

（二）红细胞的生理特性

1. 悬浮稳定性　红细胞相对稳定地悬浮于血浆中而不易下沉的特性称为红细胞的悬浮稳定性（suspension stability）。临床上常用红细胞沉降率（erythrocyte sedimentation rate，ESR）来表示，是将抗凝血加入红细胞沉降率管中垂直静置，记录第1 h末红细胞下沉的数值，即红细胞沉降率管上部出现的血浆毫米数。用魏氏法（Westergren）测定，正常成年男性为0～15 mm/h，女性为0～20 mm/h。在月经期、妊娠期或某些病理情况下（如活动性肺结核、风湿热等疾病时）会出现红细胞沉降率加快。据实验观察，红细胞沉降率的快慢与红细胞本身无关，而与血浆成分有关。若血浆中带正电荷的球蛋白、纤维蛋白原和胆固醇含量增多时，红细胞能较快地以凹面相贴，这种现象称为红细胞叠连，发生红细胞叠连会使红细胞沉降率加快。若血浆中白蛋白、磷脂酰胆碱增多则可使红细胞沉降率减慢。

2. 渗透脆性　红细胞的渗透脆性是指红细胞膜对低渗溶液的抵抗力。正常情况下，红细胞在0.6%～0.8% NaCl溶液中，会膨胀成球形但并不破裂；当NaCl浓度降到0.42%时，开始有部分红细胞破裂而发生溶血；当NaCl浓度降到0.35%以下时，全部红细胞发生溶血。这一现象说明红细胞对低渗溶液具有一定的抵抗力，这种抵抗力的大小，用渗透脆性（osmotic fragility）来表示。渗透脆性越大，表示红细胞对低渗盐溶液抵抗力越小，越容易发生溶血；反之亦然。一般来说新生的红细胞渗透脆性较小，衰老的红细胞渗透脆性较大。有些疾病可影响红细胞的渗透脆性，如遗传性球形红细胞增多症患者的红细胞渗透脆性变大。测定红细胞的渗透脆性有助于一些疾病的临床诊断。

3. 可塑变形性　正常红细胞具有可塑性变形能力。血液循环中的红细胞，必须经过变形才能通过比它直径小的毛细血管和血窦孔隙，而后又可恢复其正常形态。这主要是因为双凹圆盘状红细胞的表面积与体积之比较大，且细胞膜和内容物均具有流动性。因此，红细胞的可塑变形性能力的大小与红细胞的形态、膜特性及内容物的性质和量有关。衰老的红细胞和遗传性球形红细胞的变形能力降低。

（三）红细胞的生成与破坏

1. 红细胞的生成

（1）生成部位　人出生后的造血部位是红骨髓，红骨髓造血功能正常是红细胞生成的前提。红细胞的发育成熟是一个复杂的过程，骨髓造血干细胞分化为红系祖细胞，经原红细胞、早幼红细胞、中幼红细胞、晚幼红细胞、网织红细胞，最后成为成熟红细胞。红细胞在发育成熟的过程中，体积逐渐由大变小，细胞核由大变小最后消失，细胞质中的血红蛋白从无到有，直至达到正常含量。当骨髓受到某些药物（抗癌药、氯霉素等）、放射线等理化因素的作用时，其造血功能受到抑制，出现全血细胞减少，称为再生障碍性贫血。

（2）生成原料　红细胞的主要成分是血红蛋白，铁和蛋白质是合成血红蛋白的基本原料。成人每日需铁20～30 mg，其中95%来自于衰老红细胞破坏后，血红蛋白分解释放的“内源性铁”，可以循环利用；其余5%（约为1 mg）由食物提供。如铁需求量增大、摄入不足、吸收利用障碍和长期慢性失血等，都会导致机体缺铁，使血红蛋白合成减少，引起临床上常见的缺铁性贫血（小细胞低色素性贫血）。

（3）成熟因子　在红细胞分裂和成熟过程中，需要叶酸和维生素B_{12}参与。叶酸是DNA合成酶的辅酶，维生素 B_{12} 可促进叶酸的转化与利用。维生素 B_{12} 的吸收需要内因子的参与。当叶酸、维生素 B_{12} 或内因子缺乏时，红细胞分裂延缓甚至发育停滞，引起巨幼细胞贫血。

2. 红细胞生成的调节　红细胞生成主要受促红细胞生成素和雄激素调节。

（1）促红细胞生成素　促红细胞生成素（erythropoietin，EPO）主要是在肾合成的一种糖蛋白，其主要生理作用是与骨髓红系定向祖细胞膜上的受体结合，加速其增殖、分化及促进网织红细胞的成熟与释放，使血液中成熟红细胞增多。当机体缺 O_2 时，该激素释放增加，刺激红骨髓，使红细胞生成增多。高原居民、长期从事强体力劳动和体育锻炼的人，由于组织缺氧的刺激使促红细胞生成素合成增加，红细胞生成增多。严重肾病患者，促红细胞生成素合成不足引起肾性贫血。目前临床上已将重组的人类促红细胞生成素应用于贫血患者。

（2）雄激素　既能直接刺激骨髓造血，又能促进肾合成促红细胞生成素，使红细胞生成增多。雌激素可以抑制红细胞的生成，因此青春期后男性红细胞多于女性。

3. 红细胞的破坏　正常人红细胞平均寿命为120日。衰老的红细胞变形性差且脆性增大，易在湍急的血流中受到碰撞而破损。衰老或破损的红细胞易滞留于肝、脾的血窦中，被巨噬细胞吞噬。脾功能亢进时，红细胞破坏增加，引起脾性贫血。巨噬细胞吞噬红细胞后，将血红蛋白消化，释放出铁、氨基酸和胆红素，其中铁和氨基酸被重新利用，而胆红素则由肝排入胆汁，最后排出体外。在血管内破坏的红细胞释放出的血红蛋白立即与血浆中的触珠蛋白结合，进而被肝摄取，经代谢释放出铁，生成的胆红素经胆汁排出。若血管内红细胞大量破坏，血红蛋白超过触珠蛋白结合能力，血红蛋白直接经肾随尿排出，出现血红蛋白尿。

二、白细胞

（一）白细胞形态、数量和分类

白细胞（white blood cell，WBC）无色、有核，在血液中一般呈球形。正常成人白细胞计数为（4.0～10.0）$\times 10^9$/L，新生儿白细胞可达（12.0～20.0）$\times 10^9$/L。饭后、运动、妊娠分娩及月经期白细胞增多，下午较早晨多。

根据细胞质中是否含有特殊颗粒，可将白细胞分为有粒白细胞和无粒白细胞两类。有粒白细胞包括中性粒细胞、嗜碱性粒细胞和嗜酸性粒细胞；无粒白细胞包括淋巴细胞和单核细胞。白细胞分类百分比及主要生理功能如表2-2。

表2-2　白细胞分类计数及主要生理功能

分类	百分比	主要生理功能
中性粒细胞	50%～70%	吞噬细菌，尤其是入侵的化脓性细菌
嗜碱性粒细胞	0～1%	与组织中的肥大细胞共同参与过敏反应
嗜酸性粒细胞	0.5%～5%	限制过敏反应，参与蠕虫免疫
淋巴细胞	20%～40%	参与特异性免疫
单核细胞	3%～8%	吞噬病原微生物及衰老细胞；识别杀伤肿瘤细胞

（二）白细胞的生理功能

白细胞的主要功能是通过吞噬作用和免疫反应，实现对机体的防御和保护。白细胞所具有的变形、游走、趋化和吞噬等特性，是实现其功能的生理基础。

1. 中性粒细胞　是血液中主要的吞噬细胞，具有非特异性吞噬能力，属于机体抵抗病原微生物，尤其是急性化脓性细菌入侵的第一道防线。当细菌侵入时，中性粒细胞在炎症区域产生的趋化性物质作用下，通过变形运动从血管壁渗出，并集中到病灶处，将细菌吞噬，并在细胞内溶酶体酶的作用下将其消化分解。当中性粒细胞吞噬数十个细菌后,自身即解体,而释放的溶酶体酶又可溶解周围组织而形成脓液。临床上白细胞总数增多和中性粒细胞比例增高,常提示患有急性化脓性细菌感染。当血液中中性粒细胞减少时,机体抵抗力下降,容易发生感染。

2. 嗜碱性粒细胞　嗜碱性粒细胞的胞质颗粒内含有肝素(heparin)、组胺(histamine)、过敏性慢反应物质(slow reacting substance of anaphylaxis,SRS - A)和嗜酸性粒细胞趋化因子等。肝素具有抗凝血作用,利于保持血管通畅。组胺、过敏性慢反应物质可使毛细血管壁通透性增加,局部充血水肿,并使支气管平滑肌痉挛,从而引起荨麻疹、哮喘等过敏反应性疾病。嗜酸性粒细胞趋化因子可吸引嗜酸性粒细胞,以限制嗜碱性粒细胞在过敏反应中的作用。

3. 嗜酸性粒细胞　有一定的吞噬能力,但基本上无杀菌作用。嗜酸性粒细胞的主要作用是:①限制过敏反应,能抑制嗜碱性粒细胞合成和释放生物活性物质并能释放组胺酶等将其破坏,还能吞噬嗜碱性粒细胞排出的颗粒物质;②参与对蠕虫的免疫反应,可以黏附在蠕虫上,释放某些酶类损伤虫体。当机体发生过敏反应或寄生虫感染时,常伴有嗜酸性粒细胞增多。

4. 单核巨噬细胞　单核细胞吞噬能力较弱,进入组织发育成巨噬细胞(macrophage),吞噬能力大为提高,能吞噬各种病原微生物和衰老死亡的细胞,识别和杀伤肿瘤细胞。此外单核巨噬细胞还能合成和释放多种细胞因子,参与其他细胞生长的调控,并在特异性免疫应答的诱导和调节中起重要作用。

5. 淋巴细胞　又称免疫细胞,在免疫应答反应中起核心作用。淋巴细胞包括多种形态相似、功能不同的细胞群,主要分为T淋巴细胞和B淋巴细胞两大类。T淋巴细胞主要与细胞免疫有关,B淋巴细胞主要与体液免疫有关。

三、血小板

(一)血小板的形态和数量

血小板(platelet)是骨髓中成熟的巨核细胞脱落下来的细胞质碎片,体积小,无细胞核,平均寿命为7~14日。正常成人血小板数为$(100 \sim 300) \times 10^9/L$。剧烈运动、妊娠、较大损伤后血小板增多;妇女月经期血小板减少。当血小板少于$50 \times 10^9/L$时,称为血小板过少,可出现出血倾向。当血小板多于$1000 \times 10^9/L$时,称为血小板过多,易发生血栓。

(二)血小板的生理特性

1. 黏附、聚集和释放　当血管损伤暴露内膜下的胶原纤维时,血小板便可黏于其上,这是血小板发挥作用的开始。血小板彼此黏着在一起的现象称为聚集。血小板受刺激后,将其颗粒内含物如5 - 羟色胺、儿茶酚胺等排出的现象称为释放。引起血小板聚集的因素,多能引起血小板释放反应,许多血小板释放的物质能进一步引起血小板活化、聚集,加速止血过程。血小板的黏附、聚集和释放几乎同时发生。

2. 收缩和吸附　血小板具有收缩功能。当血小板活化后可引起其收缩反应,使血凝块回缩变硬,牢固地堵塞血管破口,巩固止血过程。血小板表面可吸附许多凝血因子,当血管破损时,随着血小板的黏附与聚集,受损局部的凝血因子浓度升高,有利于血液凝固和生理性止血。

(三)血小板的生理功能

1. 维持血管内皮完整性　血小板可随时沉着于毛细血管壁上,填补血管内皮细胞脱落留下的空隙,并融合入毛细血管内皮细胞,及时修补血管内皮,以维持毛细血管壁的正常通透性。临床中观察到,当血小板减少到$50 \times 10^9/L$以下时,毛细血管脆性增高,微小创伤甚至血压升高便会出现出血点或紫癜,称为血小板减少性紫癜。

2. 参与生理性止血　生理性止血是指小血管损伤破裂,血液从小血管内流出后数分钟自行停止的现象。其过程是:首先,受损小血管收缩,这是由于损伤性刺激反射性地引起局部血管收缩和血小板释放5-羟色胺、肾上腺素等缩血管物质引起的,以缩小或封闭血管伤口,产生暂时性止血;然后,血小板黏附、聚集形成松软的止血栓以堵塞血管伤口,实现初期止血;最后,在血小板参与下促进血液凝固形成血凝块,并使血块回缩形成牢固的止血栓,达到有效的生理性止血。

3. 促进凝血　血小板含有许多与凝血过程有关的因子,能较强地促进血液凝固。血小板所含的这些因子统称为血小板因子(PF),如纤维蛋白原激活因子(PF_2)、抗肝素因子(PF_4)、抗纤溶因子(PF_6)等,而最主要的是血小板3因子(PF_3),这些因子在血液凝固过程中起重要作用。

止血和凝血是两个既有联系又有区别的概念。从血管破损、血液流出到出血自然停止的时间称为出血时间(bleeding time),正常人出血时间为1~4 min;从血液流出血管至出现纤维蛋白细丝的时间称为凝血时间(clotting time),正常人凝血时间为为2~8 min(玻片法)。测定出血时间可以了解生理止血过程是否正常,测定凝血时间可以了解凝血因子是否缺乏或减少。

第三节　血液凝固与纤维蛋白溶解

一、血液凝固

血液由流动的液体状态变为不能流动的凝胶状态的过程称为血液凝固(blood coagulation),简称凝血。其实质是血浆中可溶性纤维蛋白原转变为不溶性纤维蛋白的过程。血液凝固后,血凝块逐渐回缩,析出的淡黄色液体称为血清(blood serum)。血清与血浆的主要区别在于血清中不含纤维蛋白原。

血液凝固是一系列复杂的酶促反应过程,需要多种凝血因子的参与。

(一) 凝血因子

血浆与组织中直接参与血液凝固的物质统称为凝血因子(blood coagulation factor)。按国际命名法,依凝血因子发现的先后顺序用罗马数字编号的有12种(因子Ⅵ是活化的因子Ⅴ,故不再视为独立凝血因子,表2-3)。此外,还有前激肽释放酶、激肽原和血小板磷脂等。

表2-3　按国际命名法编号的凝血因子

编号	同义名	编号	同义名
因子Ⅰ	纤维蛋白原	因子Ⅷ	抗血友病因子
因子Ⅱ	凝血酶原	因子Ⅸ	血浆凝血激酶
因子Ⅲ	组织因子	因子Ⅹ	斯图亚特—拍劳因子
因子Ⅳ	钙离子(Ca^{2+})	因子Ⅺ	血浆凝血激酶前质
因子Ⅴ	前加速素	因子Ⅻ	接触因子
因子Ⅶ	前转变素	因子ⅩⅢ	纤维蛋白稳定因子

上述凝血因子中:①除因子Ⅳ是Ca^{2+}外,其余均为蛋白质。②因子Ⅱ、Ⅶ、Ⅸ、Ⅹ、Ⅺ、Ⅻ、ⅩⅢ和前激肽释放酶等都是丝氨酸蛋白酶,正常情况下是以酶原形式存在,激活后才具有酶的活性,活性形式以右下角加"a"(指activated)表示。③除因子Ⅲ存在于组织中外,其余的凝血因子均存在于血浆中。④大部分凝血因子在肝合成,且因子Ⅱ、Ⅶ、Ⅸ、Ⅹ等在合成时需要维生素K参与。若肝功能障碍或维生素K缺乏,会因凝血障碍而发生出血倾向。

(二) 凝血的过程

凝血过程可分为凝血酶原激活物形成、凝血酶形成和纤维蛋白形成三个基本步骤。

1. 凝血酶原激活物形成　凝血酶原激活物是因子Ⅹa、Ⅴ、Ca^{2+}和PF_3的总称。其中因子Ⅹ的激活过程，按其起始点和参与的凝血因子不同，可分为内源性凝血和外源性凝血两条途径（图2-3）。

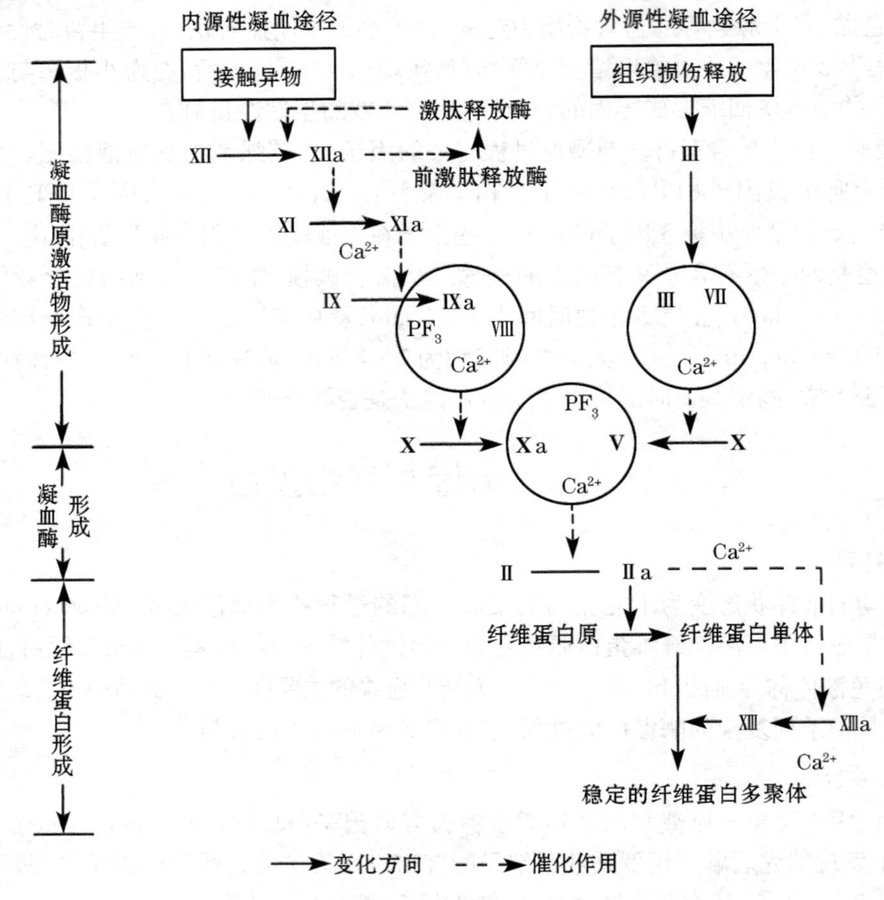

图2-3 血液凝固过程示意图

（1）内源性凝血途径　是指参与凝血的因子全部存在血液中，由激活因子Ⅻ启动的凝血过程。当血管内膜损伤暴露出内膜下的胶原纤维或带有负电荷的异物附着时，因子Ⅻ与之结合并被激活成因子Ⅻa。因子Ⅻa可激活前激肽释放酶使之成为激肽释放酶，后者又可激活因子Ⅻ，通过这一正反馈可形成大量因子Ⅻa。因子Ⅻa可激活因子Ⅺ，在Ca^{2+}参与下，再激活因子Ⅸ为Ⅸa。因子Ⅸa与因子Ⅷ被Ca^{2+}结合在血小板的磷脂表面形成复合物，共同激活因子Ⅹ。因子Ⅷ作为辅助因子，能使因子Ⅸa对因子Ⅹ的激活速度大大提高。临床发现，如果缺乏因子Ⅷ、Ⅸ、Ⅺ的患者，凝血过程缓慢，微小创伤也可出血不止，分别称为甲型、乙型、丙型血友病。

知识链接

血友病——英国皇室病

1838年18岁的维多利亚登上了英国女王的宝座，1840年和她的表哥阿尔伯特结婚，这给她带来巨大不幸。他们共生育9个孩子，4个男孩中3个患有血友病，先后早夭。5个女孩也是血友病基因携带者，她们虽美丽、健康、聪明，然而当她们先后嫁到西班牙等欧洲的王室后，她们所生下的小王子也都患上了血友病，所以当时把血友病称为“皇室病”。血友病是一种“伴性遗传”疾病，该病的基因位于X染色体上。男性的性染色体是XY型，于是发病，而女性的性染色体是XX，病变的X染色体被另外一条健康的X染色体所代偿，所以不发病。

（2）外源性凝血途径　是指由血管外的因子Ⅲ暴露于血液而启动的凝血过程。在组织损伤、血管破损的情况下，受损组织释放因子Ⅲ，其与因子Ⅶ结合。与因子Ⅲ结合的因子Ⅶ迅速转变为因子Ⅶa。因子Ⅲ与因子Ⅶa、Ca^{2+}共同形成复合物，激活因子X成为因子Xa。因子Ⅲ作为辅助因子，能使因子Ⅶa对因子X的激活速度大大提高。生成的因子Xa又能反过来激活因子Ⅶ，进而激活更多的因子X，形成正反馈效应。

2. 凝血酶形成　由内源性、外源性凝血途径所产生的因子Xa，在Ca^{2+}的存在下与因子V在血小板磷脂表面形成凝血酶原激活物，可迅速将血浆中的凝血酶原激活成具有活性的凝血酶（Ⅱa）。

3. 纤维蛋白形成　凝血酶能迅速催化纤维蛋白原成为纤维蛋白单体。同时，凝血酶还能将因子XⅢ激活成因子XⅢa。在Ca^{2+}参与下，因子XⅢa使纤维蛋白单体互相聚合，形成牢固的、不溶性的纤维蛋白多聚体，即纤维蛋白。纤维蛋白交织成网，网罗血细胞形成血凝块，血液凝固过程全部完成（图2-4）。

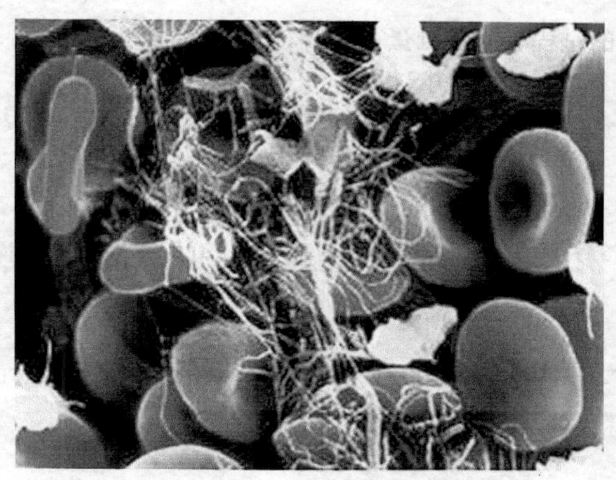

图2-4　血液凝固结果

凝血过程是一系列复杂的酶促连锁反应，每一步反应均有放大效应，一旦触发，凝血因子的相继激活就如“瀑布”样迅速进行，直到血液凝固。

（三）抗凝系统

虽然血液中含有各种凝血因子，但正常情况下也不会发生凝血现象，即使有血管损伤，血液凝固也仅限于受损血管的局部，并不累及未损部位，全身血液循环不会受到影响，主要原因是：①血管内皮完整，可防止凝血因子、血小板等与内皮下成分的接触，避免凝血系统的激活和血小板活化。②纤维蛋白与凝血酶有高度亲和力，在凝血过程中所形成的凝血酶绝大部分被纤维蛋白吸附，这既有利于加速局部凝血反应，又避免凝血酶向周围扩散。③少量被激活的凝血因子被快速循环的血流带走稀释，并被巨噬细胞所吞噬，因达不到有效浓度而不会发生广泛性凝血。④血液中存在许多抗凝物质。

血液中的抗凝物质主要有抗凝血酶Ⅲ和肝素。抗凝血酶Ⅲ主要由肝细胞和血管内皮细胞合成，抗凝血酶Ⅲ能与凝血酶结合使其失活。在缺乏肝素的情况下，抗凝血酶Ⅲ的抗凝作用弱而慢，而与肝素结合后，其抗凝作用可以增强2000倍。肝素主要由肥大细胞和嗜碱性粒细胞产生，几乎存在于所有组织中，尤以心、肺、肝、肌肉中含量最高，但生理情况下血浆中含量甚微。肝素的抗凝作用主要是通过增强抗凝血酶Ⅲ的活性而间接发挥作用。此外，肝素还能阻止血小板黏附、聚集和释放反应而发挥抗凝作用。

知识链接 ……………………………………………………

抗凝与促凝

临床工作中常需要采取各种措施加速或抑制血液凝固。外科手术常用温热盐水纱布等进行压迫止血，利用纱布是异物以激活因子Ⅻ，适当加温使酶促反应加速而凝血加快，而降低温度和增加异物表面的光滑度，可延缓凝血过程。血液凝固多个环节需 Ca^{2+} 参与，故常用枸橼酸钠、草酸钾作为体外抗凝剂，与 Ca^{2+} 结合以除去血浆中 Ca^{2+} 而起抗凝作用。维生素K拮抗药可抑制维生素K依赖性凝血因子的合成而具有抗凝作用。肝素在体内、体外均能立即发挥抗凝作用，已广泛应用于临床防治血栓形成。

二、纤维蛋白溶解

正常情况下，组织损伤后所形成的止血栓在完成止血使命后将逐步溶解，从而保证血管通畅，血液循环正常，也有利于受损组织的再生和修复。止血栓的溶解主要依赖于纤维蛋白溶解系统(简称纤溶系统)。

纤维蛋白被分解液化的过程称为纤维蛋白溶解，简称纤溶(fibrinolysis)。纤溶过程可分为纤溶酶原激活和纤维蛋白溶解两个基本阶段(图2-5)。

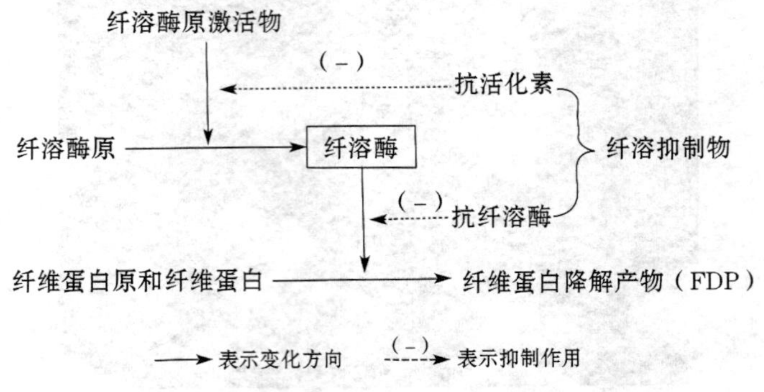

图2-5 纤维蛋白溶解过程示意图

(一)纤溶酶原的激活

纤溶酶原是由肝产生的一种球蛋白。能使纤溶酶原激活的物质统称为纤溶酶原激活物(plasminogen activator，PA)，主要有以下几类：①由血管内皮细胞释放的血管激活物。②组织损伤时释放的组织激活物，以子宫、前列腺、甲状腺、肾上腺、淋巴结、卵巢和肺等组织中含量最高，因此这些部位手术后伤口易渗血，妇女经血不凝也与此有关。肾合成的尿激酶是一种活性很强的组织激活物，目前已应用于临床治疗血栓栓塞性疾病。③依赖于因子Ⅻa的激活物。当血液与异物表面接触而激活因子Ⅻ时，一方面启动内源性凝血系统，另一方面通过因子Ⅻa激活激肽释放酶而激活纤溶系统，使凝血与纤溶相互配合，保持平衡。

(二)纤维蛋白和纤维蛋白原的溶解

纤溶酶可将纤维蛋白和纤维蛋白原分解为许多可溶性的小肽，总称为纤维蛋白降解产物(fibrin degradation products，FDP)。纤维蛋白降解产物通常不再发生凝固，其中部分小肽还具有抗凝作用。

(三)纤溶抑制物

血浆中存在许多对抗纤维蛋白溶解的物质统称为纤溶抑制物，主要有两类：①抗活化素，能够抑制纤溶酶原的激活；②抗纤溶酶，能与纤溶酶结合成复合物并使其失活。

正常情况下，机体的凝血与纤溶处于动态平衡状态，既保证出血时能有效止血，又能适时疏通血管，维持血流的正常运行。若凝血过强或纤溶过弱，均易形成血栓；反之，纤溶过强或凝血过弱，则易发生出血倾向。

第四节 血型与输血

一、血量

血量(blood volume)是指全身血液的总量,大部分的血液在心血管中循环流动,称为循环血量;有小部分血液滞留于肝、肺、腹腔及皮下静脉等处,称为储存血量。正常成人血量占体重的7%~8%,即每千克体重有70~80 ml血液。正常情况下,由于神经和体液调节作用,体内血量保持相对恒定。相对恒定的血量是维持动脉血压稳定、保证组织器官正常血液供应的必要条件。一般而言,一次失血不超过全身血量的10%,机体可以通过增强心脏功能、血管收缩和储存血量释放等功能代偿,无明显临床症状,血液的量和成分均可以较快得到恢复;如急性失血达到全身血量的20%,此时机体功能将难以代偿,会出现血压下降、脉搏加快、四肢冰冷、眩晕、恶心、乏力,甚至昏倒等临床表现;若急性失血达30%以上,可能危及生命,应立即输血抢救。输血是对急性大失血患者进行救治的有效手段之一。

二、血型

(一)血型与红细胞凝集

血型(blood group)是血细胞膜上特异性抗原的类型,这些抗原是人体免疫系统识别"自我"与"异己"的标志。通常所说的血型是指红细胞血型,即红细胞膜上特异性抗原的类型。在临床上,血型鉴定是输血及组织器官移植成败的关键。

若将血型不同的两个人的血液滴加在玻片上并使之混合,则红细胞可凝集成一簇簇不规则细胞团,这个现象称为红细胞凝集。在补体参与下,可引起凝集的红细胞破裂,发生溶血。当给人体输入血型不相容的血液时,在血管内发生红细胞凝集和溶血,可危及生命。

红细胞凝集的本质是抗原—抗体反应。在凝血反应中起抗原作用的红细胞膜上特异性糖蛋白或糖脂称为凝集原(agglutinogen),能与红细胞膜上凝集原起反应的特异性抗体称为凝集素(agglutinin)。发生抗原—抗体反应时,抗体上的抗原结合位点在带有相应抗原的红细胞之间形成桥梁,使它们聚集成簇。

(二)红细胞血型

到目前为止,已经发现并为国际输血协会(the international society of blood transfusion,ISBT)血型命名委员会承认的红细胞血型系统有29个,其中与临床关系最密切的血型系统是ABO血型系统和Rh血型系统。

1. ABO血型系统　根据红细胞膜上A凝集原和B凝集原的有无和种类,ABO血型系统可分为4型(表2-4):凡红细胞膜上只含A凝集原者为A型;只含B凝集原者为B型;含有A和B两种凝集原者为AB型;A和B两种凝集原均没有者为O型。

表2-4　ABO血型中的凝集原与凝集素

血型	凝集原	凝集素
A型	A	抗B
B型	B	抗A
AB型	A、B	无
O型	无	抗A、抗B

ABO血型系统存在天然凝集素,主要是IgM,相对分子质量大,不能通过胎盘。不同血型的人血

清中含有不同的凝集素,但不会含有与自身凝集原相对应的凝集素。故A型血的血清中只有抗B凝集素,B型血的血清中只有抗A凝集素,AB型血的血清中两种凝集素都没有,O型血的血清中两种凝集素都有(见表2-4)。

ABO血型系统还有多种亚型,其中与临床关系密切的主要是A型中的A_1和A_2亚型,同样AB型血型中也有A_1B和A_2B两种亚型。ABO亚型的存在可能引起血型误判,在输血时应特别注意。

2. Rh血型系统　Rh血型系统是继ABO血型系统之后被发现的又一个红细胞血型系统,因最先于恒河猴(Rhesus monkey)的红细胞发现而命名为Rh血型。该血型系统红细胞膜上已发现有40多种抗原,与临床关系密切的有D、E、C、c、e 5种。从理论上推断,有3对等位基因,即C与c、D与d及E与e,控制着6种抗原,但目前未发现d抗原。在已发现的5种抗原中,以D抗原的抗原性最强,临床意义最大。凡红细胞膜上含有D抗原者称为Rh阳性,无D抗原者称为Rh阴性。

Rh血型系统的特点是血清中不存在天然抗体,但Rh阴性者经D抗原刺激后可产生抗D抗体。当Rh阴性者第一次接受Rh阳性者的血液,不会发生凝集反应,但Rh阴性者经输血后会产生抗D抗体。若再次接受Rh阳性者的血液,就可发生红细胞的凝集反应而溶血。同理,若Rh阴性的母亲怀有Rh阳性的胎儿,在分娩时胎儿的红细胞或D抗原可以进入母体,母体经刺激后产生抗D抗体(为获得性的,属于IgG,其相对分子质量相对较小,能透过胎盘)。若再次孕育Rh阳性胎儿,母体内的抗D抗体就会通过胎盘与胎儿红细胞膜上的D抗原发生凝集反应,引起胎儿死亡或新生儿溶血。如果在Rh阴性母亲生育第一胎后,及时输注特异性抗D免疫球蛋白中和进入母体的D抗原,以避免母体致敏,则可预防下一次妊娠时新生儿溶血的发生。因此,对Rh阴性者的输血及多次妊娠的妇女应特别重视。

Rh阴性人群的分布因种族不同而差异很大。在白种人中的比例较高,约15%。我国汉族和大部分少数民族人群中,Rh阳性约占99%以上,Rh阴性不到1%。但在某些少数民族地区,Rh阴性的人比例较高,如塔塔尔族为15.8%,苗族为12.3%,布依族和乌孜别克族为8.7%,在这些民族聚集区,Rh血型应受到特别重视。

(三)白细胞血型与血小板血型

白细胞和血小板除存在与红细胞相同的血型抗原外,还有它们特有的血型抗原。白细胞上最重要的同种抗原是人类白细胞抗原(HLA)。HLA系统是一个极为复杂的抗原系统,在体内分布广泛,是引起器官移植后发生免疫排斥反应的最重要抗原。由于无关个体间HLA表型完全相同的几率极低,因此HLA的分型成为法医学上用于鉴定个体或亲子关系的重要手段之一。血小板表面也有一些特异的血小板抗原系统,如PI、ZW、KO等。

三、输血

输血(blood transfusion)是治疗某些疾病、抢救失血伤员和保证手术顺利进行的重要手段。为了安全和有效地输血,必须遵守输血原则。输血的根本原则就是要避免发生凝集反应,首选同型输血。

由于血液中存在多种血型系统,即使是ABO血型系统,也存在着亚型,为避免亚型之间发生凝集反应,即便同型输血,也须进行交叉配血试验。交叉配血试验分为主侧与次侧:主侧试验是把供血者的红细胞与受血者的血清混合;次侧试验是把受血者的红细胞与供血者的血清混合(见图2-6)。

配血结果有以下三种:①配血不合,主侧出现凝集反应为配血不合,绝对不能进行输血。②配血相合,主侧、次侧均不凝集为配血相合,可以进行输血。只有输同型血才会配血相合。③配血基本相合,主侧不凝集,次侧凝集,为配血基本相合,见于异型输血,只可在紧急情况下,进行少量输血(一次不超过300 ml),输血速度不宜过快,并应密切注意观察。异型输血时只考虑主侧不凝集,而不考虑次侧，原因在于异型输血量少、缓慢，所输入的血浆可被受血者的血浆所稀释，抗体浓度降低，与受血者红细胞发生凝集反应的危险性大大降低。

ABO 血型之间输血关系如图 2-7 所示。以往曾把 O 型血的人称为“万能供血者”，AB 型血的人称为“万能受血者”，这种说法是不足取的。因为 O 型血的红细胞上虽然没有 A 抗原和 B 抗原，不会被受血者的血浆凝集，但其血浆中的抗 A 抗体和抗 B 抗体能与其他血型受血者的红细胞发生凝集反应。当输入的血量较大时，供血者血浆中的抗体未被受血者的血浆足够稀释时，受血者的红细胞会被广泛凝集。同理，AB 血型的人 A 和 B 抗原可能和献血者的血清发生凝集反应。

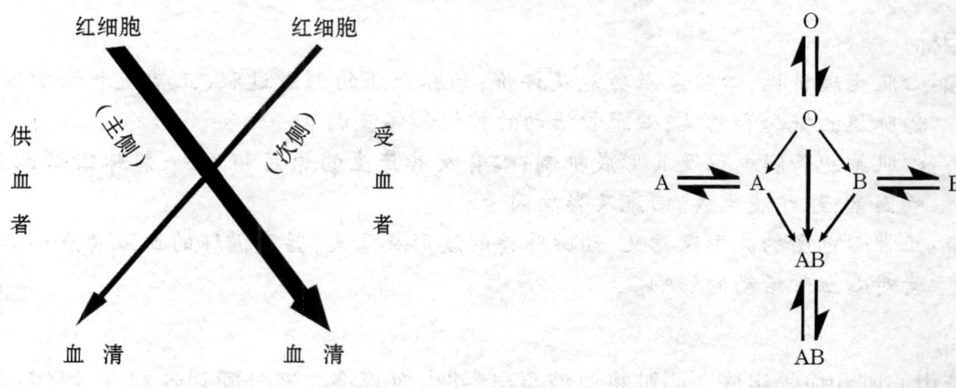

图 2-6　交叉配血试验

图 2-7　ABO 血型之间的输血关系

知识链接

成分输血

随着医学和科学技术的进步，由于血液成分分离机的广泛应用以及分离技术和成分血质量的不断提高，输血疗法已经从原来的输全血发展为成分输血。成分输血是把人血中的各种不同成分，如红细胞、粒细胞、血小板和血浆，分别制备成高纯度或高浓度的制品，再输注给患者。不同的患者对输血有不同的要求，成分输血可增强治疗的针对性，提高疗效，减少不良反应，还能节约血源。

思考题

1. 血浆蛋白、红细胞、白细胞、血小板的正常值及其主要生理功能是什么？
2. 血浆晶体渗透压和血浆胶体渗透压分别主要由哪些物质形成？各有何生理作用？
3. 红细胞正常生成需要哪些条件？
4. 简述血液凝固的基本过程。
5. ABO 血型系统是如何分型的？有何特点？
6. Rh 血型系统有何特点和生理意义？
7. 交叉配血试验怎么做？输血的原则是什么？

（叶颖俊）

第三章　血 液 循 环

⊙学习目标

掌握：心肌生理特性；心脏泵血功能及评价；动脉血压的形成过程、正常值和影响因素；中心静脉压的概念和意义；心血管活动的神经和体液调节。

熟悉：心肌细胞跨膜电位及其形成机制；心音及其产生的原因和意义；静脉回心血量及其影响因素；组织液生成、回流及影响因素。

了解：正常心电图的波形及意义；动脉脉搏的波形及意义；器官循环的血流特点；社会心理因素对心血管活动的影响。

循环系统由心脏和血管组成。心脏将血液泵出，并由血管将血液分配到各器官、组织；血液在其中按一定方向流动，周而复始，称为血液循环。血液循环的主要功能是完成体内的物质（如营养物质、代谢产物、氧和二氧化碳等）运输，维持机体新陈代谢；体内各内分泌腺分泌的激素及生物活性物质，通过血液的运输，作用于相应的靶细胞，实现机体的体液调节；机体内环境理化特性相对稳定的维持和血液防御功能的实现，也都依赖于血液的不断循环流动。

第一节　心 脏 生 理

一、心肌的生物电现象

心脏是推动血液流动的动力器官。心房和心室不停歇地进行有顺序、协调地收缩和舒张交替的活动，是心脏实现泵血功能、推动血液循环的必要条件，而细胞膜的兴奋过程则是触发收缩反应的始动因素。兴奋是以细胞膜的生物电活动为基础的。

心脏是中空的肌性器官，心壁由心内膜、心肌层和心外膜组成。心肌层是构成心壁的主要部分。根据它们的组织学特点、电生理特性以及功能上的区别，将心肌细胞分为两大类：一类是普通的心肌细胞，包括心房肌和心室肌，含有丰富的肌原纤维，执行收缩功能，故又称为工作细胞。工作细胞不能自动地产生节律性兴奋，因此不具有自动节律性；但它具有兴奋性，可以在外来刺激作用下产生兴奋；也具有传导性。另一类是一些特殊分化的心肌细胞，组成心脏的特殊传导系统，其中主要包括 P 细胞和浦肯野细胞，它们除具有兴奋性和传导性之外，还具有自动产生节律性兴奋的能力，故称为自律细胞，它们含肌原纤维很少或完全缺乏，故收缩功能已基本丧失。心脏的特殊传导系统由窦房结、房室交界、房室束和浦肯野纤维网等构成。正常情况下，窦房结控制心脏的节律性收缩。特殊传导系统是心脏内产生兴奋和传导兴奋的组织，起着控制心脏节律性活动的作用。两类心肌细胞互相配合，共同完成心脏的整体活动。

心肌细胞是可兴奋组织，细胞膜内外存在跨膜电位，跨膜电位的形成取决于两个基本条件：离子的跨膜电—化学梯度和膜对离子的选择通透性。膜对离子的选择通透性决定了心脏兴奋的产生以及向整个心脏传播过程中表现出的特殊规律。

(一) 工作细胞的跨膜电位及其形成机制

工作细胞的跨膜电位包括静息电位(rest potential)和动作电位(active potential)。以心室肌细胞为例。

1. 静息电位　心室肌细胞处于静息时,心室肌静息电位约为 -90 mV。在静息状态下,细胞膜对 K^+ 通透性较高,所以心室肌细胞的静息电位是 K^+ 由内向外扩散形成的,直至达到 K^+ 的电—化学平衡电位。

2. 动作电位　心室肌细胞动作电位的主要特征在于持续时间很长,复极过程比较复杂,动作电位降支与升支不对称。心室肌动作电位分为 2 个过程、5 个时期,即去极过程的 0 期和复极过程的 1 期、2 期、3 期、4 期(图 3-1)。

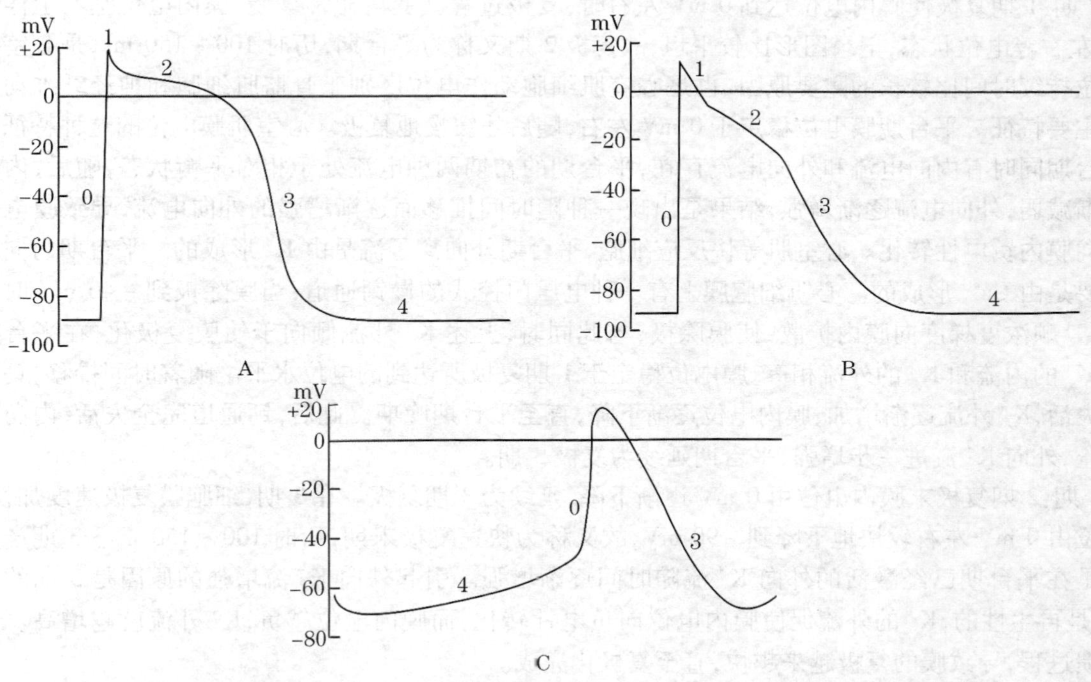

图 3-1　心肌细胞动作电位模式图(纵轴:mV;横轴:C 的扫描速度为 A、B 的一半)

A. 心室肌;B. 心房肌;C:窦房结 P 细胞

(1) 除极(去极)过程　又称 0 期。在受到适宜的刺激作用下,心室肌细胞发生兴奋,膜内电位由静息状态下的 -90 mV 迅速上升至 +30 mV 左右,构成动作电位的升支。除极相很短暂,仅 1 ~ 2 ms;除极幅度大,为 120 mV;除极速度快,可达 200 ~ 400 V/s。心室肌膜上钠通道大量开放,膜两侧浓度差及电位差的驱动下出现 Na^+ 快速内流,是心室肌细胞 0 期去极形成的原因。与骨骼肌细胞一样,在外来刺激作用下,引起部分电压门控式钠通道开放和少量 Na^+ 内流,造成肌膜部分去极化,当膜电位由静息水平(膜内 -90 mV)去极化到阈电位水平(膜内 -70 mV)时,膜上钠通道开放概率明显增加,出现再生性 Na^+ 内流,于是 Na^+ 顺其浓度梯度和电位梯度由膜外快速进入膜内,进一步使膜去极化,膜内电位向正电性转化。决定 0 期去极化的钠通道是一种快速通道,它不但激活、开放的速度快,而且激活后失活也快,因此成为快钠通道。快钠通道可被河豚毒(tetrodotoxin,TTX)所阻断。因为钠通道激活速度快,又有再生性循环出现,导致心室肌 0 期动作电位升支非常陡峭。因此,从电生理特性上,根据 0 期除极的速率,将心室肌细胞(以及具有同样特征的心肌细胞)称为快反应细胞,其动作电位称为快反应电位。

（2）复极过程　心室肌细胞除极达到顶峰之后，立即开始复极，整个复极过程比较缓慢，由电位变化曲线的形态和形成机制均不相同的四个阶段组成。

1 期：在复极初期，膜内电位由 +30 mV 迅速下降至 0 mV 左右，称为快速复极初期，历时约 10 ms。0 期和 1 期膜电位的变化速度都很快，记录图形上表现为尖峰状，故习惯上常把这两部分合称为锋电位。1 期是在 0 期除极之后出现的快速而短暂的复极期，此时快钠通道已经失活，同时激活一种一过性外向电流（transient outward current，I_{to}），从而使膜迅速复极到 0 ~ -20 mV 膜电位水平。根据 I_{to}可被四乙基铵和 4-氨基吡啶等钾通道阻滞药所阻断的现象，现多认为 K^+是 I_{to}的主要离子成分。也就是说，由 K^+形成的一过性外向电流是动作电位初期快速复极的主要原因。目前对 I_{to}的通道特征尚不十分清楚。

2 期：1 期复极使膜内电位达到 0 mV 左右时，复极过程就变得非常缓慢，膜内电位基本上停滞于 0 mV左右等电位状态，记录图形比较平坦，故复极 2 期又称为平台期，历时 100 ~ 150 ms，是心室肌动作电位持续时间比较长的主要原因，也是心室肌细胞动作电位区别于骨骼肌细胞和神经纤维动作电位的主要特征。平台期膜电位稳定于 0 mV 左右，随后才缓慢地复极。心室肌膜电位的这种特征是由于平台期同时有内向电流和外向电流存在，平台期的初期两种电流处于相对平衡状态，随后，内向电流逐渐减弱，外向电流逐渐增强，结果是出现一种随时间推移而逐渐增强的外向电流，导致膜电位缓慢地向膜内负电性转化。心室肌等快反应细胞，平台期外向离子流是由 K^+形成的。平台期内向离子流主要是由 Ca^{2+}形成的。心肌细胞膜上有一种电压门控式的慢钙通道，当膜除极到 -40 mV 时被激活，Ca^{2+}顺浓度梯度向膜内扩散，使膜除极，与此同时，上述 K^+外流倾向于使膜复极化，在平台期早期，Ca^{2+}的内流和 K^+的外流相等，膜电位稳定于 1 期复极所达到的电位水平。随着时间推移，钙通道逐渐失活，K^+外流逐渐增加，膜内电位逐渐下降，直至平台期晚期。此后，钙通道完全失活，内向离子流终止，外向 K^+流进一步增强，平台期延续为复极 3 期。

3 期：2 期复极末膜内电位由 0 mV 逐渐下降，延续为 3 期复极。在 3 期，细胞膜复极速度加快，膜内电位由 0 mV 左右较快地下降到 -90 mV，故又称为快速复极末期，历时 100 ~ 150 ms。3 期产生的原因是在平台期已经激活的外向 K^+流随时间逐渐增强。引起外向 K^+流增强的原因是 3 期的复极 K^+流是再生性的，K^+的外流促使膜内电位向负电性转化，而膜内电位越负，K^+外流就越增高。这种正反馈过程，导致膜的复极越来越快，直至复极化完成。

4 期：3 期复极完毕，膜电位基本上稳定于静息电位水平。使心室肌细胞处于静息状态，因此 4 期又称为静息期。此时心室肌细胞膜电位虽然基本上稳定于静息电位水平，但膜内外离子的分布尚未恢复，离子的跨膜转运仍然在进行。动作电位期间有 Na^+和 Ca^{2+}进入细胞内，而 K^+外流出细胞，因此需要从细胞内排出 Na^+和 Ca^{2+}，并摄入 K^+才能恢复细胞内外离子的正常浓度梯度，保持心肌细胞的正常兴奋性。这种离子转运是逆着浓度梯度进行的主动转运过程。通过心室肌膜上 Na^+-K^+，ATP 酶将 Na^+的外运和 K^+的内运耦联形成 Na^+-K^+转运，同时实现 Na^+和 K^+的主动转运。关于 Ca^{2+}的转运机制，目前大多数学者认为，Ca^{2+}的逆浓度梯度的转运与 Na^+的顺浓度的内流相耦合进行，形成 Na^+-Ca^{2+}交换。Ca^{2+}主动转运也是由 Na^+-K^+，ATP 酶提供能量的。在 4 期开始后，膜的上述主动转运功能加强，细胞内外离子浓度梯度得以恢复。在转运过程引起的跨膜交换的电荷量基本相等，因此膜电位能维持稳定。

（二）自律细胞的跨膜电位及形成机制

在自律细胞，当动作电位 3 期复极末期达到最大值（称最大复极电位）之后，4 期的膜电位并不稳定于这一水平，而是立即开始自动除极，除极达阈电位后引起新的兴奋，出现新的动作电位。周而复始，动作电位不断地产生。出现于 4 期的这种自动除极过程，具有随时间而递增的特点，其除极速度

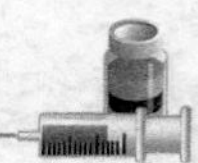

远较0期除极缓慢；不同类型的自律细胞4期除极速度不同。这种4期自动除极，是自律细胞产生自动节律性兴奋的基础。以窦房结和浦肯野细胞为例。

1. 窦房结细胞的跨膜电位及形成机制　窦房结的起搏细胞（pacemaker cell）简称P细胞，是特殊分化的心肌细胞，具有很高的自动节律性，正常的情况下控制心脏兴奋的起搏点。

（1）P细胞动作电位的主要特征　P细胞动作电位与心室肌动作电位相比差别很大。主要特征有：①0期去极速度慢，峰值小。②复极主要由3期组成，没有1期和2期。③3期复极完毕后的膜电位称为最大复极电位（或称最大舒张电位），为 -60 ~ -65 mV。④4期膜电位不稳定，4期自动进行去极是自律细胞动作电位的特点。

（2）P细胞动作电位的形成及离子流基础　窦房结动作电位的过程包括去极期、复极期及自动去极期，即0期、3期和4期（见图3-1）。

0期：当膜电位由最大复极电位自动去极达阈电位 -40 mV水平时，激活膜上钙通道，引起 Ca^{2+} 内向流动，形成0期去极。P细胞膜上有钙通道，它的激活、失活，以及再复活所需时间均比钠通道要长，经钙通道跨膜的 Ca^{2+} 内流，起始慢，平均持续时间也较长。因此相应称为慢通道和慢内向离子流。慢通道也是电压门控式的，激活慢通道的阈电位水平（-35 ~ -50 mV）高于快钠通道（-55 ~ -70 mV）。它对某些理化因素的敏感性和反应性不同于快通道，可被 Mn^{2+} 和多种 Ca^{2+} 通道阻滞药（如维拉帕米）所阻断。各种心肌细胞的肌膜上都具有这种慢通道，由此形成的跨膜离子流是决定心肌细胞电活动的最重要的内向离子流之一。由慢通道所控制的 Ca^{2+} 内流所引起的缓慢0期去极，是窦房结细胞动作电位的主要特征，因此窦房结称为慢反应细胞，窦房结动作电位为慢反应电位，以区别于前述心室肌等快反应细胞和快反应电位。

3期：0期去极后，慢钙通道逐渐失活，复极初期有一种钾通道被激活，出现 K^+ 外流。Ca^{2+} 内流的逐渐减少和 K^+ 外流的逐渐增加，膜便逐渐复极而形成3期。

4期：即自动去极期。目前认为4期自动去极的形成主要与3种离子流有关，包括一种外向电流和两种内向电流，不过它们在窦房结细胞起搏活动中所起作用的大小以及起作用的时间有所不同。

1）K^+ 外流的进行性衰减：I_k 通道在膜复极达 -40 mV时便开始逐渐失活，K^+ 外流因此渐渐减少，导致膜内正电荷逐渐增加而形成4期除极。目前认为，由于 I_k 通道的时间依从性逐渐失活所造成的 K^+ 外流进行性衰减，是窦房结细胞4期自动除极最重要的离子基础。

2）I_f 进行性增强：I_f 是一种进行性增强的内向钠离子流，I_f 通道在动作电位3期复极电位达 -60 mV左右开始被激活开放，其激活程度随着复极的进行、膜内负电性的增加而增加，至 -100 mV左右被充分激活。因此，内向电流表现出时间依从性，膜的除极程度也随时间而增加，一旦达到阈电位水平，便又产生另一次动作电位。与此同时，这种内向电流在膜除极达 -50 mV左右因通道失活而中止。可见，动作电位的复极期膜电位本身是引起这种内向电流启动和发展的因素。窦房结细胞4期可记录到 I_f，但它对起搏活动所起的作用不如 I_k 衰减。引起这种内向 Na^+ 离子流的钠通道不同于快钠通道，两者激活的电压水平不同；I_f 可被铯（Cs）所阻断，而河豚毒却不能阻断它。I_f 通道的最大激活电位为 -100 mV左右，而正常情况下窦房结细胞的最大复极电位为 -70 mV，在这种电位水平下，I_f 通道的激活十分缓慢，这可能是 I_f 在窦房结4期除极过程中所起作用不大的原因。若窦房结细胞发生超极化时，I_f 则可能成为起搏电流中的主要成分。

3）存在非特异性缓慢内向电流：窦房结细胞4期中还存在一种非特异性的缓慢内向电流，在膜除极达 -60 mV时被激活，在自动除极过程的后1/3才起作用。这种缓慢内向电流可能是生电性 $Na^+ - Ca^{2+}$ 交换的结果（$Na^+ - Ca^{2+}$ 交换时，心肌细胞排出一个 Ca^{2+}，摄入3个 Na^+，出入细胞正电荷之比为2∶3，形成内向电流）。

2. 浦肯野细胞的跨膜电位及产生机制　正常情况下，浦肯野细胞（purkinje cell）受窦房结控制，仅起兴奋传导作用。浦肯野细胞是自律细胞，最大复极电位约为 -90 mV。动作电位的0期、1期、2期、3期的膜电位变化与心室肌细胞的动作电位相似，产生的离子流基础也基本相同。不同的地方就在于4期自动去极化。浦肯野纤维4期自动去极化与窦房结细胞4期自动去极化的产生机制基本相同，也是由随时间而逐渐增强的内向电流和逐渐衰减的外向电流所引起，但是随时间而逐渐增强的内向 Na^+ 电流（I_f）发挥主要作用。而窦房结4期自动去极的离子基础是以逐渐衰减的外向 K^+ 电流为主。

3. 心肌细胞的电生理学分类　按照功能和电生理特性，将心肌细胞分为工作细胞和自律细胞。还可根据动作电位0期除极的速度，将心肌细胞分为快反应细胞和慢反应细胞，其动作电位相应称为快反应电位和慢反应电位；然后再结合其自律性，可将心肌细胞分为以下四种类型：① 快反应非自律细胞，包括心室肌细胞和心房肌细胞；② 快反应自律细胞，浦肯野自律细胞；③ 慢反应自律细胞，窦房结细胞，以及房结区和结希区细胞；④ 慢反应非自律细胞，结区细胞。

二、心肌的生理特性

心肌具有兴奋性、自律性、传导性和收缩性四种生理特性。心肌的收缩性是指心肌能够在肌膜动作电位的触发下产生收缩反应的特性，是心肌的一种机械特性。兴奋性、自律性和传导性，则是以肌膜的生物电活动为基础，统称为电生理特性。心肌组织的这些生理特性共同决定着心脏的活动。

（一）心肌的兴奋性

心肌与其他可兴奋组织一样具有兴奋性，即在受到刺激时产生兴奋的能力。衡量心肌兴奋性的高低，可以采用刺激的阈值作指标，阈值大表示兴奋性低，阈值小表示兴奋性高。

1. 影响兴奋性的因素　从兴奋产生的过程可知，兴奋的产生包括静息电位去极化到阈电位水平以及0期离子通道激活这两个环节，当这两个因素发生变化时，兴奋性也随之发生改变。

（1）静息电位水平　静息电位（在自律细胞，则为最大复极电位）绝对值增大时，距离阈电位的差距就越大，引起兴奋所需的刺激阈值也增大，兴奋性随之降低。反之，静息电位绝对值减少，距阈电位的差距缩小，所需的刺激阈值减少，兴奋性随之增高。

（2）阈电位水平　阈电位水平上移，则与静息电位之间的差距增大，引起兴奋所需的刺激阈值增大，兴奋性降低。反之，阈电位水平下移，则兴奋性增高。静息电位水平和（或）阈电位水平的改变，都能够影响兴奋性，但在心脏，以静息电位水平改变多见。

（3）0期离子通道的状态　以心室肌0期钠通道的状态为例来说。心室肌细胞兴奋是以钠通道能够被激活作为前提。事实上，钠通道并不是始终处于这种可被激活的状态，它可表现为激活、失活和备用3种功能状态。钠通道处于哪一种状态，则取决于当时的膜电位以及有关的时间进程。也就是说，钠通道的活动是电压依从性和时间依从性的。当膜电位处于静息电位水平 -90 mV时，钠通道处于备用状态。在这种状态下，钠通道具有双重特性，一方面，钠通道是关闭的；另一方面，当膜电位由静息电位去极化到阈电位水平（膜内 -70 mV）时，就被激活，钠通道迅速开放，Na^+ 快速跨膜内流。钠通道激活后迅速失活，此时通道关闭，Na^+ 内流终止。钠通道的激活和失活，都是比较快速的过程，钠通道激活在1 ms内，钠通道失活在数毫秒到10 ms内完成。处于失活状态的钠通道不能被再次激活，只有在膜电位恢复到静息电位水平时，钠通道才重新恢复到备用状态，这个过程称为复活。由上可见，钠通道是否处于备用状态，是该心肌细胞是否具有兴奋性的前提。

2. 兴奋性的周期性变化　心肌细胞与神经细胞相似，兴奋性是可变的。当心肌细胞每产生一次兴奋时，其膜电位将发生一系列有规律的变化，兴奋性也随之发生相应的周期性改变。兴奋性的这种周期性变化，影响着心肌细胞对重复刺激的反应能力，对心肌的收缩反应和兴奋的产生及传导过程具有重要作用。心室肌细胞一次兴奋过程中，兴奋性的变化可分以下几个时期（见图3-2）：

（1）绝对不应期与有效不应期　心肌细胞发生一次兴奋时，由动作电位的去极相开始到复极3期

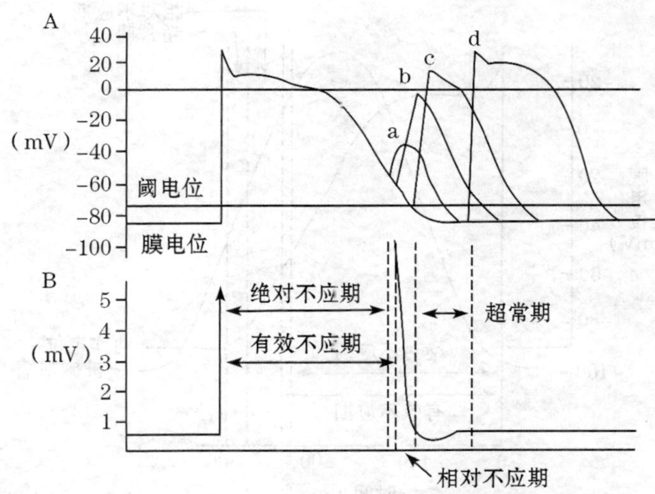

图 3-2　心肌细胞动作电位与兴奋性的变化

A. 在复极化的不同时期给予刺激所引起的反应（a 为局部反应，b、c 和 d 为 0 期去极化速度和幅度都减少的动作电位）；B. 用阈值变化曲线表示心肌细胞兴奋后兴奋性的变化

膜内电位达到约 −55 mV 这一段时期内，如果再受到第二次刺激，则不论刺激强度多大，细胞都不会进一步发生去极化，称为绝对不应期（absolute refractory period，ARP）。此时钠通道处于失活状态，心肌细胞兴奋性为零。膜内电位从 −55 mV 继续恢复到约 −60 mV 这一段时间内，如果给予的刺激足够强，细胞可发生局部去极化，但并不能引起可扩布性兴奋（动作电位），称为局部反应期。因为少量的钠通道开始复活，但大部分钠通道未恢复到备用状态。因此心肌细胞一次兴奋过程中，由 0 期开始到 3 期膜内电位恢复到 −60 mV 这一段时间内，无论给多强的刺激都不能再产生新的动作电位，因此称为有效不应期（effective refractory period，ERP）。

（2）相对不应期　从有效不应期完毕（膜内电位约 −60 mV）到复极化基本上完成（约 −80 mV）的这段时期，给予阈上刺激才能引起新的动作电位，称为相对不应期（relative refractory period，RRP）。出现相对不应期的原因是此期膜电位绝对值高于有效不应期末时的膜电位，但仍低于静息电位，这时钠通道已逐渐复活，但其开放能力尚未恢复正常；故心肌细胞的兴奋性虽比有效不应期时有所恢复，但仍然低于正常，引起兴奋所需的刺激阈值要高于正常。此时所产生的动作电位 0 期的幅度和速度都比正常小，兴奋的传导也较慢。

（3）超常期　心肌细胞复极过程中，膜内电位由 −80 mV 恢复到 −90 mV 这一段时期内，由于膜电位已经基本恢复，但其绝对值尚低于静息电位，与阈电位水平的差距较小，给予阈下刺激就能引起该细胞发生兴奋，表明此时细胞兴奋性高于正常，故称为超常期（supranormal period）。此时钠通道基本上恢复到可被激活的备用状态，但开放能力仍然没有恢复正常。新产生的动作电位的 0 期去极的幅度和速度，兴奋传导的速度都低于正常。

3. 心肌兴奋性变化与收缩活动的关系

（1）有效不应期与强直收缩　心肌细胞的有效不应期特别长，一直延续到舒张期早期。因此，只有到舒张早期之后，兴奋性变化进入相对不应期，才有可能在受到阈上刺激时产生兴奋和收缩。从收缩开始到舒张早期之间，心肌细胞不会产生第二次兴奋和收缩。这个特点使得心肌不会像骨骼肌那样产生完全强直收缩，而始终作收缩和舒张相交替的活动，从而实现其泵血功能（见图 3-3）。

（2）期前收缩与代偿性间歇　正常心脏是按窦房结自动产生的兴奋进行节律性收缩。但在某些情况下，如果心室在有效不应期之后（相对不应期和超长期之内）受到人工的或窦房结之外的病理性

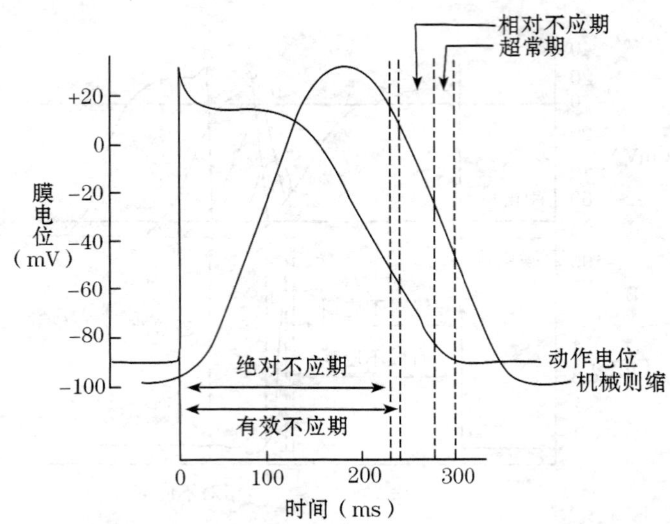

图 3-3　心室肌细胞的动作电位、机械收缩曲线与兴奋性变化的关系

异常刺激，则可产生一次期前兴奋，引起期前收缩（premature systole）或额外收缩。期前兴奋也有它本身的有效不应期，当紧接在期前兴奋之后的一次窦房结兴奋传到心室肌时，常常正好落在期前兴奋的有效不应期内，因此不能产生新的兴奋，因而不能引起心室兴奋和收缩，形成一次"脱失"，必须等到下一次窦房结的兴奋传到心室时才能引起新的兴奋引起心室收缩。这样，在一次期前收缩之后往往出现一段较长的心室舒张期，称为代偿性间歇（compensatory pause）。随之恢复窦性节律（图 3-4）。

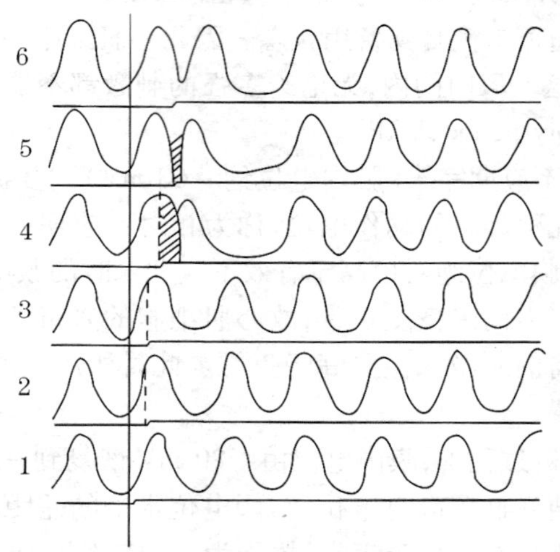

图 3-4　期前收缩和代偿间歇

虚线指示给予刺激时间；曲线 1～3：刺激落在有效不应期，不引起反应；
曲线 4～6：刺激落在相对不应期，引起期前收缩和代偿间歇

（二）心肌的自动节律性

心肌细胞在没有外来刺激的条件下，能自动地发生节律性兴奋的特性，称为自动节律性（autorhythmicity），简称自律性。具有自动节律性的组织或细胞，称为自律组织或自律细胞。生理情况下，心肌的自动节律性主要表现在心内特殊传导系统，包括窦房结、房室交界区、房室束及其分支。自动兴奋的频率，是衡量自动节律性高低的指标。窦房结细胞的自律性最高，为 90～100 次/分；其次是房室交界区，为 40～60 次/分；浦肯野纤维为 15～40 次/分。

1. 窦性节律与异位节律　心内特殊传导系统绝大部分都有自动兴奋的能力，如果同时显示其自动节律性，心脏就无法实现泵血功能。在正常情况下，窦房结的自律性最高，产生兴奋后，依次激动心房肌、房室交界、房室束、心室内传导组织和心室肌，引起整个心脏兴奋和收缩。可见，窦房结是主导整个心脏兴奋和跳动的部位，称为正常起搏点。由窦房结控制的心跳节律，称为窦性节律（sinus rhythm）。其他自律细胞在正常情况下并不表现出它们自身的自动节律性，只是起兴奋传导作用，故称为潜在起搏点。在异常情况下，窦房结以外的自律组织自律性增高，或者窦房结自律性降低、传导阻滞使兴奋不能下传等原因，使心房或心室依从当时情况下自律性最高部位的兴奋而跳动，这些异常的起搏部位则称为异位起搏点。由窦房结以外的异位起搏点所控制的心脏兴奋节律，称为异位节律（ectopic rhythm）。

2. 抢先占领和超速驱动压抑　窦房结对于潜在起搏点的控制，通过两种方式实现：①抢先占领，窦房结的自律性最高，所以潜在起搏点4期自动去极尚未达到阈电位水平之前，就已经在窦房结传导来的兴奋激动作用下产生动作电位，潜在起搏点的自律性无法表现出来，在心脏兴奋过程中，只起到传导兴奋的作用。②超速压抑或超速驱动压抑（overdrive suppression），窦房结对于潜在起搏点，还可产生一种直接的抑制作用。例如，当窦房结对心室潜在起搏点的控制突然中断后，会出现短时的心室停搏，然后心室才能按潜在起搏点的节律发生兴奋和搏动。出现这个现象的原因是在自律性很高的窦房结的兴奋驱动下，潜在起搏点"被动"兴奋的频率远远超过它们本身的自动兴奋频率。潜在起搏长时间的"超速"兴奋导致出现了抑制效应；一旦窦房结的驱动终止，心室潜在起搏点需要一定的时间才能从被压抑状态中恢复过来，表现出自身的兴奋节律。另外，还可以看到，超速压抑的程度与两个起搏点自动兴奋频率的差别呈平行关系，频率差别愈大，抑制效应愈强，驱动中断后，停搏的时间也愈长。因此，临床上在人工起搏的情况下，如需要暂时中断起搏器，在中断之前其驱动频率应该逐步减慢，以避免发生心脏停搏。

3. 影响自律性的因素　自律性的高低，受最大复极电位与阈电位的差距及4期自动去极的速度的影响（图3-5）。

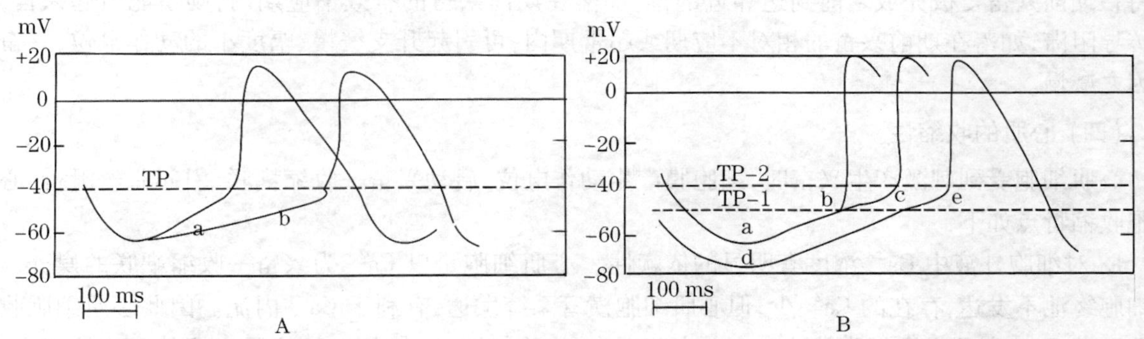

图3-5　决定自律性的因素

A. 4期去极化速率由a减小到b时自律性降低

B. 最大复极电位由a超极化到d，或阈电位由TP-1升到TP-2时，自律性均降低（TP：阈电位）

（1）最大复极电位与阈电位之间的差距　最大复极电位绝对值减少和（或）阈电位下移，均可使两者之间的差距减少，自动去极化达到阈电位水平所需时间缩短，自律性增高；反之亦然。迷走神经系统兴奋可使窦房结细胞钾通道开放率增高，故其复极3期内K^+外流增加，最大复极电位绝对值增大，自律性随之降低，心率减慢。

（2）4期自动除极速度　除极速度越快，达阈电位水平所需时间越短，单位时间内发生兴奋的次数增多，自律性增高。儿茶酚胺可以增强I_f，因而加速浦肯野细胞4期除极速度，提高其自律性，心率加快。

（三）心肌的传导性

1. 心脏内兴奋传播的途径和特点　正常情况下窦房结发出的兴奋沿着心房肌组成的“优势传导通路”迅速传到房室交界区，经房室束和左束支、右束支传到浦肯野纤维网，引起整个心室兴奋。由于各种心肌细胞的传导性高低不等，兴奋在心脏各个部分传播的速度是不相同的。心房肌的传导速度较慢约为0.4 m/s，心室肌的传导速度约为1 m/s，浦肯野纤维传导速度可达4 m/s，而且它呈网状分布于心室壁，这样，由房室交界传入心室的兴奋就沿着高速传导的浦肯野纤维网迅速而广泛地向左右两侧心室壁传导。房室交界区细胞的传导性很低，其中又以结区最低，传导速度仅为0.02 m/s，房室交界是正常时兴奋由心房进入心室的唯一通道，因此兴奋在房室交界区出现了延迟，称为房—室延搁（atrioventricular delay）。房—室延搁使心室在心房收缩完毕之后才开始收缩，不至于产生房室收缩重叠的现象。

2. 影响心肌传导性的因素　心肌的传导性取决于心肌细胞结构特点和电生理特性。

（1）心肌细胞的直径　细胞直径与细胞内电阻呈负相关，直径小的细胞内电阻大，产生的局部电流小于直径大的细胞，兴奋传导速度也较后者缓慢。心房肌、心室肌和浦肯野细胞的直径大于窦房结和房室交界细胞。浦肯野细胞的直径最大可达70 μm，兴奋传导速度最快为4 m/s；结区细胞直径为3～4 μm，传导速度慢约为0.02 m/s。

（2）动作电位0期除极的速度和幅度　0期去极的速度愈快，局部电流的形成也就愈快，很快就促使邻近未兴奋部位膜去极达到阈电位水平，故兴奋传导愈快。另一方面，0期去极幅度愈大，兴奋和未兴奋部位之间的电位差愈大，形成的局部电流愈强，兴奋传导也愈快。

（3）邻近部位膜的兴奋性　心肌细胞0期去极速度和幅度，主要由（0期）离子通道的状态决定。兴奋的传导是细胞膜依次兴奋的过程，因此膜的兴奋性必然影响兴奋的传导。静息膜电位（或最大复极电位）与阈电位的差距及邻近未兴奋部位膜上决定0期去极的离子通道的性状，是决定兴奋性和影响传导性的主要因素。如邻近部位受到额外刺激产生期前兴奋时，由兴奋部位形成的局部电流刺激就将在期前兴奋复极完成之前到达邻近部位，如落在期前兴奋的有效不应期内，则不能引起兴奋，导致传导阻滞；如落在期前兴奋的相对不应期或超常期内，可引起升支缓慢、幅度小的动作电位，兴奋传导因之减慢。

（四）心肌的收缩性

心肌细胞受到刺激产生兴奋时，细胞膜产生动作电位，启动兴奋—收缩耦联，引起肌丝滑行，心肌细胞收缩特点如下：

1. 对细胞外液中Ca^{2+}浓度有明显的依赖性　心肌细胞是以Ca^{2+}为兴奋—收缩耦联的媒介。心肌细胞终池不发达，存在的Ca^{2+}少，但心肌细胞横管系统发达，有利于Ca^{2+}内流。因此心肌细胞收缩所需要的Ca^{2+}主要来自细胞外液。在一定范围内，细胞外液Ca^{2+}升高，可增强心肌细胞收缩能力，反之，细胞外液Ca^{2+}浓度下降时，心肌细胞收缩能力减弱。

2. “全或无”式同步收缩　心肌细胞之间有闰盘连接，该处电阻很低，许多小分子和离子可以自由通过，细胞间化学信息和电信息很容易传递。闰盘这一因素决定了心肌细胞在结构和功能上成了一个功能性合胞体。心房或心室几乎是同步兴奋和收缩的。心肌细胞的同步收缩可使心脏的收缩力最大，泵血效果最好。

三、心脏的泵血功能

（一）心动周期与心率

心脏一次收缩和舒张，构成一个机械活动周期，称为心动周期（cardiac cycle）。心房与心室的心动周期均包括收缩期和舒张期。正常情况下,窦房结产生兴奋,经心内特殊传导系统,先兴奋心房,使心房收缩,后兴奋心室,使心室收缩。因为心室在心脏泵血活动中起主要作用,故一般心动周期是指心室的活动周期。

心动周期持续的时间与心跳频率密切相关,两者成负相关。成年人心率平均每分钟 75 次,每个心动周期持续 0.8 s。一个心动周期中(图 3-6),心房收缩持续 0.1 s,心房舒张持续 0.7 s。当心房收缩时,心室处于舒张期,心房进入舒张期后,心室开始收缩,持续 0.3 s,随后进入舒张期,持续 0.5 s。心室舒张的前 0.4 s 期间,心房也处于舒张期,这一时期称为全心舒张期。可见,一次心动周期中,心房和心室各自按一定的时程进行舒张与收缩相交替的活动,而心房和心室两者的活动又依一定的次序先后进行,左右心房或心室的活动几乎是同步的。另一方面,心房或心室的舒张期均长于收缩期,这对于心脏的持久不停的搏动,以及保证心室有足够的充盈时间,都具有重要的意义。

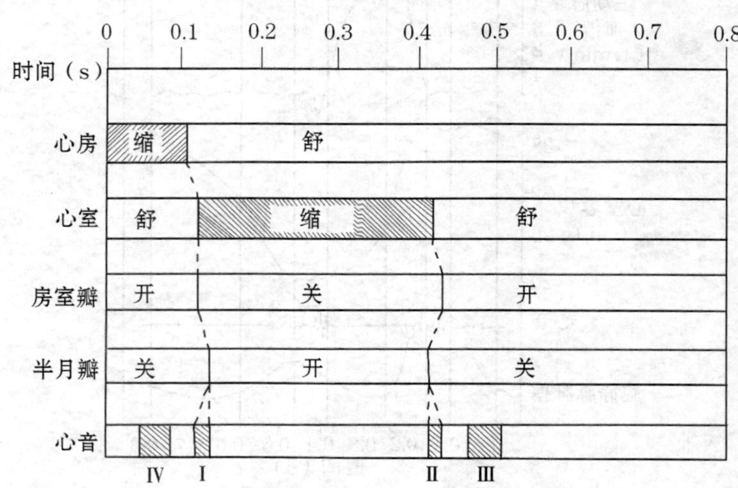

图 3-6 心动周期中心房和心室活动的顺序和时间关系

心脏每分钟搏动的次数称为心率(heart rate)。正常成年人安静时的心率为 60 ~ 100 次/分。年龄、性别和生理情况不同,心率也不同。新生儿心率为 130 次/分,以后逐渐减慢,到青春期心率接近成年人。女性的心率比男性快。经常参加体育锻炼和体力劳动的人,心率较慢。情绪激动时心率较快。

心率越快,心动周期越短,收缩期和舒张期都缩短,但舒张期缩短显著。反之,心率越慢,心动周期越长,收缩期和舒张均延长,但舒张期延长明显。因此,心率的变化主要受心动周期的舒张期的影响。当心率增快时,心肌工作的时间相对延长,休息时间相对缩短,这对心脏的持久活动是不利的。

(二) 心室的射血和充盈过程

现以心室为例,说明心室射血和充盈的过程,以便了解心脏泵血的机制。心室的一个心动周期,包括收缩和舒张两个时期,收缩期包括等容收缩期、快速射血期和减慢射血期,舒张期包括等容舒张期、快速充盈期、减慢充盈期和心房收缩期(见图 3-7)。

1. 心室收缩期 心室收缩之前,室内压低于房内压和动脉压,半月瓣关闭而房室瓣开放,血液从心房流入心室。

(1) 等容收缩期 心室开始收缩,心室内压开始升高,超过房内压时,心室内血液出现由心室向心房反流的倾向,这种反流推动房室瓣关闭,因此血液不至于倒流。此时,室内压仍低于主动脉压,半月瓣仍然处于关闭状态,心室成为一个封闭腔.血液是不可压缩的液体,这时心室肌的强烈收缩导致室内压急剧升高,直至主动脉瓣开启的这段时期,称为等容收缩期。其特点是室内压升高幅度大,升高速率快,持续 0.05 s 左右。

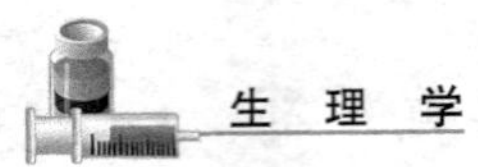

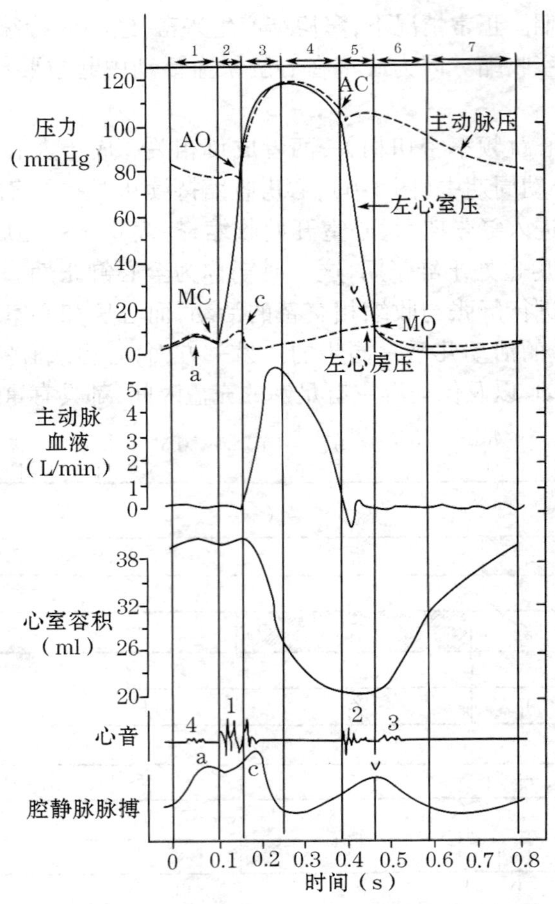

图 3-7　犬心动周期各时相中,心脏(左心)内压力、容积和瓣膜等的变化

1. 心房收缩期; 2. 等容收缩期; 3. 快速射血期; 4. 减慢射血期; 5. 等容舒张期; 6. 快速充盈期; 7. 减慢充盈期

AO 和 AC:分别表示主动脉瓣开启和关闭; MC 和 MO:分别表示二尖瓣关闭和开启

a、c、v 为左心室压和腔静脉脉搏曲线中呈现的 3 个正向波

(2) 快速射血期　等容收缩期期间室内压上升超过主动脉压时,半月瓣被打开,等容收缩相结束,进入射血期。射血期的前 1/3 左右时间内,心室肌仍在强烈收缩,由心室射入主动脉的血液量很大(约占总射血量的 2/3 左右),流速也很快,此时心室容积明显缩小,室内压继续上升达峰值,这段时期称为快速射血期(0. 10 s)。

(3) 减慢射血期　快速射血期由于大量血液进入主动脉,主动脉压相应增高,作为阻力使射血的速度逐渐减慢。随后,由于心室内血液减少以及心室肌收缩强度减弱,心室容积的缩小也相应变得缓慢,这段时期称为减慢射血期(0. 15 s),这一时期内,心室内压和主动脉压都由峰值逐步下降。

大部分射血期内,心室内压始终高于主动脉压,这种心室和动脉之间的压力梯度是血液由心室进入动脉的推动力。在快速射血期的后期,心室内压已经低于主动脉压,不过此时心室内血液因为受到心室肌收缩的作用而具有较高的动能,依惯性作用血液仍然可以逆着压力梯度继续射入主动脉。

2. 心室舒张期　可以分为以下几个时期:

(1) 等容舒张期　心室肌开始舒张后,室内压下降,主动脉内血液向心室方向反流,推动半月瓣关闭;这时室内压仍明显高于心房压,房室瓣仍然处于关闭状态,心室又成为密闭的腔。此时,心室肌舒张,室心压大幅度下降,但容积并不改变,从半月瓣关闭直到室内压下降到低于心房压,房室瓣开启时为止,称为等容舒张期,持续 0. 06 ~ 0. 08 s。

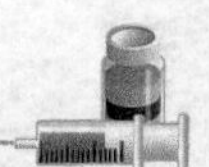

（2）快速充盈期　等容舒张期末室内压低于心房压时，血液顺着房—室压力梯度由心房向心室方向流动，冲开房室瓣并快速进入心室，心室容积增大，称为快速充盈期，占时 0.11 s 左右；此期进入心室的血液约为总充盈量的 2/3。

（3）减慢充盈期　快速充盈期末，血液以较慢的速度继续流入心室，心室容积进一步增大，称减慢充盈期（持续 0.22 s）。

（4）心房收缩期　心房开始收缩之前，心脏处于全心舒张期，心房和心室内压力都比较低，接近大气压；然而，由于静脉血不断流入心房，心房压相对高于心室压，房室瓣处于开启状态，心房腔与心室腔相通，血液由心房顺房—室压力梯度进入心室，使心室充盈。心房开始收缩，心房容积缩小，房内压升高，心房内血液被挤入已经充盈了血液但仍然处于舒张状态的心室，使心室的血液充盈量进一步增加。心房收缩持续约 0.1 s，随后进入舒张期。

心室肌的收缩和舒张，是造成室内压力变化，导致心房和心室之间以及心室和主动脉之间产生压力梯度的根本原因；而压力梯度是推动血液流动的主要动力。血液的单方向流动则是在瓣膜活动的配合下实现的。

（三）心脏泵血功能的评定

心脏的功能是泵血，心脏能不断地泵出一定数量的血液至全身各器官和组织，以满足身体新陈代谢的需求。心脏泵血量的多少，是反映心脏功能是否正常的最基本的评定指标。常用指标有以下几种：

1. 每搏排血量和射血分数　一次心跳一侧心室射出的血液量，称为每搏排血量，简称搏出量（stroke volume，SV），即舒张末期容积与收缩末期容积之差。正常成年人左心室舒张末期容积估计约为 145 ml，收缩末期容积约为 75 ml，搏出量约为 70 ml。可见，每一次心跳，心室内血液并没有全部射出。搏出量占心室舒张末期容积的百分比，称为射血分数（ejection fraction）。安静状态下，射血分数为 55% ~65%。搏出量始终与心室舒张末期容积相适应，即当心室舒张末期容积增大时，搏出量也相应增加，射血分数基本不变。但是，在心室异常扩大、心室功能减退的情况下，搏出量可能与正常人没有明显区别，但与已经增大的舒张末期容积不相适应，射血分数明显下降。因此射血分数是评定心脏泵血功能较为客观的指标。

2. 每分排血量和心指数　一侧心室每分钟射出的血量，称每分排血量，简称心排血量（cardiac output），等于心率与搏出量的乘积。左右两心室的排血量基本相等。成年男性安静状态下，心率平均 75 次/分，搏出量约 70 ml（60 ~80 ml），心排血量为 5 L/min（4.5 ~6.0 L/min）。女性比同体重男性的心排血量约低 10%，青年时期心排血量高于老年时期，心排血量在剧烈运动时可高达 25 ~35 L/min，麻醉情况下可降低到 2.5 L/min。心排血量是以个体为单位计算的。身体矮小的人和高大的人，新陈代谢总量不相等。因此，用每分心排血量的绝对值作为指标进行不同个体之间心功能的比较，是不全面的。人体静息时的心排血量也和基础代谢率（第六章）一样，并不与体重成正比，而是与体表面积成正比。以单位体表面积（m^2）计算的心排血量，称为心指数（cardiac index，CI）；中等身体的成年人体表面积为 1.6 ~1.7 m^2，安静和空腹情况下心排血量为 5 ~6 L/min，故心指数为 3.0 ~3.5 L/（min · m^2）。安静和空腹情况下的心指数，称为静息心指数，是分析比较不同个体心功能时常用的评定指标。心指数随条件而改变，年龄在 10 岁左右时，静息心指数最大，可达 4 L/（min · m^2）以上，以后随年龄增长逐渐下降，到 80 岁时，静息心指数接近于 2 L/（min · m^2）。肌肉运动时，心指数随运动强度的增加大致成比例地增高，妊娠、情绪激动和进食时，心指数均增高。

3. 搏功和分功　血液在心血管内流动过程中所消耗的能量，是由心脏做功所供给的。心脏做功所释放的能量转化为压强能和血流的动能。心室一次收缩所做的功，称为每搏功，可以用搏出的血液所增加的动能和压强能来表示。心脏射出的血液所具有的动能在整个搏功中所占比例很小,可以略而不计。左心室搏功可用每搏排血量与心室射血期平均压力的乘积表示。搏功乘以心率即为每分功。计算左室搏功和每分功的简式如下:

搏功(g·m)=搏出量(ml)×(1/1000)×〔平均动脉压(mmHg)-平均左房压(mmHg)〕×(13.6 g/ml)

每分功[(kg·m)/min]=搏功(g·m)×心率×(1/1000)

设搏出量为70 ml,收缩压120 mmHg,舒张压80 mmHg,平均左房压6 mmHg,心率75次/分,代入上式,求得左心室搏功为83.1(g·m);每分功为6.23(kg·m)/min。右心室搏出量与左心室相等,但肺动脉平均压仅为主动脉平均压的1/6左右,故右心室做功量也只有左心室的1/6。

作为评定心脏泵血功能的指标,搏功和每分功比单纯心排血量更为全面。因为心脏收缩不仅仅是排出一定量的血液,而且这部分血液具有较高的压强能。在动脉压增高的情况下,心脏要射出与原先等量的血液就必须加强收缩,如果此时心肌收缩的强度不变,那么,搏出量将会减少。

(四)影响心排血量的因素

心排血量取决于心率和搏出量,机体通过心率和搏出量两方面来调节心排血量。

1. 影响搏出量的因素　主要有以下几个方面:

(1)前负荷　是指心室收缩前所承受的负荷,它取决于心肌的初长度。通常用心室舒张末期压力或容积反映心室的前负荷或初长度。在一定范围内,心室舒张末期压力或容积越大,心室肌的初长度越长,心肌收缩强度和速度也越大、搏出量也就越多。因此把通过改变心肌初长度而使心肌的收缩强度和速度增大,搏出量增加的调节,称为异长调节(heterometric regulation)。为了分析前负荷和初长度对心脏泵血功能的影响,可以在实验中逐步改变心室舒张末期压力和容积,测量射血心室的搏功,将一系列搏功对应心室舒张末期压力和容积,绘制成坐标图(图3-8),即为心室功能曲线(又称starling curve)。心室功能曲线大致可分为三段:①心室舒张末期压力为12~15 mmHg(1.6~2 kPa)是人体心室最适前负荷;②位于其左侧的一段为功能曲线升支,是正常情况下心室工作段。这表明心室具有较大程度的初长度贮备。充盈压15~20 mmHg(2~2.7 kPa)范围内,曲线逐渐平坦,说明前负荷在上限范围内变动时对泵血功能的影响不大;③随后的曲线呈平坦状,或轻度下倾,并不出现明显的降支,这一点明显不同于骨骼肌,说明正常心室充盈压即使超过20 mmHg(2.7 kPa),搏功不变或仅轻度减少,只有发生严重病理变化的心室,功能曲线才出现降支。

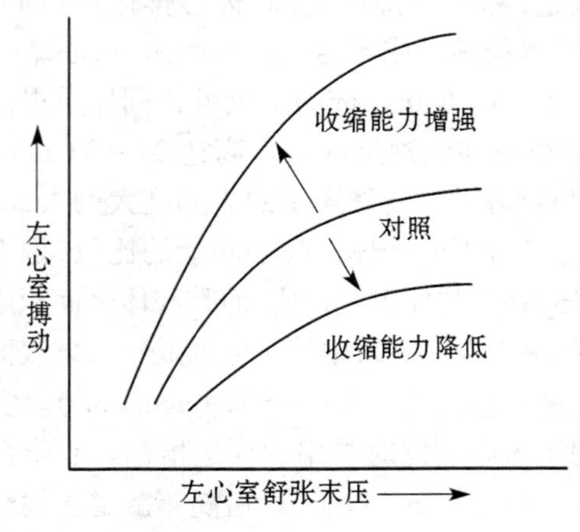

图3-8　心室功能曲线图

由心室功能曲线得知,心脏的泵血功能具有一定的自我调节能力,这种自我调节的基础就是心肌细胞初长度的改变,即静息期肌小节长度的改变。在心室最适前负荷和最适初长度时,肌小节初长度为2.0~2.2 μm,这正是肌小节的最适初长度,粗细肌丝处于最佳重叠状态。这种情况下,肌小节等长收缩产生的张力最大(见图3-9)。达最适水平之前,随着前负荷和肌小节初长度的增加,粗细肌丝有效重叠程度增加,激活时形成的横桥连接的数目相应增加,肌小节以至整个心室的收缩强度增加,搏出量和搏功增加。

心室肌的前负荷是由心室舒张期充盈量决定的,心室舒张末期充盈量是静脉回心血量和心室射血后剩余血量的总和。静脉回心血量与心室舒张期的时程和静脉回流速度成正比。另外,心房收缩也能增加心舒末期的充盈量,因而可提高心肌收缩强度和速度。

（2）心肌收缩能力 心肌收缩能力（myocardial contractility）是指心肌不依赖于负荷而改变其力学活动（包括收缩活动的强度和速度）的一种内在特性，因此心肌收缩能力又称为心肌变力状态（inotropic state）。在某些因素作用下，心肌收缩能力发生改变，从而影响心肌细胞活动的强度和速度，使心脏搏出量和搏功发生相应改变。心脏泵血功能的这种调节是通过收缩能力这个与初长度无关的、心肌内在功能的改变而实现的，故称为等长调节（homometric regulation）。心肌收缩能力受多种因素的影响，其中活化横桥数和肌凝蛋白的 ATP 酶活性是控制收缩能力的主要因素。儿茶酚胺通过激活 β 受体，增加胞质 cAMP 浓度，使肌膜钙通道和肌浆网钙通道的开放程度增加，导致心肌兴奋后胞质 Ca^{2+} 浓度升高，而使横桥活化数目增多，心肌收缩能力增强。一些钙增敏剂（如茶碱），可以增加肌钙蛋白与 Ca^{2+} 的亲和力，促使横桥活化增加，肌肉收缩能力增加。甲状腺激素或增加体育锻炼能提高肌凝蛋白 ATP 酶活性，促进心肌收缩能力增强；相反，老年人的心脏和甲状腺功能减退者的心脏，心肌肌凝蛋白分子结构发生改变，其 ATP 酶的活性较低，收缩能力减弱。

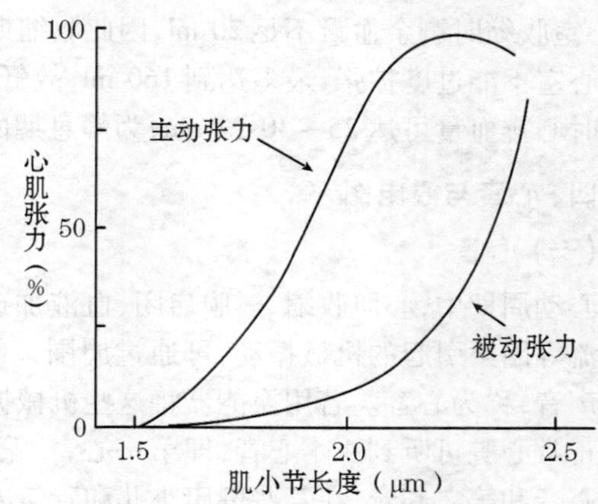

图 3-9 心肌肌节初长度—主动张力关系曲线图

（3）后负荷 对心室而言，动脉压起着后负荷的作用，因此动脉压的变化将影响心室肌的收缩过程，影响搏出量。在心率、心肌初长度和收缩能力不变的情况下，如果动脉压增高，等容收缩相室内压峰值必然增高，从而使等容收缩期延长而射血期缩短，同时，射血期心室肌纤维缩短的程度和速度均减小，射血速度减慢，搏出量因此减少。当心肌收缩能力不变时，收缩释放的能量是恒定的。如果室内压力升高，表示心肌产生张力消耗的能量相对增加，用于心肌细胞缩短将相对减少；如果肌肉作等长收缩，释放的能量几乎全部用于产生张力。动脉压的突然升高首先导致搏出量减少，结果造成心室内剩余血量增加，舒张末期充盈量增加，后者又引起异长调节机制的调节，搏出量可以恢复正常水平。综上所述，心室后负荷本身直接影响搏出量，随后通过异长和等长调节机制，使前负荷和心肌收缩能力与后负荷相匹配，从而使机体在动脉压增高的情况下，能够维持适当的心排血量。这种情况对于机体有重要生理意义。但也应看到，此时搏出量的维持，是心肌加强收缩的结果，如果动脉压持续增高，心室肌将因持续收缩而逐渐肥厚，导致心肌缺血、缺氧，心肌收缩能力减弱，心力衰竭。

2. 心率对心排血量的影响 心排血量是搏出量与心率的乘积，心率变化，必将影响心排血量。在一定范围内，心率增加则心排血量增加。如果心率增加过快，超过 170～180 次/分，心室充盈时间明显缩短，充盈量减少，搏出量减少；另外，心率过快，心脏过度消耗供能物质，使心肌收缩能力减弱。如果心率太慢，低于 40 次/分，心排血量也减少，这是因为心室舒张期过长，心室充盈早已接近极限，再延长心舒时间也不能相应增加充盈量和搏出量。运动员锻炼时，因为呼吸和肌肉运动都有助于静脉回流，再加上神经和体液的作用，可使心肌收缩能力加强，因此搏出量和心排血量只在心率超过 200 次/分时才能下降。

（五）心脏泵血功能的贮备

心排血量能随机体代谢需要而增加的能力称为心脏泵血功能储备，或称为心力储备（cardiac reserve）。心脏的储备能力取决于心率储备和搏出量储备。当心率储备被动用时，心率加快可达 160～180 次/分，使心排血量增加 2.0～2.5 倍。搏出量是心室舒张末期容积与收缩末期容积之差，因此搏出量储备包括收缩期储备和舒张期储备。左心室收缩末期的容积通常为 75 ml，心肌收缩能力增强时，心室收缩时剩余血量不足20 ml，因此收缩期储备为55～60 ml。静息时舒张末期容积约为145 ml，由于心室不能过度扩张，最多达到160 ml，故舒张期储备只有15 ml。健康人有很大的心力储备，活动增强时心排血量可达25～30 L/min，为静息期的5～6倍。

四、心音与心电图

（一）心音

心动周期中，心肌收缩、瓣膜启闭、血液加速度和减速度对心血管壁的加压和减压作用以及形成的涡流等因素引起的机械振动，可通过周围组织传递到胸壁；如将听诊器放在胸壁某些部位，就可以听到声音，称为心音。若用换能器将这些机械振动转换成电信号记录下来，便得到了心音图。

正常心脏可听到4个心音，即第一心音、第二心音、第三心音和第四心音。一般情况下只能听到第一心音和第二心音，在某些健康小儿和青年人也可听到第三心音，40岁以上的健康人也有可能出现第四心音。

第一心音发生在心收缩期，音调低，持续时间相对较长，在心尖搏动处（左锁骨中线第5肋间隙）听得最清楚。在心收缩期心室射血房室瓣突然关闭所引起的振动，是听诊第一心音的主要组成成分。通常可用第一心音作为心室收缩期开始的标志。第二心音发生在心舒张期，音调高，持续时间较短，在胸骨两侧第2肋间隙听得最清楚。心室开始舒张时，半月瓣迅速关闭所产生的振动是第二心音产生的主要原因，故第二心音标志心室舒张期开始。第三心音发生在快速充盈期末，是一种低频、低振幅的心音。它可能是由于心室快速充盈期末，血流充盈减慢，流速突然改变，使心室壁和瓣膜发生振动而产生的。第四心音是与心房收缩有关的一组心室收缩期前的振动，故又称心房音。

心脏某些异常活动可以产生杂音或其他异常心音。因此，听取心音或记录心音图对于心脏疾病的诊断有一定的意义。

（二）体表心电图

在正常人体，由窦房结发出的一次兴奋，按一定的途径和进程，依次传向心房和心室，引起整个心脏的兴奋；这种兴奋的产生和传导是以生物电变化为基础的，这种生物电变化通过心脏周围的导电组织和体液，反映到身体表面，使身体各部位在每一个心动周期中也都发生有规律的电变化。将测量电极放置在人体表面的一定部位记录出来的心脏电变化曲线，就是临床上记录的心电图（electrocardiogram，ECG）。心电图反映心脏兴奋的产生、传导和恢复过程中的生物电变化，而与心脏的机械收缩活动无直接关系。

目前临床上常用的导联包括标准导联（Ⅰ、Ⅱ、Ⅲ）、加压单极肢体导联（aVR、aVL、aVF）及单极胸导联（V_1、V_2、V_3、V_4、V_5、V_6）。标准导联描记的心电图波形，反应两极下的电位差；加压单极肢体导联和加压胸导联能直接反应电极下的心脏电变化。

心电图记录纸上有横线和纵线划出长和宽均为1 mm的小方格。记录心电图时，首先调节仪器放大倍数，使输入1 mV电压信号时，描笔在纵向上产生10 mm偏移，这样，纵线上每一小格相当于0.1 mV的电位差。横向小格表示时间，每一小格相当于0.04 s（即走纸速度为每秒25 mm）。据此可以测量出心电图各波的电位数值和经历的时间。

测量电极安放位置和导联方式不同所记录到的心电图，在波形上有所不同，但基本上都包括一个P波、一个QRS波群和一个T波，有时在T波后，还出现一个小的U波（见图3-10）。

1. P波　反映左右两心房的去极化过程。P波波形小而圆钝，历时0.08～0.11 s，波幅不超过0.25 mV。如果时间和波幅超过正常，则提示心房肥厚；心房颤动时，P波消失。

2. QRS波群　反映左右两心室去极化过程的电位变化。典型的QRS波群，包括三个紧密相连的电位波动：第一个向下的波为Q波，继而是高而尖峭的向上的R波，最后是一个向下的S波。正常

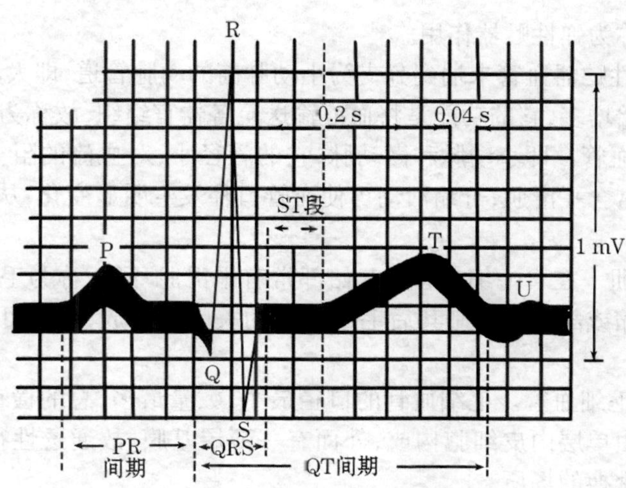

图 3-10　正常人心电图模式图

QRS 波群历时 0.06 ~ 0.10 s，代表心室肌兴奋扩布所需的时间，各波波幅在不同导联中变化较大。

3. T 波　反映心室复极过程中的电位变化，波幅一般为 0.1 ~ 0.8 mV。在 R 波波幅较高的导联中 T 波不应低于 R 波的 1/10。历时 0.05 ~ 0.25 s。T 波的方向与 QRS 波群的主波方向相同。

4. PR 间期（或 PQ 间期）　是指从 P 波起点到 QRS 波群起点之间的时程，历时 0.12 ~ 0.20 s。PR 间期代表由窦房结产生的兴奋到达心室引起兴奋所需要的时间，故又称为房室传导时间。在房室传导阻滞时，PR 间期延长。

5. QT 间期　从 QRS 波群起点到 T 波终点的时程，代表心室开始兴奋去极到完全复极的总时间，历时 0.3 ~ 0.4 s。QT 间期与心率有密切关系，心率越慢，QT 间期越长，如心率增加，则 QT 间期缩短。

6. ST 段　是指从 QRS 波群终点到 T 波起点之间的与基线平齐的线段，代表心室各部分心肌细胞均处于动作电位的平台期，各部分之间没有电位差存在，因此表现为 0 电位。

知识链接 ……………………………………………………………………

心电图的应用

当心脏发生某种疾病时，会引起心电图波形的改变。心电图在临床上应用普遍，不仅应用于心律失常、冠状动脉粥样硬化性心脏病（简称冠心病）、心肌病变和电解质紊乱等疾病的诊断和动态监护，还在心脏电复律、心脏起搏、药物试验等方面有着重要意义。此外，心电图可应用于宇航员、飞行员的地面心电监护。

第二节　血 管 生 理

血管分为动脉血管、毛细血管和静脉血管三大类。血管在运输血液、分配血液和物质交换等方面有重要作用。

一、各类血管的功能特点

从生理功能上可将血管分为以下几类：

1. 弹性贮器血管　是指主动脉、肺动脉主干及其发出的最大的分支。这些血管富含弹性纤维，有可扩张性和弹性。左心室射血时，主动脉压升高，一方面推动动脉内的血液向前流动，另一方面使主动脉扩张，容积增大。因此，左心室射出的血液在射血期内只有一部分进入外周，另一部分则被贮存在大动脉内。主动脉瓣关闭后，被扩张的大动脉管壁发生弹性回缩，将推动血液继续向外周方向流动。大动脉的这种功能称为弹性贮器作用。

2. 分配血管　从弹性贮器血管末端到分支为小动脉前的动脉管道，即大动脉和中动脉，管壁中弹性纤维减少而平滑肌开始增多，它的功能是将血液输送至各器官组织，故称为分配血管。

3. 毛细血管前阻力血管　即小动脉和微动脉，它的管径小，对血流的阻力大，称为毛细血管前阻力血管。微动脉的管壁富含平滑肌，舒缩活动可使血管口径发生明显变化，从而改变血流阻力和所在器官、组织的血流量。

4. 毛细血管前括约肌　在真毛细血管的起始部常有平滑肌环绕，称为毛细血管前括肌（precapillary sphincter）。它的收缩或舒张可控制其后毛细血管的关闭或开放，因此可决定某一时间内毛细血管开放的数量。

5. 交换血管　即真毛细血管。毛细血管的口径最小，数量最多，总的横截面积最大，血流速度最慢，管壁最薄，其管壁仅由单层内皮细胞构成，外面有一薄层基膜，故通透性很高，成为血管内血液和血管外组织液进行物质交换的场所。

6. 毛细血管后阻力血管　即微静脉。微静脉因管径小，对血流也产生一定的阻力。它们的舒缩可影响毛细血管前阻力与毛细血管后阻力的比值，从而改变毛细血管压和体液在血管内和组织间隙内的分配情况。

7. 容量血管　静脉数量较多，口径较粗，管壁较薄，故其容量较大，而且可扩张性较大，即较小的压力变化就可使容积发生较大的变化。在安静状态下，循环血量的60% ~70%容纳在静脉中，故在生理学中将静脉称为容量血管。

8. 短路血管　是指一些血管床中微动脉和微静脉之间吻合支。在手指、足趾、耳郭等处的皮肤中有许多短路血管存在，它们在功能上与体温调节有关。

二、血流量、血流阻力和血压

血液在心血管系统中流动的规律，属于血流动力学的范畴。血流动力学基本的研究对象是血流量、血流阻力和血流压力之间的关系。

（一）血流量和血流速度

单位时间内流过血管某一截面的血量称为血流量（blood flow），又称容积速度，其单位通常以ml/min或L/min来表示。心排血量和器官血流量的大小取决于两个因素，即器官两端的压力差和血管对血流的阻力。血流量与器官两端的压力成正比，与血流阻力成反比。

血流速度（velocity of blood flow）是指血液在血管内流动的直线速度，即单位时间内，一个质点在血流中前进的距离。血液在血管中流动时，其血流速度与血流量成正比，与血管的横截面成反比。毛细血管总横截面积最大，主动脉的总横截面积最小，因此血流速度在毛细血管中最慢，为0.5 ~1.0 mm/s，在主动脉最快，为220 mm/s。另外，动脉的血流速度与心室的舒缩状态有关，在一个心动周期中，心收缩期血流速度比心舒张期快。在同一血管中，靠近管壁的血液因摩擦力较大，故流速较慢，越靠近管腔中心，流速越快。

（二）血流阻力

血液在血管内流动时所遇到的阻力，称为血流阻力（resistance of blood flow）。血流阻力来自于血液流动时产生的摩擦，包括血液成分之间的内摩擦和血液与管壁之间的摩擦。

血流阻力的方程式：$R = 8\eta L/\pi r^4$，其中R为血流阻力，η为血液黏滞度，L为血管长度，r为血管的半径。这一方程式表示，血流阻力与血管的长度和血液的黏滞度成正比，与血管半径的4次方成反比。由于血管的长度变化很小，因此血流阻力主要由血管口径和血液黏滞度决定。对于一个器官来说，如果血液黏滞度不变，则器官的血流量主要取决于该器官的阻力血管的口径。阻力血管口径增大

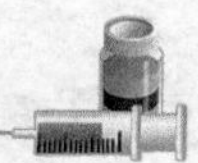

时，血流阻力降低，血流量就增多；反之，当阻力血管口径缩小时，器官血流量就减少。

血液黏滞度是决定血流阻力的另一因素。全血的黏滞度为水黏滞度的4~5倍。血液黏滞度的高低取决于以下几个因素：

1. 血细胞比容　血细胞比容是决定血液黏滞度的最重要的因素。血细胞比容愈大，血液黏滞度就愈高。

2. 血流切率　在层流情况下，相邻两层血液流速的差和液层厚度的比值，称为血流切率（shear rate）。匀质液体的黏滞度不随切率的变化而变化，称为牛顿液。血浆属于牛顿液。非匀质液体的黏滞度随着切率的减小而增大，称为非牛顿液。全血属于非牛顿液。当血液在血管内以层流的方式流动时，红细胞有向中轴部分移动的趋势。这种现象称为轴流（axial flow）。当切率较高时，轴流现象更为明显，红细胞集中在中轴，其长轴与血管纵轴平行，红细胞移动时发生的旋转以及红细胞相互间的撞击都很小，故血液的黏滞度较低。在切率低时，红细胞可发生聚集，使血液黏滞度增高。

3. 血管口径　血液在较粗的血管内流动时，血管口径对血液黏滞度不会产生影响。当血液在直径小于0.2 mm的微动脉内流动时，只要切率足够高，随着血管口径的进一步变小，血液黏滞度也变低。如果没有此种反应，血液在小血管中流动的阻力将会大大增高。

4. 温度　血液的黏滞度随温度的降低而升高。人体的体表温度比深部温度低，故血液流经体表部分时黏滞度会升高。如将手指浸在冰水中，局部血液的黏滞度可增加2倍。

（三）血压

血压（blood pressure，BP）是指血管内流动着的血液对于单位面积血管壁的侧压力，即压强。血压数值通常用千帕（kPa）来表示，但传统习惯常以毫米汞柱（mmHg）为单位（1 mmHg = 0.133 kPa）。血管各段血压值不同。我们通常所说的血压是指动脉血压。

三、动脉血压和动脉脉搏

（一）动脉血压

1. 动脉血压（arterial blood pressure）　是指血流对动脉管壁的侧压力。在一个心动周期中动脉血压随着心室的舒缩而发生规律性的波动。心室收缩时，主动脉压急剧升高，在收缩期的中期达到最高值。这时的动脉血压值称为收缩压。心室舒张时，主动脉压下降，在心舒末期动脉血压的最低值称为舒张压。收缩压和舒张压的差值称为脉搏压，简称脉压。一个心动周期中每一瞬间动脉血压的平均值，称为平均动脉压。简略计算，平均动脉压大约等于舒张压加1/3脉压。

2. 动脉血压的正常值　一般所说的动脉血压是指主动脉压。因为在大动脉中血压降落很小，故通常将在上臂测得的肱动脉压代表主动脉压。我国健康青年人在安静状态时的收缩压为100~120 mmHg（13.3~16.0 kPa），舒张压为60~80 mmHg（8.0~10.6 kPa），脉搏压为30~40 mmHg（4.0~5.3 kPa），平均动脉压在100 mmHg（13.3 kPa）左右。动脉血压除存在个体差异外，还有性别和年龄的差异。一般来说，女性在围绝经期前动脉血压比同龄男性的低，围绝经期后动脉血压升高。男性和女性的动脉血压都随年龄的增长而逐渐升高，收缩压的升高比舒张压的升高更为显著。青春期以后，收缩压随年龄增长而缓慢升高。60岁时，收缩压约为140 mmHg（18.6 kPa）。

3. 动脉血压的形成　主要依赖于以下几个方面：

（1）循环系统内的血液充盈　循环系统中血液充盈的程度可用循环系统平均充盈压来表示。在动物实验中，用电刺激造成心室颤动使心脏暂时停止射血，血流也就暂停，因此循环系统中各处的压力很快就取得平衡。此时在循环系统中各处所测得的压力都是相同的，这一压力数值即为循环系统平均充盈压（mean circulatory filling pressure），约为7 mmHg（0.93 kPa）。

（2）心脏射血和循环系统的外周阻力　由于血管存在外周阻力，心室肌收缩时所释放的能量可

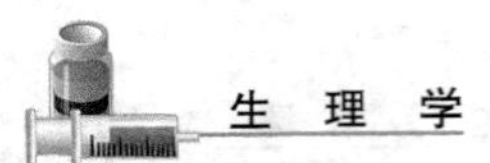

分为两部分，一部分用于推动血液流动，即血液的动能；另一部分形成对血管壁的侧压，并使血管壁扩张，这部分是势能，即压强能。在心舒张期，大动脉发生弹性回缩，又将一部分势能转变为推动血液的动能，将血液继续推向前流动。由于心脏射血是间断性的，因此在心动周期中动脉血压发生周期性的变化。另外，由于血液从大动脉流向心房的过程中不断消耗能量，故血压逐渐降低。在机体处于安静状态时，体循环中毛细血管前阻力血管部分血压降落的幅度最大。

（3）主动脉和大动脉的弹性贮器作用　左心室射血时，主动脉和大动脉弹性扩张，可以缓冲收缩压，使收缩压不至于过高。左心室舒张时，射血停止，主动脉和大动脉壁弹性回缩，将储存的势能转化为动能，推动血液在血管内继续流动，并保持一定的舒张压。

4. 影响动脉血压的因素　动脉血压的形成与血压的形成原因相同。凡是能影响心排血量和外周阻力的因素，都能影响动脉血压；循环系统内血液充盈的程度，也能影响动脉血压。现将影响动脉血压因素分述如下：

（1）心脏每搏排血量　如果每搏排血量增大，心收缩期射入主动脉的血量增多，心收缩期中主动脉和大动脉内增加的血量增多，管壁所受的张力也增大，故收缩期动脉血压的升高更加明显。动脉血压升高，血流速度、外周阻力和心率的变化不大，则大动脉内增多的血量仍可在心舒张期流至外周，舒张期末大动脉内存留的血量和每搏排血量增加之前相比，增加量并不多。因此，当每搏排血量增加而外周阻力和心率变化不大时，动脉血压的升高主要表现为收缩压的升高，舒张压变化不明显，故脉压增大。反之，当每搏排血量减少时，则主要使收缩压降低，脉压减小。可见，收缩压的高低主要反映心脏每搏排血量的多少。

（2）心率　每搏排血量和外周阻力都不变的情况下，若心率加快，由于心舒张期缩短，在心舒张期内流至外周的血液就减少，故心舒张期末主动脉内存留的血量增多，舒张压升高。由于舒张压升高可使血流速度加快，因此心收缩期内可有较多的血液流至外周，收缩压升高不如舒张压的升高显著，脉压相应减小。相反，心率减慢时，舒张压降低的幅度比收缩压降低的幅度大，脉压增大。

（3）外周阻力　如果心搏出量不变而外周阻力加大，则心舒张期血液向外周流动的速度减慢，心舒张期末存留在主动脉中的血量增多，舒张压升高。在心收缩期，由于舒张压升高使血流速度加快，因此收缩压的升高不如舒张压的升高明显，故脉压增大。可见，舒张压的高低主要反映外周阻力的大小。外周阻力的改变，主要是由于骨骼肌和腹腔器官阻力血管口径的改变。另外，血液黏滞度也影响外周阻力。如果血液黏滞度增高，外周阻力增大，舒张压升高。

（4）主动脉和大动脉的弹性贮器作用　由于主动脉和大动脉的弹性贮器作用，动脉血压的波动幅度明显小于心室内压的波动幅度。老年人的动脉管壁硬化，大动脉的弹性贮器作用减弱，故脉压增大。

（5）循环血量和血管容量的比例　循环血量和血管系统容量相适应，才能使血管系统足够充盈，产生一定的体循环平均充盈压。在正常情况下，循环血量和血管容量是相适应的，血管系统充盈程度的变化不大。失血后，循环血量减少，如果血管系统的容量改变不大，则体循环平均充盈压必然降低，使动脉血压降低。过敏时循环血量不变而血管系统容量增大时，也会造成动脉血压下降。

上述对影响动脉血压的各种因素，都是在假设其他因素不变的前提下，分析某一因素发生变化时对动脉血压可能发生的影响。实际上，在各种不同的生理情况下，上述各种影响动脉血压的因素可同时发生改变。因此，在某种生理或病理情况下动脉血压的变化，往往是各种因素相互作用的综合结果。

（二）动脉脉搏

在每个心动周期中，动脉内的压力发生周期性的波动，这种周期性的压力变化可引起动脉血管发

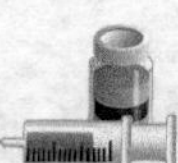

生搏动，称为动脉脉搏（arterial pulse）。用手指可摸到身体浅表部位的动脉搏动。动脉脉搏可以沿着动脉管壁向外周血管传播，其传播的速度远较血流的速度为快。动脉管壁的可扩张性越大，脉搏波的传播速度就越慢。主动脉的可扩张性最大，故脉搏波在主动脉的传播速度最慢，为 3 ~ 5 m/s，大动脉的传播速度为 7 ~ 10 m/s，到小动脉段可加快到 15 ~ 35 m/s。老年人主动脉管壁的可扩张性减小，脉搏波的传播速度可增加到大约 10 m/s。由于小动脉和微动脉对血流的阻力很大，故在微动脉段以后脉搏波动即大大减弱。到毛细血管，脉搏已基本消失。

四、静脉血压和静脉回流

静脉是血液回流入心脏的通道。静脉容易被扩张，又能够收缩，因此静脉起着血液贮存库的作用。静脉的收缩或舒张可有效地调节回心血量和心排血量。

（一）静脉血压

1. 静脉血压的分类　分为中心静脉压（central venous pressure，CVP）和外周静脉压（peripheral venous pressure，PVP），通常将右心房和胸腔内大静脉的血压称为中心静脉压。各器官静脉的血压称为外周静脉压。中心静脉压的高低取决于心脏射血能力和静脉回心血量之间的相互关系。如果心脏射血能力较强，能及时地将回流入心脏的血液射入动脉，中心静脉压就较低。反之，心脏射血能力减弱时，中心静脉压就升高。另一方面，静脉回流速度加快，中心静脉压也会升高。因此，在血量增加、全身静脉收缩或因微动脉舒张而使外周静脉压升高等情况下，中心静脉压都可能升高。临床上中心静脉压可作为控制补液速度和补液量的指标。

2. 影响静脉回流的因素　单位时间内静脉回心血量取决于外周静脉压和中心静脉压的差，以及静脉对血流的阻力。故凡能影响外周静脉压、中心静脉压以及静脉阻力的因素，都能影响静脉回心血量。

（1）心脏收缩力　外周静脉压与中心静脉压之间的压力差是由心室收缩力和舒张力所决定的。心脏收缩时将血液射入动脉，舒张时则可以从静脉抽吸血液。如果心脏收缩力强，射血时心室排空较完全，在心舒张期心室内压就较低，对心房和大静脉内血液的抽吸力量也就较大。右心衰竭时，射血显著减弱，心舒张期右心室内压较高，血液淤积在右心房和大静脉内，回心血量减少。患者会出现颈外静脉怒张，肝充血、肿大，下肢水肿等体征。左心衰竭时，左心房压和肺静脉压升高，造成肺淤血和肺水肿。

（2）体循环平均充盈压　是反映血管系统充盈程度的指标。血管内血液充盈程度越高，静脉回心血量也就越多。当血量增加或容量血管收缩时，体循环平均充盈压升高，静脉回心血量也就增多。反之，血量减少或容量血管舒张时，体循环平均充盈压降低，静脉回心血量减少。

（3）体位改变　当人从卧位变为立位时，身体低垂部分静脉扩张，容量增大，故回心血量减少。站立时下肢静脉容纳血量增加的程度可受到若干因素的限制，例如下肢静脉内的静脉瓣，以及下面将叙述的下肢肌肉收缩运动和呼吸运动等。体位改变对静脉回心血量的影响，在高温环境中更加明显，在高温环境中皮肤血管舒张，容纳的血量增多。因此回心血量就会明显减少，导致心排血量减少和脑供血不足，可引起头晕，甚至昏厥。长期卧床的患者，静脉管壁的紧张性较低，可扩张性较高，加之腹腔和下肢肌肉的收缩力量减弱，对静脉的挤压作用减小，所以当患者从平卧位突然站起时，可因大量血液积滞在下肢，回心血量过小而发生昏厥。

（4）骨骼肌的挤压作用　肌肉收缩时可对肌肉内的静脉发生挤压，使静脉血流加快；另一方面，静脉内有瓣膜存在，使静脉内的血液只能向心脏方向流动而不能倒流。这样，骨骼肌和静脉瓣膜作为“静脉泵”和“肌肉泵”对静脉回流起着“泵”的作用。当肌肉舒张时，静脉内压力降低，有利于微静脉和毛细血管内的血液流入静脉，使静脉充盈。再次收缩时，又促进较多的血液流回心脏。如果肌肉不

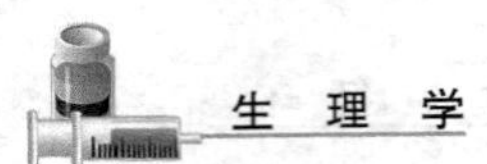

是做节律性的舒缩,而是维持在紧张性收缩状态,则静脉持续受压,静脉回流反而减少。

(5) 呼吸运动　呼吸运动也能影响静脉回流。吸气时,胸腔容积加大,胸膜腔负压值进一步增大,使胸腔内的大静脉和右心房扩张,压力也进一步降低,因此有利于外周静脉内的血液回流入右心房。由于回心血量增加,心排血量也相应增加。呼气时,胸膜腔负压值减小,由静脉回流入右心房的血量也相应减少。可见,呼吸运动对静脉回流也起着"泵"的作用。

五、微循环

微循环(microcirculation)是指微动脉和微静脉之间的血液循环。微循环最基本的功能是进行血液和组织之间的物质交换。

(一) 微循环的组成和血流通路

各器官、组织的结构和功能不同,微循环的结构也不同。典型的微循环由微动脉、后微动脉、毛细血管前括约肌、真毛细血管、通血毛细血管、动—静脉吻合支和微静脉等部分组成(图3-11)。微循环的血液可通过三条途径由微动脉流向微静脉。

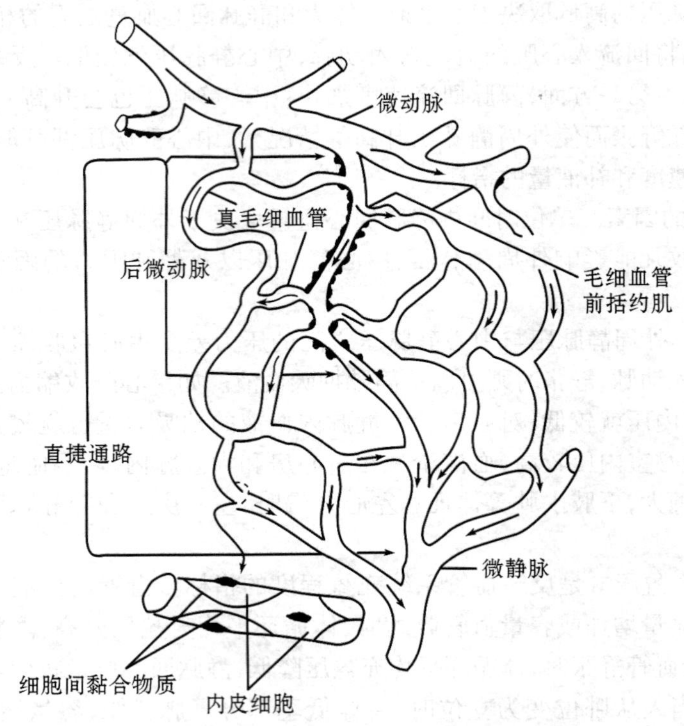

图3-11　肠系膜微循环模式图

1. 迂回通路　微动脉分支成为管径更细的后微动脉。每根后微动脉向一根至数根真毛细血管供血。真毛细血管通常从后微动脉以直角方向分出。在真毛细血管起始后端通常有1~2个平滑肌细胞,形成一个环,即毛细血管前括约肌。该括约肌的舒缩状态决定进入真毛细血管的血流量。真毛细血管管壁薄、通透性好,有利于血液与组织进行物质交换,因此又称营养通路。

2. 直捷通路　直捷通路(thoroughfare channel)是指血液从微动脉经后微动脉和通血毛细血管进入微静脉的通路。通血毛细血管是后微动脉的直接延伸,其管壁平滑肌逐渐稀小以至消失。直捷通路经常处于开放状态,血流速度较快,其主要功能并不是物质交换,而是使一部分血液能迅速通过微循环而进入静脉。直捷通路在骨骼肌组织的微循环中较为多见。

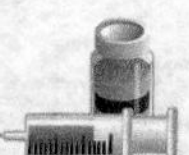

3. 动—静脉短路 动—静脉短路(arteriovenous shunt)是吻合微动脉和微静脉的通道。动—静脉吻合支在功能上不是进行物质交换,而是在体温调节中发挥作用。当环境温度升高时,动—静脉吻合支开放增多,皮肤血流量增加,皮肤温度升高,有利于发散身体热量。环境温度低时,则动—静脉短路关闭,皮肤血流量减少,有利于保存身体热量。动—静脉短路开放,会相对地减少组织对血液中氧的摄取。在某些病理状态下,例如感染性和中毒性休克时,动—静脉短路大量开放,可加重组织的缺氧状况。

(二) 影响微循环血流量的因素

微动脉、后微动脉、毛细血管前括约肌和微静脉的管壁含有平滑肌,它们的舒缩活动直接影响到微循环的血流量。

1. 微动脉 是毛细血管前阻力血管,在微循环中,起"总闸门"的作用,它的口径大小决定了微循环的血流量。微动脉平滑肌主要受交感缩血管神经和体内缩血管活性物质等的影响。当交感神经兴奋以及缩血管活性物质在血液中浓度增加时,微动脉收缩,毛细血管前阻力增大,一方面提高了动脉血压,另一方面却减少了微循环的血流。

2. 后微动脉和毛细血管前括约肌 在微循环中,它们起着"分闸门"的作用,它的开闭直接影响真毛细血管的血流量。后微动脉和毛细血管前括约肌很少或不受交感缩血管神经的支配,主要受体液因素的调节,它们的舒缩活动取决于儿茶酚胺等缩血管物质与舒血管物质的综合作用。当局部组织代谢增强或血液供给不足时,氧分压(PO_2)降低、局部代谢产物(CO_2、H^+、腺苷)增多时,使后微动脉和毛细血管前括约肌舒张,真毛细血管开放,血流量增加,代谢产物被运走,PO_2恢复。此时后微动脉和毛细血管前括约肌在体液中缩血管物质的影响下,产生收缩,真毛细血管血流量减少,又造成上述局部代谢产物的堆积,使后微动脉和毛细血管前括约肌舒张,血流量又增加,如此反复,在缩血管物质和局部舒血管物质的交替作用下,使真毛细血管网交替开放,这就是微循环对血流量及血流分配所做的自身调节。

3. 微静脉 属于毛细血管后阻力血管。在微循环中起"后闸门"的作用。微静脉收缩,毛细血管后阻力增大,一方面造成微循环血液淤积;另一方面使静脉回心血量减少。微静脉平滑肌也受交感缩血管神经和体液中血管活性物质的影响。交感缩血管神经兴奋,微静脉收缩,但不如微动脉收缩明显;微静脉对儿茶酚胺的敏感性也较微动脉低,但对缺O_2与酸性代谢产物的耐受性比微动脉高。

(三) 毛细血管的结构和通透性

毛细血管壁由单层内皮细胞构成,外面有基膜包围,总厚度约 0.5 μm。内皮细胞之间相互连接处存在细微的裂隙,成为沟通毛细血管内外的孔道。

(四) 毛细血管的数量和交换面积

人体全身约有 400 亿根毛细血管。不同器官组织中毛细血管的密度有很大差异,例如在心、脑、肝、肾,毛细血管的密度为每立方毫米组织 2500 ~ 3000 根;骨骼肌为每立方毫米组织 100 ~ 400 根;骨、脂肪、结缔组织中毛细血管密度较低。假设毛细血管的平均半径为 3 μm,平均长度为 750 μm,则每根毛细血管的表面积约为 14 000 μm^2。由于微静脉的起始段也有交换功能,故估计每根毛细血管的有效交换面积为 22 000 μm^2。由此可以估计全身毛细血管(包括有交换功能的微静脉)总的有效交换面积接近 1000 m^2。

六、组织液与淋巴液的生成与回流

组织、细胞之间的组织间隙,为组织液所充满。组织液是组织、细胞所处的环境。组织、细胞通过细胞膜和组织液发生物质交换。组织液与血液之间则通过毛细血管壁进行物质交换。因此,组织、细胞和血液之间的物质交换需通过组织液作为中介。

(一) 组织液的生成及影响因素

1. 组织液的生成　组织液是血浆通过毛细血管壁过滤而形成(图 3-12)。液体通过毛细血管壁滤过和重吸收取决于四个因素,即毛细血管血压(P_c)、组织液静水压(P_{if}),血浆胶体渗透压(π_p)和组织液胶体渗透压(π_{if})。其中,P_c和 π_{if}是促使液体由毛细血管内向血管外滤过的力量,而 π_p和 P_{if}是将液体从血管外重吸收入毛细血管内的力量。滤过的力量(即 $P_c+\pi_{if}$)和重吸收的力量(即 π_p+P_{if})之差,称为有效滤过压(effective filtration pressure,EFP)。单位时间内通过毛细血管壁滤过的液体量 V 等于有效滤过压与滤过系数 K_f的乘积:

$$V=K_f[(P_c+\pi_{if})-(\pi_p+P_{if})]$$

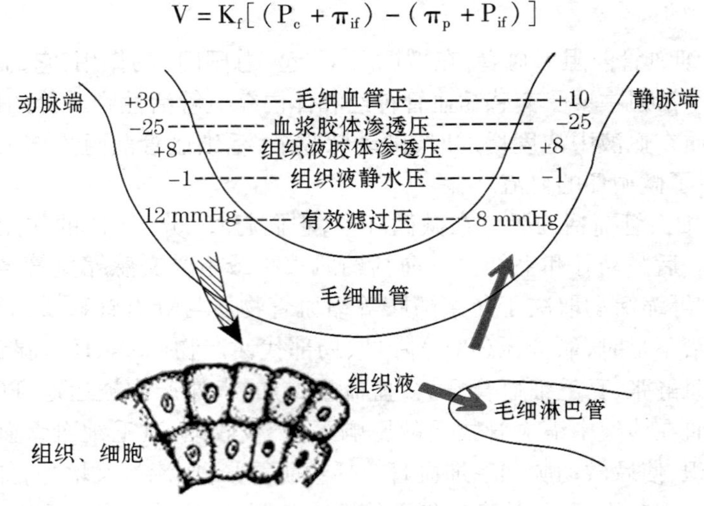

图 3-12　组织液生成与回流示意图

数值:动脉端和静脉端$_{Pc}$值(mmHg);箭头:组织液流动的方向和近似幅值

在骨骼肌中,动脉端 EFP 为 12 mmHg[(30+8)-(25+1)],方向向外;在静脉端 EFP 为 -8 mmHg[(10+8)-(25+1)],方向向内

滤过系数的大小取决于毛细血管壁对液体的通透性和滤过面积。在毛细血管动脉端的有效滤过压为 10 mmHg(1.33 kPa),液体滤出毛细血管;而在毛细血管静脉端的有效滤过压为负值,故发生重吸收。总的说来,流经毛细血管的血浆,约有 0.5% 在毛细血管动脉端以滤过的方式进入组织间隙,其中约 90% 在静脉端被重吸收回血液,约 10% 进入毛细淋巴管,成为淋巴液。

2. 影响组织液生成的因素　组织液不断生成,又不断被重吸收,保持动态平衡,故血量和组织液量能维持相对稳定。一旦这种动态平衡遭到破坏,发生组织液生成过多或重吸收减少,组织间隙中就有过多的液体潴留,形成组织水肿。决定有效滤过压的各种因素,如毛细血管血压升高和血浆胶体渗透压降低时,都会使组织液生成增多,甚至引起水肿。静脉回流受阻时,毛细血管血压升高,组织液生成也会增加。淋巴回流受阻时,组织间隙内组织液积聚,可导致组织水肿。此外,在某些病理情况下,毛细血管壁的通透性增高,一部分血浆蛋白质滤过进入组织液,使组织液生成增多,发生水肿。

知识链接 ……………………………………………………………………………………

水　肿

水肿是一种常见的体征,是组织液生成与回流之间的动态平衡受到破坏的结果,导致液体在组织间隙潴留。常见原因:① 右心衰竭时,中心静脉压升高,静脉回流受阻,使毛细血管后阻力增大,毛细血管血压升高,引起全身水肿;② 炎症发生时,局部小动脉、微动脉扩张,进入毛细血管的血流量增加,进而引起毛细血管血压增高,引起局部水肿;③ 营养不良、严重肝肾疾病时,导致蛋白质减少,引起胶体渗透压降低,有效滤过压增大,最终出现水肿;④ 过敏反应时,因组胺的释放而使毛细血管通透性增

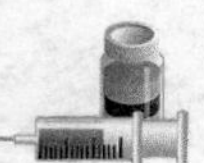

加,蛋白质渗出毛细血管,而增加组织液胶体渗透压,发生局部水肿;⑤淋巴回流受阻时,淋巴不能回流,受阻部位远端出现水肿。

(二)淋巴液的生成和回流

淋巴管系统是组织液向血液回流的一个重要的辅助系统。毛细淋巴管以稍膨大的盲端起始于组织间隙,并逐渐汇合成大的淋巴管。全身的淋巴液经淋巴管收集,最后由右淋巴导管和胸导管导入静脉。

1. 淋巴液的生成　组织液进入淋巴管,即成为淋巴液。在毛细淋巴管起始端,内皮细胞的边缘像瓦片般互相覆盖,形成向管腔内开启的单向活瓣。另外,当组织液积聚在组织间隙内时,组织中的胶原纤维和毛细淋巴管之间的胶原细丝可以将互相重叠的内皮细胞边缘拉开,使内皮细胞之间出现较大的缝隙。因此,组织液包括其中的血浆蛋白质分子可以自由地进入毛细淋巴管而形成淋巴液。

正常成人在安静状态下每日生成的淋巴液总量为 2 ~ 4 L,大致相当于全身血浆总量。组织液和毛细淋巴管内淋巴液的压力差是组织液进入淋巴管的动力。组织液压力升高时,能加快淋巴液的生成速度。

2. 淋巴液的回流及影响淋巴液回流的因素　毛细淋巴管汇合形成集合淋巴管。另外,淋巴管中有瓣膜,使淋巴液不能倒流。淋巴管壁平滑肌的收缩活动和瓣膜共同构成“淋巴管泵”,能推动淋巴流动。淋巴管周围组织对淋巴管的压迫也能推动淋巴流动,例如肌肉收缩、外部物体对身体组织的压迫和按摩等,增加淋巴生成的因素也都能增加淋巴液的回流量。

淋巴液回流的生理功能,主要是将组织液中的蛋白质分子带回血液中,并且能清除组织液中不能被毛细血管重吸收的较大的分子以及组织中的红细胞和细菌等。小肠绒毛的毛细淋巴管对营养物质特别是脂肪的吸收起重要的作用。淋巴回流的速度虽较缓慢,但一日内回流的淋巴液相当于全身血浆总量,故淋巴液回流在组织液生成和重吸收的平衡中起着一定的作用。

第三节　心血管活动的调节

人体在不同的生理状况下,由于各器官组织的代谢水平不同,对血流量的需要也不同。人体通过神经系统和体液因素调节心脏和血管的活动,从而满足各器官组织在不同情况下对血流量的需要,协调各器官之间的血流分配。

一、神经调节

心脏和血管接受自主神经支配。机体对心血管活动的神经调节是通过各种心血管反射实现的。

(一)心脏和血管的神经支配

1. 心脏的神经支配　心脏接受心交感神经和心迷走神经的支配。

(1)心交感神经　心交感神经的节前神经元起源于脊髓第 1 ~ 5 胸段中间外侧柱,其轴突末梢释放的递质为 ACh,能激活节后神经元膜上的 N 型胆碱受体。节前纤维在星状神经节或颈交感神经节换元。节后神经元的轴突组成心脏神经丛,支配心脏各个部分,包括窦房结、房室交界、房室束、心房肌和心室肌。

两侧心交感神经对心脏的支配有所差别。支配窦房结的交感神经纤维主要来自右侧心交感神经,支配房室交界的交感神经纤维主要来自左侧心交感神经。在功能上,右侧心交感神经主要支配窦房结,而左侧心交感神经则主要支配房室交界。

心交感节后神经纤维末梢释放的递质为去甲肾上腺素,可与心肌细胞膜上的 β_1 受体结合,导致心率加快,房室交界的传导加快,心房肌和心室肌的收缩能力加强。这些效应分别称为正性变时、变传导和变力作用。交感神经末梢释放的去甲肾上腺素和循环血液中的儿茶酚胺都能作用于心肌细胞膜的 β_1 受体，从而激活腺苷酸环化酶，使细胞内 cAMP 浓度升高，继而激活蛋白激酶和细胞内蛋白质的磷酸化过程，使心肌膜上的钙通道激活，故在心肌动作电位平台期 Ca^{2+} 的内流增加，细胞内肌浆网释放的 Ca^{2+} 也增加，其最终效应是心肌收缩能力增强，每搏做功增加。交感神经兴奋引起的正性变传导作用可使心室各部分肌细胞的收缩更趋同步化，这也有利于心肌收缩力的加强。

（2）心迷走神经　支配心脏的副交感神经节前纤维起源于延髓的迷走神经背核和疑核，节前纤维在心壁内换元，其节后纤维支配窦房结、心房肌、房室交界、房室束及其分支。心迷走神经的节前和节后神经元都是胆碱能神经元。在胸腔内，心迷走神经纤维和心交感神经一起组成心脏神经丛，并和交感纤维伴行进入心脏，与心内神经节细胞发生突触联系。心室肌也有少量迷走神经支配。两侧心迷走神经对心脏的支配也有差别，但不如两侧心交感神经支配的差别显著。右侧迷走神经对窦房结的影响占优势；左侧迷走神经对房室交界的作用占优势。

心迷走神经节后纤维末梢释放的 ACh 作用于心肌细胞膜的 M 型胆碱受体，可导致心率减慢，心房肌收缩能力减弱，房室传导速度减慢，即具有负性变时、变力和变传导作用。刺激迷走神经时也能使心室肌收缩减弱，但其效应不如心房肌明显。迷走神经减弱心肌收缩能力的机制是由于其末梢释放的 ACh 作用于 M 型胆碱受体后，可使腺苷酸环化酶抑制，因此细胞内 cAMP 浓度降低，肌浆网释放 Ca^{2+} 减少。

（3）支配心脏的肽能神经元　心脏中还存在多种肽能神经纤维，它们释放的递质是神经肽 Y、血管活性肠肽、降钙素基因相关肽、阿片肽等。现已知一些肽类递质可与其他递质，如单胺和 ACh，共存于同一神经元内，共同释放。目前对于分布在心脏的肽能神经元的生理功能还不完全清楚，但心脏内肽能神经纤维的存在说明这些肽类递质也可能参与对心肌和冠状血管作用。如降钙素基因相关肽有加快心率的作用。

2. 血管的神经支配　支配血管平滑肌的神经纤维可分为缩血管神经纤维和舒血管神经纤维两大类，两者又统称为血管运动神经纤维。

（1）缩血管神经纤维　缩血管神经纤维都是交感神经纤维，故称之为交感缩血管神经纤维，其节前纤维起源于脊髓胸段、腰段的中间外侧柱内，末梢释放的递质为 ACh。节后神经元位于椎旁和椎前神经节内，末梢释放的递质为去甲肾上腺素。去甲肾上腺素与 α 受体结合，可导致血管平滑肌收缩；与 β 受体结合，则导致血管平滑肌舒张。去甲肾上腺素与 α 受体结合的能力比与 β 受体结合的能力强，而且 α 受体比 β 受体分布更广泛，故缩血管神经纤维兴奋时引起缩血管效应。

体内几乎所有的血管都接受交感缩血管神经纤维支配，但不同部位的血管缩血管神经纤维分布的密度不同。皮肤血管中缩血管神经纤维分布密度最高，骨骼肌和内脏的血管次之，心脏血管和脑血管中分布较少。在同一器官中，动脉血管中缩血管神经纤维的密度高于静脉血管，微动脉血管中密度最高，但毛细血管前括约肌中一般没有神经支配。

人体内多数血管只接受交感缩血管神经纤维的单一神经支配。在安静状态下，交感缩血管神经纤维持续发放 1 ~ 3 次/秒的低频冲动，称为交感缩血管紧张，这种紧张性活动可使血管平滑肌保持一定程度的收缩状态。当交感缩血管紧张增强时，血管平滑肌进一步收缩；交感缩血管紧张减弱时，血管平滑肌收缩程度减低，血管舒张。在不同的生理状况下，交感缩血管神经纤维的放电频率在每秒低于 1 次至每秒 8 ~ 10 次的范围内变动，这一变动范围足以使血管口径在很大范围内变化，从而调节不同器官的血流阻力和血流量。当交感缩血管神经纤维兴奋时，可引起所支配器官血管的血流阻力增高，血流量减少；同时该器官毛细血管前阻力和毛细血管后阻力的比值增大，使毛细血管血压降低，组织液的生成减少而有利于重吸收；此外，该器官血管床的容量血管收缩，器官内的血容量减少。

缩血管神经纤维中有神经肽 Y 与去甲肾上腺素共存，神经兴奋时两者可共同释放。神经肽 Y 具有极强烈的缩血管效应。

(2) 舒血管神经纤维　体内有一部分血管除接受缩血管神经纤维支配外，还接受舒血管神经纤维支配。舒血管神经纤维主要有以下几类：

1) 交感舒血管神经纤维：交感舒血管神经纤维末梢释放的递质为 ACh，阿托品可阻断其效应。交感舒血管神经纤维在平时没有紧张性活动，只有在情绪激动状态和发生防御反应时才发放冲动，其效应主要是使骨骼肌血管舒张，血流量增多。但这类纤维只在动物体内得到了证实，在人体内还未证实有交感舒血管神经纤维存在。

2) 副交感舒血管神经纤维：副交感舒血管神经纤维只支配少数器官如脑膜、唾液腺、胃肠外分泌腺和外生殖器等。例如面神经中有支配软脑膜血管的副交感神经纤维，迷走神经中有支配肝血管的副交感神经纤维，盆神经中有支配盆腔器官和外生殖器血管的副交感神经纤维等。副交感舒血管神经纤维末梢释放的递质为 ACh，与血管平滑肌的 M 型胆碱受体结合，引起血管舒张。副交感舒血管神经纤维的活动只对器官组织的局部血流起调节作用，对循环系统总外周阻力的影响很小。

3) 脊髓背根舒血管纤维：当皮肤受到伤害性刺激时，产生的冲动一方面沿传入纤维向中枢传导，另一方面可在末梢分叉处沿其他分支到达受刺激部位邻近的微动脉，使微动脉舒张，局部皮肤出现红晕。这种仅通过轴突外周部位完成的反射，称为轴突反射。这种神经纤维又称背根舒血管神经纤维，其释放的递质还不是很清楚，有人认为是 P 物质，也有人认为可能是组胺或 ATP。

4) 血管活性肠肽神经元：在有些自主神经元内血管活性肠肽和 ACh 共存，例如支配汗腺的交感神经元和支配颌下腺的副交感神经元等，这些神经元兴奋时，其末梢一方面释放 ACh，引起腺细胞分泌；另一方面释放血管活性肠肽，引起舒血管效应，使局部组织血流增加。

(二) 心血管中枢

在生理学中将与控制心血管活动有关的神经元集中的部位称为心血管中枢(cardiovascular center)。控制心血管活动的神经元并不是只集中在中枢神经系统的一个部位，而是分布在中枢神经系统从脊髓到大脑皮质的各个水平上，它们密切联系，互相协作，使整个心血管系统的活动协调一致，并与整个机体的活动相适应。

1. 延髓心血管中枢　一般认为，最基本的心血管中枢位于延髓。在动物实验中：如在延髓上缘切断脑干后，动物的血压并无明显的变化，刺激坐骨神经引起的升血压反射仍存在；但如果将切断水平逐步移向脑干尾端，则动脉血压就逐渐降低，刺激坐骨神经引起的升血压反射效应也逐渐减弱。当横断水平下移至延髓闩部时，血压降低至大约 40 mmHg(5.3 kPa)。这些结果说明，心血管正常的紧张性活动不是起源于脊髓，而是起源于延髓，因为只要保留延髓及其以下中枢部分完整，就可以维持心血管正常的紧张性活动，并完成一定的心血管反射活动。

支配心脏的心迷走神经纤维和心交感神经纤维，以及支配血管的交感缩血管神经纤维在平时都有一定的紧张性活动，分别称为心迷走紧张、心交感紧张和交感缩血管紧张。在机体处于安静状态时，这些延髓神经元的紧张性活动表现为心迷走神经纤维和心交感神经纤维持续的低频放电活动。

延髓心血管中枢包括以下四个部位的神经元：

(1) 缩血管区　位于延髓头端的腹外侧部，兴奋时可引起心交感紧张和交感缩血管紧张。这部分神经元称为心交感中枢和交感缩血管中枢。

(2) 舒血管区　位于延髓尾端腹外侧部，抑制缩血管区神经元的活动，使交感缩血管紧张降低，血管舒张。

(3) 传入神经接替站　延髓孤束核的神经元接受来自于颈动脉窦、主动脉弓的信息，然后发出纤维至延髓和中枢神经系统其他部位神经元，继而影响心血管活动。

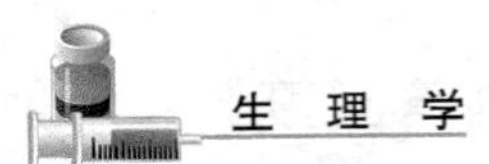

(4) 心抑制区　心迷走神经元的细胞体位于延髓的迷走神经背核和疑核。引起心迷走紧张。

2. 延髓以上的心血管中枢　在延髓以上的中枢部位，也都存在与心血管活动有关的神经元。它们在心血管活动调节中所起的作用是对心血管活动和机体其他功能之间的复杂的整合。例如，下丘脑是一个非常重要的整合部位，在体温调节、摄食、水平衡以及发怒、恐惧等情绪反应的整合中，都起着重要的作用。电刺激下丘脑的“防御反应区”，可立即引起动物的警觉状态，骨骼肌肌紧张加强，表现出准备防御的姿势等行为反应，同时出现一系列心血管活动的改变，主要是心率加快，心收缩力加强，心排血量增加，皮肤和内脏血管收缩，骨骼肌血管舒张，血压稍有升高。这些心血管反应显然是与当时机体所处的状态相协调，主要是使骨骼肌有充足的血液供应，以适应防御、搏斗或逃跑等行为。

(三) 心血管反射

神经系统对心血管活动的调节是通过各种心血管反射实现的。生理意义在于使循环功能能适应于当时机体所处的状态或环境的变化。

1. 颈动脉窦和主动脉弓压力感受性反射　压力感受性反射(baroreceptor reflex)的感受器位于颈动脉窦和主动脉弓血管外膜下的感觉神经末梢，称为动脉压力感受器。动脉压力感觉器并不是直接感觉血压的变化，而是感觉血管壁的机械牵张程度。当动脉血压升高时，动脉管壁被牵张的程度就升高，压力感受器发放的神经冲动也增多。压力感受性反射的传入神经是窦神经，窦神经再加入舌咽神经，最后进入延髓，和孤束核的神经元发生突触联系。主动脉弓压力感受器产生的冲动经迷走神经干进入延髓，到达孤束核。兔的主动脉弓压力感受器传入纤维自成一束，与迷走神经伴行，称为主动脉神经(又称减压神经)。压力感受性反射的传出神经是心交感神经，心迷走神经和交感缩血管神经纤维等。效应器即为心脏和血管。

动脉血压升高时，压力感受器兴奋，压力感受器传入冲动增多，通过中枢机制，使心迷走紧张加强，心交感紧张和交感缩血管紧张减弱，作用于心脏和血管，使心率减慢，心排血量减少，外周血管阻力降低，故动脉血压下降。反之，当动脉血压降低时，压力感受器产生的传入冲动减少，使心迷走紧张减弱，心交感紧张、交感缩血管紧张加强，心率加快，心排血量增加，外周血管阻力增高，血压回升。

压力感受性反射的生理意义为压力感受性反射在心排血量、外周血管阻力、血量等发生突然变化的情况下，对动脉血压进行快速调节，使动脉血压不致发生过大的波动。通过压力感受性反射可对动脉血压进行经常性监视。生理学中将动脉压力感受器的传入神经称为缓冲神经。

2. 颈动脉体和主动脉体化学感受性反射　颈动脉体位于颈总动脉分叉处管壁外侧、颈动脉窦旁边。主动脉体分散在主动脉弓区域，分别可以感受血液缺氧、PCO_2 过高、H^+ 浓度过高等化学刺激，因此称为颈动脉体和主动脉体化学感受器。这些化学感受器受到刺激后，产生的冲动分别由颈动脉窦神经和迷走神经传入至延髓孤束核，然后使延髓内呼吸神经元和心血管活动神经元的活动发生改变。

化学感受性反射的效应主要是呼吸加深加快。人为地维持呼吸频率和深度不变，化学感受器传入冲动对心血管活动的直接效应是心率减慢，心排血量减少，冠状动脉舒张，骨骼肌和内脏血管收缩。由于外周血管阻力增大的作用超过心排血量减少的作用，因此血压升高。在动物保持自然呼吸的情况下，化学感受器受刺激时引起呼吸加深加快，心排血量增加，血管阻力增大，血压升高。

化学感受性反射在平时对心血管活动并不起明显的调节作用。只有在低氧、窒息、失血、动脉血压过低和酸中毒情况下才发生作用。

3. 心肺感受器引起的心血管反射　在心房、心室和肺循环大血管壁存在许多感受器，总称为心肺感受器，其传入神经纤维行走于迷走神经干内。引起心肺感受器兴奋的适宜刺激有两类：①血管壁的机械牵张，当心房、心室或肺循环大血管中压力升高或血容量增多而使心脏或血管壁受到牵张时，这些机械或压力感受器就发生兴奋。在生理情况下，心房壁的牵张主要是由血容量增多而引起的，因此

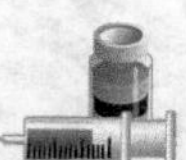

心房壁的牵张感受器又称为容量感受器。②心肺感受器的适宜刺激是一些化学物质,如前列腺素、缓激肽等。

大多数心肺感受器受刺激时引起的反射效应是心交感紧张降低,心迷走紧张加强,导致心率减慢,心排血量减少,外周血管阻力降低,血压下降。心肺感受器兴奋时肾交感神经活动的抑制特别明显,使肾血流量增加,肾排水和排钠量增多,这表明心肺感受器引起的反射在血量及体液的量和成分的调节中也有重要的生理意义。

二、体液调节

心血管活动的体液调节是指血液和组织液中一些化学物质对心肌和血管平滑肌的活动起调节作用。这些体液因素,部分是通过血液携带的,可广泛作用于心血管系统;部分则在组织中形成,主要作用于局部血管,对局部组织的血流起调节作用。

(一)肾素—血管紧张素系统

肾素(rennin)是由肾近球细胞合成和分泌的一种酸性蛋白酶,经肾静脉进入血循环。血浆中的血管紧张素原是肾素的底物,在肾素的作用下水解,产生一个10肽,为血管紧张素Ⅰ(angiotensin Ⅰ,AngⅠ)。在肺循环血管内皮表面,存在有血管紧张素转换酶,在它的作用下,血管紧张素Ⅰ水解,产生一个8肽,即为血管紧张素Ⅱ。血管紧张素Ⅱ在血浆和组织中的血管紧张素酶A的作用下,再失去一个氨基酸,成为7肽的血管紧张素Ⅲ。血管紧张素Ⅱ和血管紧张素Ⅲ作用于血管平滑肌的血管紧张素受体,引起相应的生理效应。

当各种原因引起肾血流减少或血浆中Na^+浓度降低时,肾素分泌就会增多。肾素分泌受神经和体液机制的调节,详见第七章尿的生成与排出。

一般血管紧张素Ⅰ不具有活性。血管紧张素中最重要的是血管紧张素Ⅱ。血管紧张素Ⅱ可直接使全身微动脉收缩,血压升高;也可使静脉收缩,回心血量增多;血管紧张素Ⅱ可作用于交感缩血管神经纤维末梢突触前膜的血管紧张素受体,使交感神经末梢释放递质增多;血管紧张素Ⅱ还可作用于中枢神经系统内的一些血管,使交感缩血管紧张加强。因此,血管紧张素Ⅱ可以通过中枢和外周机制,使外周血管阻力增大,血压升高。此外,血管紧张素Ⅱ可强烈刺激肾上腺皮质球状带细胞合成和释放醛固酮,后者可促进肾小管对Na^+的重吸收,并使细胞外液量增加。血管紧张素Ⅱ还可引起或增强渴觉,导致饮水行为。血管紧张素Ⅲ的缩血管效应仅为血管紧张素Ⅱ的10%~20%,但刺激肾上腺皮质合成和释放醛固酮的作用较强。

(二)肾上腺素和去甲肾上腺素

肾上腺素(epinephrine,E)和去甲肾上腺素(norepinephrine,NE)在化学结构上都属于儿茶酚胺。循环血液中的肾上腺素和去甲肾上腺素主要来自肾上腺髓质的分泌。肾上腺髓质释放的儿茶酚胺中,肾上腺素约占80%,去甲肾上腺素约占20%。肾上腺素能神经末梢释放的去甲肾上腺素也有一小部分进入血液循环。

血液中的肾上腺素和去甲肾上腺素对心脏和血管的作用有许多共同点,但又有不同之处,原因在于两者对不同的肾上腺素受体的结合能力不同以及受体分布密度不同。肾上腺素可与α和β两类肾上腺素受体结合。在心脏,肾上腺素与β_1受体结合,产生正性变时和变力作用,使心排血量增加。在血管,肾上腺素的作用取决于血管平滑肌上α受体和β受体分布的情况。在皮肤、肾、胃肠、血管平滑肌上α受体在数量上占优势,肾上腺素的作用是使这些器官的血管收缩;在冠状动脉、骨骼肌血管和肝血管,β_2受体占优势,主要产生血管舒张效应。去甲肾上腺素既能与α受体结合,也可与心肌的β_1受体结合,但和血管平滑肌的β_2受体结合的能力较弱。去甲肾上腺素可使血管收缩,心率加快。在临床上去甲肾上腺素作为升压药应用,而肾上腺素则作为强心剂应用。

（三）血管升压素

血管升压素（vasopressin，VP）是在下丘脑视上核和室旁核一部分神经元内合成的，这些神经元行走在下丘脑垂体束中并进入神经垂体，神经末梢释放 VP 进入血液循环，因此 VP 的合成和释放过程又称为神经分泌。

VP 可促进肾对水的重吸收，故又称为抗利尿激素（antidiuretic hormone，ADH）（详见第七章尿的生成与排出）。ADH 作用于血管平滑肌的相应受体，引起血管平滑肌收缩，是已知的最强的缩血管物质之一。在正常情况下，ADH 浓度升高时首先出现抗利尿效应，只有当其血浆浓度明显高于正常时，才引起血压升高。这是因为 ADH 能提高压力感受性反射的敏感性，能缓冲血压升高效应。ADH 对体内细胞外液量的调节起重要作用。在禁水、失水、失血等情况下，ADH 释放增加，不仅对保留体内液体量，而且对维持动脉血压也起重要的作用。

（四）血管内皮释放的因子

1. 内皮舒张因子　内皮舒张因子（endothelium－derived relaxing factor，EDRF）可能是一氧化氮（nitric oxide，NO），其前体是 L－精氨酸。EDRF 可使血管平滑肌内的鸟苷酸环化酶激活，cGMP 浓度升高，游离 Ca^{2+} 浓度降低，故血管舒张。血流对血管内皮产生的切应力可引起 EDRF 的释放。有些缩血管物质，如去甲肾上腺素、ADH、血管紧张素Ⅱ等，也可使内皮细胞释放 EDRF，后者可减弱缩血管物质对血管平滑肌的直接收缩效应。在离体实验中可看到，将 ACh 作用于内皮完整的血管，引起血管舒张；而将血管内皮去除后，ACh 则使血管收缩。

2. 内皮素　血管内皮生成的缩血管物质。血管内皮细胞也可产生多种缩血管物质，称为内皮缩血管因子（endothelum－derived vasoconstrictor factor，EDCF）。近年来，研究较深入的是内皮素（endothelin，ET），内皮素是血管内皮细胞合成和释放的由 21 个氨基酸构成的多肽，是已知的最强烈的缩血管物质之一。给动物注射内皮素可引起升血压效应。但在升血压之前常先出现一个短暂的降血压过程，这是因为内皮素也可引起 EDRF 的释放，故有一短暂的降血压反应。在生理情况下，血管内血流对血管内皮产生的切应力可使内皮细胞合成和释放内皮素。

（五）激肽释放酶—激肽系统（kallikrein－kinin system）

激肽释放酶是体内的一类蛋白酶，可使某些蛋白质底物激肽原分解为激肽。激肽具有舒血管作用，参与对血压和局部组织血流的调节。

激肽释放酶可分为两大类，一类存在于血浆，称为血浆激肽释放酶；另一类存在于肾、唾液腺、胰腺等器官组织内，称为腺体激肽释放酶或组织激肽释放酶。激肽原分为高分子量激肽原和低分子量激肽原。在血浆中，血浆激肽释放酶作用于高分子量激肽原，使之水解产生 9 肽的缓激肽。在肾、唾液腺、胰腺、汗腺以及胃肠黏膜等组织中，腺体激肽释放酶作用于血浆中的低分子量激肽原，产生一种 10 肽的赖氨酰缓激肽，又称胰激肽或血管舒张素。后者在氨基肽酶的作用下失去赖氨酸，成为缓激肽。缓激肽在激肽酶的作用下水解失活。激肽可使血管平滑肌舒张和毛细血管壁通透性增高。在人体和动物实验中证实，缓激肽和血管舒张素是已知的最强烈的舒血管物质之一。在一些腺体器官中生成的激肽，可以使器官局部的血管舒张，血流量增加。

（六）心钠素

心钠素（cardionatrin）是由心房肌细胞合成和释放的一类多肽。心钠素可使血管舒张，外周阻力降低；也可使每搏排血量减少，心率减慢，故心排血量减少。心钠素作用于肾的受体，还可以使肾排水和排钠增多，故心钠素又称为心房利尿钠肽（atrial natriuretic peptide，ANP）。此外，心钠素还能抑制肾的近球细胞释放肾素，抑制肾上腺皮质球状带细胞释放醛固酮；在脑内，心钠素可以抑制 ADH 的释

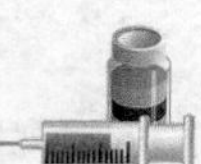

放。这些作用都可导致体内细胞外液量减少。因此心钠素是体内调节水盐平衡的一种重要的体液因子。内皮素和ADH都能刺激心房肌细胞释放心钠素。

(七) 前列腺素

前列腺素是一族20碳不饱和脂肪酸,其前体是花生四烯酸或其他20碳不饱和脂肪酸。全身各部的组织细胞几乎都含有生成前列腺素的前体及酶,因此都能产生前列腺素。前列腺素按其分子结构的差别,可分为多种类型。各种前列腺素对血管平滑肌的作用是不同的,如前列腺素E_2具有强烈的舒血管作用,前列腺素$F_{2\alpha}$则使静脉收缩。前列环素(即前列腺素I_2)是在血管组织中合成的一种前列腺素,有强烈的舒血管作用。

(八) 组胺

组胺是组氨酸在脱羧酶的作用下产生的。许多组织,特别是皮肤、肺和肠黏膜的肥大细胞中含有大量的组胺。当组织受到损伤或发生炎症和过敏反应时,都可释放组胺。组胺有强烈的舒血管作用,并能使毛细血管和微静脉管壁通透性增加,导致局部组织水肿。

三、社会心理因素对心血管活动的影响

人体心血管除了受以上因素的影响外,还受社会心理因素的影响。因为人不仅有生物属性,还有社会属性。人作为社会的一个成员,心血管系统必将受到社会心理因素的影响。比如人在害怕时心跳加快,愤怒时血压升高,紧张时面色苍白等。

事实证明,许多心血管疾病的发生与社会心理因素密切相关。人长期生活在巨大的生活、工作压力下,精神高度紧张,如果自己不能很好地调整,会使高血压发病率明显增加。心血管疾病的发病率位于各种疾病发病率的首位,也是死亡的主要原因。这说明社会心理因素对心血管的功能及疾病的发生有着不可忽视的影响。

知识链接

原发性高血压的预防

近年来原发性高血压发病率逐年增加,主要与社会心理和饮食有关。社会因素使人心理处于高度紧张的状态,交感缩血管紧张性增高,小动脉收缩,引起外周阻力增加,动脉血压增高。随着人们生活条件的好转,高脂饮食会引起血液黏滞度增高,血流阻力增大,动脉血压升高。对于原发性高血压的预防,平时要注意生理平衡的调整和心理平衡的调适,以减弱社会心理因素对心血管产生的不良影响,饮食方面要膳食均衡,着力降低血液黏滞度,有效地预防原发性高血压的发生。

第四节 器官循环

器官与器官之间的血管是并联关系。体内每一器官的血流量取决于主动脉压和中心静脉压之间的压力差,又取决于该器官血管对血流的阻力。由于各器官的结构和功能各不相同,器官内部的血管分布又各具特征,因此其血流量的调节除服从前文已述的一般规律外,还有其本身的特点。本节叙述心、肺、脑的血液循环特征。

一、冠状动脉循环

(一) 冠状动脉循环的解剖特点

心肌本身的血液供应主要来自左冠状动脉和右冠状动脉。冠状动脉的主干行走于心脏的表面,其小分支以垂直于心脏表面的方向穿入心肌,并在心内膜下层分支成网。这种分支方式使冠状动脉血管容易在心肌收缩时受到压迫。在多数人体中,左冠状动脉主要供应左心室的前部,右冠状动脉主要供应左心室的后部和右心室。左冠状动脉的血液流经毛细血管和静脉后，主要经由冠状窦回流入右心房，而右冠动脉的血液则主要经较细的心前静脉直接回流入右心室。另外还有一小部分冠状动脉血液可通过心最小静脉直接流入左心房、右心房和心室腔内。

心肌的毛细血管网分布很丰富。毛细血管数和心肌纤维数的比例为1:1，因此心肌和冠状动脉血液之间的物质交换可很快地进行。冠状动脉之间有侧支互相吻合，在人类，这种吻合支在内膜下较多。正常心脏的冠状动脉侧支细小，血流量很少。因此当冠状动脉突然阻塞时，不易很快建立侧支循环，常可导致心肌梗死。但如果冠状动脉阻塞是缓慢形成的，则侧支可逐渐扩张，建立新的侧支循环，起代偿作用。

（二）冠状动脉血流的特点

1. 途径短、血流快　血流从主动脉根部起始，到达右心房只需几秒。

2. 血流量大　在安静状态下，人冠状动脉血流量占心排血量的4% ~5%。冠状动脉血流量的多少主要取决于心肌的活动，故左心室单位克重心肌组织的血流量大于右心室。当心肌活动加强，冠状动脉达到最大舒张状态时，冠状动脉血流量可增加到每百克心肌每分钟300 ~400 ml。

3. 冠状动脉循环在心动周期中有规律的变化　由于冠状动脉血管的大部分分支深埋于心肌内，心脏在每次收缩时对埋于其内的血管产生压迫，从而影响冠状动脉血流。在一个心动周期中，左心室等容收缩期由于心肌收缩的强烈压迫，左冠状动脉血流急剧减少，甚至发生倒流。在左心室射血期，主动脉压升高，冠状动脉血压也随着升高，冠状动脉血流量增加。到减慢射血期，冠状动脉血流量又有所下降。心肌舒张时，对冠状动脉血管的压迫解除，故冠状动脉血流的阻力显著减小，血流量增加。在等容舒张期，冠状动脉血流量突然增加，在舒张期的早期达到最高峰，然后逐渐回降，在左心室深层，心肌收缩对冠状动脉血流的影响更为明显。动脉舒张压的高低和心舒张期的长短是影响冠状动脉血流量的重要因素。体循环外周阻力增大时，动脉舒张压升高，冠状动脉血流量增多。

（三）冠状动脉血流量的调节

对冠状动脉血流量进行调节的各种因素中，起最重要作用的是心肌本身的代谢水平。交感神经和副交感神经也支配冠状动脉血管平滑肌，但它们的调节作用很小。

1. 心肌代谢水平对冠状动脉血流量的影响　心肌不断的舒缩，而且只能进行有氧代谢，故耗氧量较大，即使在人体处于安静状态时，动脉血流经心脏后，其中65% ~75%的氧被心肌摄取。因此心脏的动静脉血含氧量差很大。在肌肉运动、精神紧张等情况下，心肌代谢活动增强，耗氧量也随之增加。此时，机体主要通过冠状动脉血管舒张，即增加冠状动脉血流量来满足心肌对氧的需求。实验证明，冠状动脉血流量是和心肌代谢水平成正比的。在没有神经支配和体液因素作用的情况下，这种关系仍旧存在。目前认为，心肌代谢增强引起冠状动脉血管舒张的原因并非低氧本身，而是由于某些心肌代谢产物的增加。在各种代谢产物中，腺苷起最重要的作用。当心肌代谢增强而使局部组织中PO_2降低时，心肌细胞中的ATP分解为ADP和AMP。在冠状动脉血管周围的间质细胞中有5′-核苷酸酶，可使AMP分解产生腺苷。腺苷生成后数秒内即被破坏，因此不会引起其他器官的血管舒张。心肌的其他代谢产物如H^+、CO_2、乳酸等，虽也能使冠状动脉舒张，但作用较弱。

2. 神经调节　冠状动脉受迷走神经和交感神经支配。迷走神经兴奋可直接舒张冠状动脉。但迷走神经兴奋又可使心率减慢，心肌代谢率降低，这些因素可抵消迷走神经对冠状动脉的直接舒张作用。刺激心交感神经时，可激活冠状动脉平滑肌的α受体，使血管收缩，但交感神经兴奋又同时兴奋心肌的β受体，使心率加快，心肌收缩加强，耗氧量增加，从而使冠状动脉舒张。

3. 体液因素　肾上腺素和去甲肾上腺素可通过增强心肌的代谢活动和耗氧量使冠状动脉血流量增加；也可直接作用于冠状动脉血管α受体或β受体，引起冠状动脉血管收缩或舒张。甲状腺激素增多时,心肌代谢加强,耗氧量增加,使冠状动脉舒张,血流量增加。大剂量 ADH 使冠状动脉收缩,冠状动脉血流量减少。血管紧张素Ⅱ也能使冠状动脉收缩,冠状动脉血流量减少。

二、脑循环

脑组织的代谢水平高,血流量较多。在安静情况下,整个脑的血流量约为 750 ml/min。可见,脑的重量虽仅占体重的2%,但血流量却占心排血量的 15%左右。脑组织的耗氧量也较大。在安静情况下,每百克脑组织每分钟耗氧 3~3.5 ml,整个脑的耗氧量约占全身耗氧量的 20%。

(一) 脑循环的特点

脑位于颅腔内。颅腔是骨性的,其容积固定。颅腔内为脑、脑血管和脑脊液所充满,三者的容积总和也是固定的。由于脑组织容积不可压缩,故脑血管舒缩程度受到相当的限制,血流量的变化较其他器官小。

脑循环的毛细血管壁内皮细胞相互接触紧密,并有一定的重叠,管壁上没有小孔。另外,毛细血管和神经元之间并不直接接触,而为神经胶质细胞隔开。这一结构特征对于物质在血液和脑组织之间的扩散起着屏障的作用,称为血—脑屏障(blood - brain barrier)。

(二) 脑血流量的调节

1. 脑血管的自身调节　脑血流量取决于脑的动脉和静脉的压力差和脑血管的血流阻力。脑循环的灌注压为 80~100 mmHg(10.6~13.3 kPa),平均动脉压降低或颅内压升高都可以使脑的灌注压降低,但平均动脉压在 60~140 mmHg(8.0~18.6 kPa)范围内变化时,脑血管可通过自身调节机制使脑血流量保持恒定。平均动脉压降低到 60 mmHg(8.0 kPa)以下时,脑血流量就会显著减少,引起脑功能障碍。反之,当平均动脉压超过脑血管自身调节的上限时,脑血流量显著增加。

2. 二氧化碳分压(PCO_2)和氧分压(PO_2)对脑血流量的影响　血液 PCO_2升高时,脑血管舒张,血流量增加。CO_2过多时,通过使细胞外液 H^+浓度升高而使脑血管舒张。过度通气时,CO_2呼出过多,动脉血 PCO_2过低,脑血流量减少,可引起头晕等症状。血液 PO_2降低时,也能使脑血管舒张。

3. 脑的代谢对脑血流的影响　脑的各部分血流量与该部分脑组织的代谢活动程度有关。当脑活动加强时,该部分的血流量就增多。在握拳时,对侧大脑皮质运动区的血流量增加;阅读时脑的许多区域血流量增加,特别是皮质枕叶和颞叶与语言功能有关的部分血流量增加更为明显。代谢活动加强引起的局部脑血流量增加的机制,可能是通过代谢产物,如 H^+、K^+、腺苷以及动脉血 PO_2降低引起脑血管舒张所致。

4. 神经调节　神经对脑血管活动的调节作用不很明显。刺激或切除支配脑血管的交感或副交感神经,脑血流量没有明显变化。在多种心血管反射中,脑血流量变化一般都很小。

(三) 脑脊液的生成和吸收

脑脊液主要由侧脑室、第三脑室和第四脑室的脉络丛分泌。侧脑室内的脑脊液经室间孔流入第三脑室,再经过中脑水管进入第四脑室,然后进入蛛网膜下隙。每日生成的脑脊液约为 800 ml,为脑脊液总量的 5~6 倍。但同时有等量的脑脊液被吸收入血液,可见脑脊液的更新率较高。脑脊液主要通过蛛网膜绒毛被吸收入静脉血液内。脑脊液的主要功能是在脑、脊髓、颅腔和椎管之间起缓冲作用,有保护性意义。脑脊液还作为脑和血液之间进行物质交换的中介。

(四) 血—脑脊液屏障和血—脑屏障

脑脊液主要是由脉络丛分泌的,蛋白质的含量极微,葡萄糖含量也较血浆中低,但 Na^+ 和 Mg^{2+} 的浓度较血浆中高,K^+、HCO_3^- 和 Ca^{2+} 的浓度则较血浆中低。可见,血液和脑脊液之间物质的转运并不是被动过程,而是主动转运过程。另外,一些大分子物质较难从血液进入脑脊液,是因为在血液和脑脊液之间存在着某种特殊的屏障，即为血—脑脊液屏障（blood – cerebrospinal fluid barrier）。这种屏障对不同物质的通透性不同。例如，O_2、CO_2等脂溶性物质可很容易地通过屏障，但许多离子的通透性则较低。血—脑脊液屏障的基础是无孔的毛细血管壁和脉络丛细胞中运输各种物质的特殊载体系统。

血液和脑组织之间也存在着类似的屏障，可限制物质在血液和脑组织之间的自由交换，称为血—脑屏障。脂溶性物质如 O_2、CO_2、某些麻醉药以及乙醇等很容易通过血—脑屏障。对于不同的水溶性物质来说，其通透性不一样。例如葡萄糖和氨基酸的通透性较高，而甘露醇、蔗糖和许多离子通透性则很低，甚至不能通透。这说明脑内毛细血管的物质交换和身体其他部分毛细血管是不同的，也是一种主动转运过程。毛细血管的内皮、基膜和星状胶质细胞的血管周足（星形胶质细胞伸出的突起）等结构可能是血—脑屏障的形态学基础。

血—脑脊液屏障和血—脑屏障的存在，对于保护脑组织周围稳定的化学环境和防止血液中有害物质侵入脑内具有重要的生理意义。例如，使脑血浆 K^+浓度加倍，脑脊液中 K^+浓度仍能保持在正常水平。因此脑内神经元的兴奋性不会因血浆中 K^+浓度的变化而发生明显的变化。由于血—脑屏障的存在，循环血液中的 ACh、去甲肾上腺素、多巴胺、甘氨酸等物质就不易进入脑，否则，血浆中这些物质浓度的改变将会明显地扰乱脑内神经元的正常功能活动。在临床上可以用放射性核素标记的白蛋白注入体内，这些蛋白质进入正常脑组织的速度很慢，但较易进入脑肿瘤组织，因此可用这种方法来检查脑瘤的部位。在用药物治疗神经系统疾病时，必须明确所用的药物是否容易通过血—脑屏障。

三、肺循环

肺和支气管有两套血管系统：①肺循环，其功能是使血液在流经肺泡毛细血管时，和肺泡气之间进行气体交换；②从支气管动脉到支气管静脉的体循环分支，其功能是为呼吸性小支气管以上的呼吸道组织提供营养物质。两套血管之间有吻合支相通，有一部分支气管静脉血液可经过这些吻合支进入静脉和左心房，使主动脉血液中掺入1% ~2% 的静脉血。

（一）肺循环的特点

1. 血流阻力小，血压低　肺动脉管壁厚度仅为主动脉的1/3，其分支短而管径较粗，故肺动脉的可扩张性较高，对血流的阻力较小。由于肺循环血管对血流的阻力小，所以，虽然右心室的每分心排血量和左心室每分心排血量相等，但肺动脉压远较主动脉压低。

2. 血容量变化大　肺部的血容量约为 450 ml，占全身血量的 9%。由于肺组织和肺血管的可扩张性大，故肺部血容量的变化范围较大。在用力呼气时，肺部血容量减少至约 20 ml；而在深吸气时可增加到约 1000 ml。由于肺的血容量较多，所以肺循环血管起着贮血库的作用。当机体失血时，肺循环可将一部分血液转移至体循环，起代偿作用。在每一个呼吸周期中，肺循环的血容量也发生周期性变化。吸气时，由腔静脉回流入右心房的血量增多，右心室射出的血量也就增加。由于肺扩张时可将肺循环的血管牵拉扩张，使其容量增大，能容纳较多的血液而由肺静脉回流入左心房的血液则减少。但在多次心搏后，扩张的肺循环血管已被充盈，故肺静脉回流入左心房的血量逐渐增加。在呼气时，发生相反的过程。在呼吸周期中出现的这种血压波动，称为动脉血压的呼吸波。

3. 肺循环毛细血管外的液体交换　肺循环毛细血管压平均为 7 mmHg(0.9 kPa)，而血浆胶体渗透压平均为 25 mmHg(3.3 kPa)，故将组织中的液体吸收入毛细血管的力量较大。肺部组织液的负压使肺泡膜和毛细血管管壁互相紧密相贴，有利于肺泡和血液之间的气体交换。组织液负压还有利于吸收肺泡内的液体，使肺泡保持干燥。在某些病理情况下，如左心衰竭时，肺静脉压力升高，肺循环毛细血管压也随着升高，就可使液体积聚在肺泡或肺的组织间隙中，形成肺水肿。

（二）肺循环血流量的调节

1. 神经调节　肺循环血管受交感神经和迷走神经支配。交感神经对肺血管的直接作用是引起收

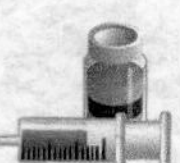

缩和血流阻力增大。但在整体情况下,交感神经兴奋时体循环的血管收缩,将一部分血液挤入肺循环,使肺循环内血容量增加。循环血液中的儿茶酚胺也有同样的效应。刺激迷走神经可使肺血管舒张。

2. 肺泡气的 PO_2 对肺部血管的舒缩活动有明显的影响。急性或慢性的低氧都能使肺部血管收缩,血流阻力增大。当一部分肺泡内气体 PO_2低时,这些肺泡周围的微动脉收缩。肺泡气的 PCO_2升高时,低氧引起的肺部微动脉的收缩更加显著。可见肺循环血管对局部低氧发生的反应和体循环血管不同。当一部分肺泡因通气不足而 PO_2降低时,这些肺泡周围的血管收缩,血流减少,而使较多的血液流经通气充足,肺泡气 PO_2高的肺泡。如果没有这种缩血管反应,血液流经通气不足的肺泡时,血液不能充分氧合,这部分含氧较低的血液回流入左心房,就会影响体循环血液的含氧量。当吸入气 PO_2过低时,例如在高海拔地区,可引起肺循环动脉广泛收缩,血流阻力增大,故肺动脉压显著升高。长期居住在高海拔地区的人,常可因肺动脉高压使右心室负荷长期加重而导致右心室肥厚。

3. 体液调节 肾上腺素、去甲肾上腺素、血管紧张素Ⅱ、血栓素 A_2、前列腺素 $F_{2\alpha}$等能使肺循环的微动脉收缩。组胺、5－羟色胺能使肺循环静脉收缩。

思考题

1. 试述评价心脏功能的指标及生理意义。
2. 试述心室肌动作电位的特点及形成机制。
3. 心肌细胞在一次兴奋后,兴奋性将发生什么变化?
4. 什么是期前收缩? 为什么期前收缩后会出现代偿间歇?
5. 窦房结是如何控制潜在起搏点的?
6. 试述正常心脏兴奋传导的途径及特点及房室延搁的生理意义。
7. 试述影响动脉血压的因素。
8. 哪些因素可以影响静脉回心血量?
9. 何谓微循环? 它有哪些血流通路?
10. 心脏受哪些神经支配? 各有何生理作用?
11. 颈动脉窦和主动脉弓压力感受性反射是如何调节心血管功能的?
12. 试述调节心血管功能的体液因素及其生理作用。

(赵艳芝)

第四章 呼 吸

⊙学习目标

掌握：胸内负压的形成及意义；肺通气的弹性阻力；气体交换的原理和影响肺换气的因素；气体运输的方式；CO_2、H^+和O_2对呼吸的影响。

熟悉：人体呼吸过程；肺泡表面活性物质的来源及其作用；肺通气功能的评定指标；气体交换的过程；肺牵张反射的概念、特点和意义。

了解：呼吸的类型；人工呼吸原理；氧解离曲线及其影响因素；呼吸的基本中枢；呼吸节律的形成。

人体的基本生命活动是新陈代谢，在代谢过程中需要不断地从外界环境中摄取O_2，并将代谢产生的CO_2排出体外。机体与外界环境之间的这种气体交换过程称为呼吸（respiration）。人体呼吸的全过程包括三个相互衔接并且同时进行的环节（图4-1）：①外呼吸（external respiration），是指肺部血液与外界空气之间的气体交换过程。它包括肺通气（pulmonary ventilation）和肺换气（gas exchange in lungs）两个过程。肺与外界空气之间的气体交换称为肺通气。肺泡与流经肺部的血液之间的气体交换称为肺换气。②气体运输（transport of gas），是指由循环流动的血液将肺换气得到的O_2运送到组织，并将组织细胞代谢产生的CO_2运送至肺的过程。③内呼吸（internal respiration），是指血液与组织细胞之间的气体交换，又称组织换气（gas exchange in tissues），有时细胞内的生物氧化代谢过程也可包括在内。呼吸全过程的任一环节出现异常都将导致组织缺O_2和CO_2潴留，从而影响组织细胞的正常代谢和功能活动。一旦呼吸停止，生命也将终结。

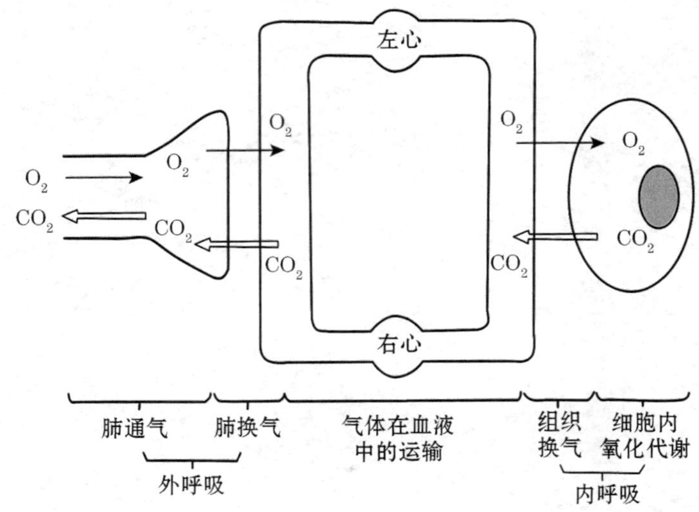

图4-1 呼吸全过程示意图

第一节 肺 通 气

肺通气是气体经呼吸道进出肺泡的过程。实现肺通气的主要结构包括呼吸道、肺泡和胸廓等。呼吸道不仅是气体进出肺的通道，还具有对吸入气体加温、湿化、过滤、清洁和防御保护等功能。肺泡是气体交换的场所。胸廓的节律性运动是实现肺通气的动力。

一、肺通气动力

肺通气的直接动力是肺泡与外界环境之间的气体压力梯度。由于大气压是相对恒定的，所以气体进出肺的动力主要取决于肺内压的升降。肺内压的变化依赖于胸廓扩张和缩小引起的肺容积变化。胸廓扩大和缩小又依赖于呼吸肌的收缩和舒张，所以呼吸肌的活动是肺通气的原动力。

（一）呼吸运动

呼吸肌收缩和舒张所引起的胸廓节律性扩大和缩小的运动称为呼吸运动（respiratory movement）。呼吸运动可分为吸气和呼气两个动作。

1. 呼吸运动过程　平静呼吸时，吸气活动由膈肌和肋间外肌的收缩引起。当膈肌收缩时，膈肌顶部下降使胸腔的上下径增大。因肋间外肌起自上一肋的下缘，向前下方走行，终止于下一肋的上缘，所以肋间外肌收缩时，可使各肋骨上抬，胸骨前移，并且肋骨向外翻转，从而使胸廓前后径、左右径均增大。吸气肌的收缩引起胸廓容积增大，肺随之扩张，肺内压降低。当肺内压低于大气压时，空气进入肺内，形成吸气（inspiration）。

平静呼气时，膈肌舒张、松弛，膈肌顶部上移，使胸廓上下径减小；肋间外肌舒张，胸廓和肺依靠重力及其本身的弹性回缩力恢复到吸气前的位置和容积，从而使胸廓前后径和左右径也减小。胸廓上下径、前后径和左右径的减小，使胸廓和肺容积减小，肺内压升高。当肺内压高于大气压时，气体由肺排出，形成呼气（expiration）。

用力吸气时，除膈肌、肋间外肌收缩外，斜角肌、胸锁乳突肌、胸大肌、胸小肌等吸气辅助肌也收缩，可使胸廓和肺的容积进一步增大，肺内压进一步降低，使更多的气体进入肺。用力呼气时，除吸气肌舒张外，还需要呼气肌（肋间内肌和腹肌）的收缩。肋间内肌走行方向与肋间外肌正相反，所以当其收缩时，迫使肋骨和胸骨均进一步向下移位，使胸廓前后径、左右径进一步减小，由肺排出更多的气体。同时，腹壁肌的收缩，尤其是腹直肌收缩不仅可压迫腹腔脏器，挤压膈肌上移，还使胸廓尽量向下、向内移动，胸廓容积再度缩小，辅助用力呼气。

由上可知，平静吸气是主动过程，平静呼气是被动过程，而用力吸气和用力呼气则都是主动过程。

2. 呼吸运动的形式

（1）平静呼吸与用力呼吸　机体在安静状态下的呼吸称为平静呼吸（quiet respiration）。此时呼吸运动均匀平稳，呼吸频率为 12 ~ 18 次/分。当机体活动时，吸入气中 CO_2 含量增加或 O_2 含量减少时，呼吸运动增强，这时不仅吸气肌收缩增强，而且也有呼气肌的收缩，这种呼吸运动称为用力呼吸（forced respiration）。在严重低 O_2 和 CO_2 增多的情况下，呼吸幅度进一步加深，还会出现鼻翼扇动，胸部困压感的呼吸困难（dyspnea）。

（2）胸式呼吸与腹式呼吸　在呼吸过程中，膈肌的收缩与舒张，在引起胸廓上下径改变的同时，腹腔内的脏器也发生移位，造成腹壁的起伏变化，这种以膈肌舒缩为主的呼吸运动称为腹式呼吸（abdominal breathing）。肋间外肌舒缩时主要表现为胸部的起伏，这种以肋间外肌舒缩活动为主的呼吸运动，称为胸式呼吸（thoracic breathing）。通常腹式呼吸和胸式呼吸同时存在，称为混合式呼吸。只有当胸部或腹部活动因疾病等原因受到限制时，某种呼吸形式才可能占优势。由于胸廓近似于锥体，平静吸气时,因膈肌收缩而增大的胸腔容积约占一次肺通气量的4/5,所以腹式呼吸在肺通气中起重要作用。

(二) 肺内压

肺内压(intrapulmonary pressure)是指肺泡内的气压,是形成驱动气体进出肺所需压力梯度的主要因素,它在呼吸过程中呈周期性波动(图4-2)。吸气时,肺内压低于大气压,空气进入肺。随着肺内气体的增加,压力不断升高,当肺内压升高到与大气压相等时,气流停止,吸气终止。呼气时,肺内压高于大气压,肺内气体被排出。随肺内气体量的减少,肺内压降低,低至大气压水平时,呼气停止。所以,在呼吸道通畅的情况下,吸气末和呼气末,肺内压等于大气压。

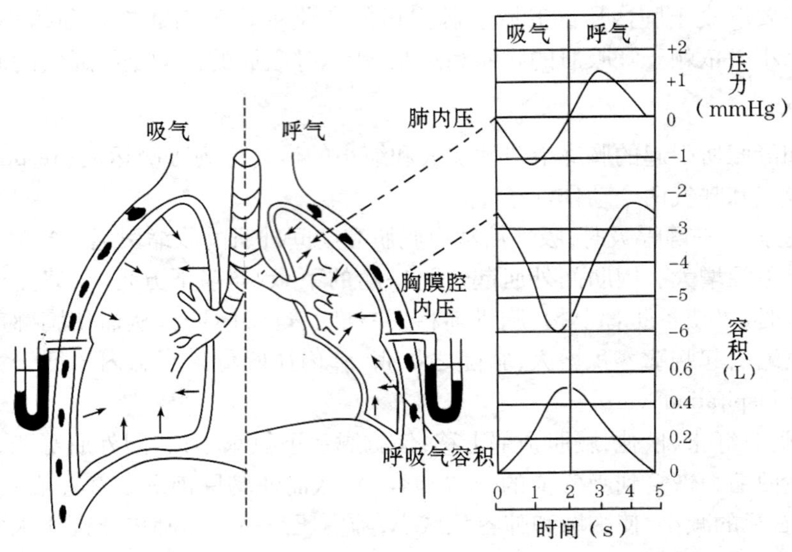

图4-2 吸气和呼气时肺内压、胸内压呼吸气容积变化示意图

平静呼吸时,肺内压的变化幅度较小,吸气时为 -2 ~ -1 mmHg,呼气时为 1 ~ 2 mmHg。用力呼吸或呼吸道狭窄、梗阻时,肺内压变化幅度增大。如紧闭声门,用力吸气时,肺内压可低至 -100 ~ -30 mmHg,用力呼气时可高达 60 ~ 140 mmHg。

人工呼吸(artifical respiration)是用人为的方法建立肺内压和大气压之间的压力差,以维持肺通气功能的一些辅助呼吸的方法。人工呼吸分为正压呼吸和负压呼吸两种。以正压引起肺扩张而吸气的人工呼吸为正压呼吸,如口对口的人工呼吸。以负压引起肺扩张而吸气的人工呼吸为负压呼吸,如节律性地举臂压背或挤压胸廓的人工呼吸。不同类型的人工呼吸机可对患者实施正压通气和负压通气。人自然呼吸一旦停止,必须紧急实施人工呼吸。这时,首先要清除呼吸道异物,保持呼吸道通畅,才能有助于人工通气。

(三) 胸膜腔内压

胸膜腔(pleural cavity)是由紧贴于肺表面的脏层胸膜和紧贴于胸廓内壁的壁层胸膜所构成的、密闭的潜在腔隙。平静呼吸时,胸膜腔内的压力始终低于大气压,故称为负压(negative pressure)。将与检压计相连通的穿刺针头刺入胸膜腔内,可直接测定胸内压。

1. 胸膜腔负压的形成　胸膜腔的密闭性是形成胸膜腔负压的前提条件。胸膜腔内仅有少量的浆液,一方面在两层胸膜间起润滑作用,另一方面使脏层和壁层胸膜紧贴在一起,不易分开。由于胸廓的自然容积远大于肺的自然容积,因此肺受到胸廓的牵拉而始终处于被动扩张,于是肺便产生了弹性回缩力。

肺内压通过脏层胸膜作用于胸膜腔，使胸膜腔内的压力升高到等于肺内压，而肺本身的弹性回缩力，因其与肺内压的作用方向相反，部分抵消肺内压的作用，使胸内压降低。因此，胸内压低于肺内压，即：

胸膜腔内压 = 肺内压 - 肺弹性回缩力

在吸气末或呼气末，肺内压等于大气压，此时：

胸膜腔内压 = 大气压 - 肺弹性回缩力

若以大气压为0，则：

胸膜腔内压 = - 肺弹性回缩力

可见，胸膜腔负压是由肺的弹性回缩力形成的。

2. 呼吸过程中胸膜腔内压的变化　在吸气时，肺被动扩张程度增大，肺弹性回缩力增大，胸膜腔负压增大。平静吸气末，胸膜腔负压为 -10 ~ -5 mmHg；关闭声门，用力吸气时胸内压可降至 -90 mmHg。呼气时，肺被动扩张程度减小，肺弹性回缩力也减小，胸膜腔负压相应减小。平静呼气末，胸膜腔内压为 -5 ~ -3 mmHg；关闭声门并用力呼气时，胸膜腔内压可升高至 110 mmHg。平静呼吸时，由于肺总是处于被动扩张状态，表现出回缩的趋势，所以胸膜腔内压始终为负压。

3. 胸膜腔负压的意义

（1）保持肺的扩张状态，维持肺的正常扩张运动　胸膜腔负压不仅使肺在肺内压和胸内压的压力差作用下保持扩张状态，也使脏层胸膜与壁层胸膜紧贴在一起，从而使肺能随胸廓的扩张而扩大。

（2）促进静脉血和淋巴液的回流　胸膜腔负压可使右心房，特别是壁薄的腔静脉和胸导管等扩张，从而使其中的压力降低，有助于静脉血液及淋巴液的回流。

胸膜腔密闭状态一旦被破坏，空气将立即进入胸膜腔造成气胸（pneumothorax）。气胸时，胸膜腔内压力升高，当其等于或高于大气压时，肺因自身的内向回缩力作用而萎陷。这时虽然有呼吸运动，但肺随胸廓运动而张缩的能力却减弱，甚至丧失，因而不能实现正常的通气功能。出现气胸时，循环功能也将受到不同程度的影响，特别是严重气胸时，可导致呼吸、循环衰竭，危及生命，必须紧急处理。治疗气胸的关键是使胸膜腔密闭，恢复胸膜腔负压。

二、肺通气阻力

肺通气过程中所遇到的阻力称为肺通气阻力。肺通气阻力的70%来自弹性阻力，30%来自非弹性阻力。

（一）弹性阻力

弹性阻力（elastic resistant）是指物体对抗外力作用所引起变形的力，实际是一种弹性回位力。弹性阻力在呼吸活动停止的状态下仍然存在，包括肺弹性阻力和胸廓弹性阻力。

1. 肺弹性阻力　肺弹性阻力与肺扩张的方向相反，是吸气的阻力，但却是呼气的动力。肺弹性阻力 2/3 来自肺泡腔气—液界面产生的表面张力，1/3 来自肺组织本身的弹性成分所产生的弹性回缩力。

（1）肺泡表面张力　在肺泡内壁表面有一薄层液体，与肺泡腔内的空气构成气—液界面。由于气—液界面液体分子之间的吸引力作用，便产生了一种促使肺泡缩小的表面张力，它与肺泡半径成反比（见图 4-3A）。肺泡表面张力虽然是吸气的阻力，但它又是将吸气时吸气肌收缩释放的部分能量暂时储存起来，转化为呼气的动力。此外，肺泡表面张力也有利于肺泡内壁液体层的生成和维持，这对维持肺泡表面张力和防止肺泡内壁干燥，保障肺的通气和换气功能具有重要意义。然而，肺泡表面张力过大，不仅会增加肺通气的阻力，甚至还会引起肺不张和肺水肿。

（2）肺泡表面活性物质　在肺泡内壁液体层的表面，有一种呈单层分子排列的脂蛋白的混合物，其主要成分是二软脂酰卵磷脂（dipalmitoyl phosphatidyl choline，DPPC）。这种混合物是由肺泡上皮Ⅱ

型细胞所分泌，具有降低液体表面张力的作用，故称为肺泡表面活性物质（pulmonary surfactant，PS）。

肺泡表面活性物质的生理意义在于：①减小吸气阻力，防止肺不张，肺泡表面活性物质降低肺泡表面张力后，使肺泡回缩力减小，易于扩张，从而防止肺不张。②防止肺水肿，肺泡表面活性物质降低表面张力对肺间质组织液的"抽吸"作用，使组织液生成减少，防止肺水肿的发生。③维持肺泡容积的稳定，在小肺泡或呼气末，由于肺泡容积小，表面活性物质的分布密度大，表面张力小，使肺泡不会发生萎陷。相反，大肺泡或吸气末，由于肺泡容积大，表面活性物质的分布密度小，表面张力大，使肺泡不会过度膨胀（图 4-3B）。

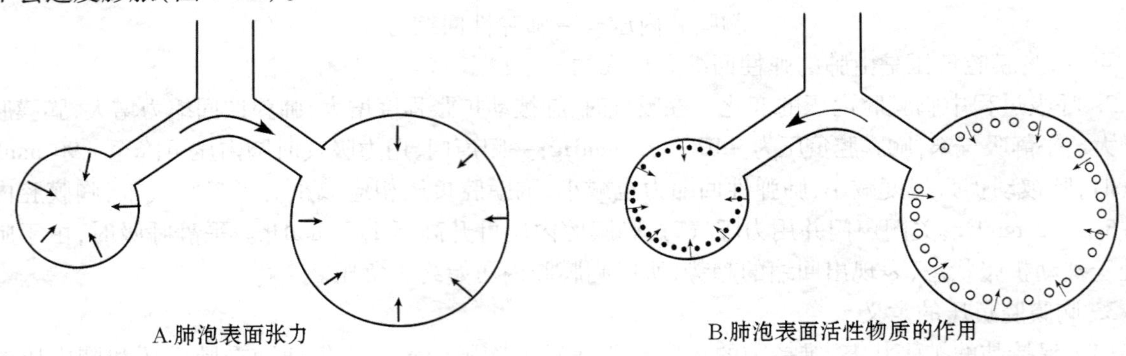

图 4-3　肺泡表面张力与表面活性物质的作用

知识链接 ……………………………………………………………………………

新生儿呼吸窘迫综合征

新生儿呼吸窘迫综合征（neonatal respiratory distress syndrome，NRDS）常见于早产儿。因早产儿肺泡上皮的Ⅱ型肺泡细胞发育未成熟，PS 生成不足，致使肺泡表面张力较大，引起肺扩张不全及小肺泡萎陷，肺通气量减小，导致机体缺氧和酸中毒。缺氧、酸中毒反过来又能抑制 PS 合成，使肺泡表面张力进一步增大，肺不张程度加重，肺组织缺氧、酸中毒更重，肺毛细血管通透性增高，血浆纤维素渗出、沉着形成透明膜，致使缺氧、酸中毒更加严重，如此形成恶性循环。于是患儿表现为进行性肺不张和呼吸困难。临床上使用由牛肺、猪肺或羊肺灌洗液中提取的 PS 进行替代治疗 NRDS，取得了较好疗效。糖皮质激素可促进 PS 的合成，所以也用于治疗 NRDS。

（3）影响肺弹性阻力的因素　在肺充血、肺组织纤维化以及肺泡表面活性物质减少时，都可增加肺的弹性阻力，引起吸气困难。在肺气肿时，肺弹性成分大量破坏，肺弹性回缩力减弱，患者虽然吸气阻力减小，但呼气动力也相应不足，表现为呼气困难。

2. 胸廓弹性阻力　胸廓弹性阻力的作用与肺弹性阻力不同，胸廓的弹性回位力既可成为吸气或呼气的阻力，也可成为吸气或呼气的动力。在平静吸气末，肺容积约为肺总量的 67%，此时胸廓容积处于其自然大小，胸廓无弹性回位力。在平静呼气或用力呼气时，肺容积小于肺总量的 67% 时，胸廓产生向外扩张的回位力，这时胸廓弹性阻力是呼气的阻力，吸气的动力。在平静吸气末，再用力吸气时，肺容积大于肺总量的 67% 时，胸廓产生向内回缩的回位力，胸廓弹性阻力虽是继续吸气的阻力，但却是呼气的动力。胸廓的弹性阻力可因胸膜壁层增厚、胸廓畸形、肥胖等情况而增加。

（二）非弹性阻力

非弹性阻力是在呼吸过程中形成的，包括气道阻力、黏滞性阻力和惯性阻力等。平静呼吸时，气道阻力占非弹性阻力的 80% ~90%，其他阻力较小，可以忽略不计。

气道阻力是呼吸气流形成时，由呼吸道内气体分子之间以及气体分子与气道壁之间发生摩擦所形成。气道阻力主要受气流形式、气流速度和气道口径的影响。层流气流阻力小，湍流气流阻力大。

气流速度加快，气流阻力增大，反之则减小。在层流时，气流阻力与气道半径的4次方成反比，因此气道口径的大小是影响气道阻力的主要因素。气道口径主要受神经和体液因素的影响。

交感神经兴奋时末梢释放去甲肾上腺素，与β受体结合可使支气管平滑肌舒张，气道口径扩大，气道阻力减小。副交感神经兴奋时末梢释放ACh，经M型胆碱受体使支气管平滑肌收缩，气道口径缩小，气道阻力增大，并且还可使气道黏膜腺体分泌增多。在临床上常使用拟肾上腺素药物，解除支气管平滑肌痉挛，缓解呼吸困难。在手术麻醉前常用阿托品阻断迷走神经兴奋引起的平滑肌收缩和腺体分泌，以保持呼吸道通畅。

体液中的儿茶酚胺类物质、前列腺素 E_2 等可使气道平滑肌舒张，气道阻力减小。前列腺素 $F_{2\alpha}$、过敏反应时由肥大细胞释放的组胺和白三烯等物质可使气道平滑肌收缩，气道阻力增加。

三、肺通气功能的评定指标

（一）肺容量

肺容量是指肺内所能容纳的气体量（图4-4）。肺容量随呼吸运动进程而改变，并受呼吸深度的影响。如吸气时，肺容量增大，呼气时减小；用力呼吸时肺容量增大，平静呼吸时减小。

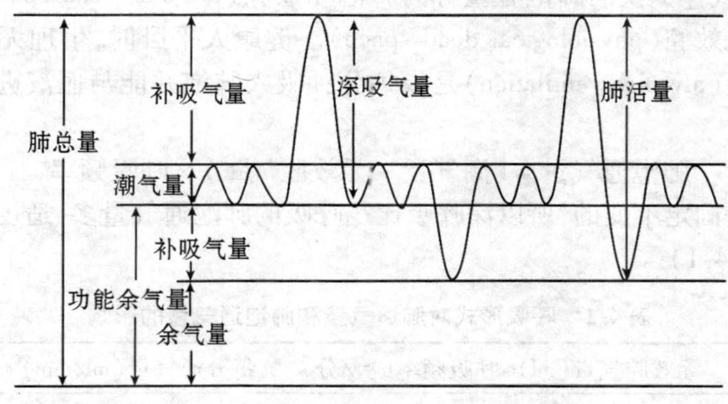

图4-4 肺容量示意图

1. 潮气量 呼吸过程中，每次吸入或呼出的气体量称为潮气量（tidal volume，TV）。正常成人平静呼吸时，潮气量为400～600 ml。运动或情绪变化时，TV会增大。

2. 补吸气量 在平静吸气末，再尽力吸气所能吸入的气体量称为补吸气量（inspiratory reserve volume，IRV）。正常成人为1500～2000 ml，它反映肺的吸气储备量。补吸气量和潮气量之和称为深吸气量。

3. 补呼气量 在平静呼气末，再尽力呼气所能呼出的气体量称为补呼气量（expiratory reserve volume，ERV）。正常成人为900～1200 ml，它反映肺的呼气储备量。

4. 功能余气量和余气量 平静呼气末，存留在肺内的气体量称为功能余气量（functional residual capacity，FRC）。正常成人为2000～2500 ml。用力呼气末，仍滞留于肺内不能呼出的气量称为余气量（residual volume，RV），又称残气量。正常成人余气量为1000～1500 ml。功能余气量相当于余气量和补呼气量之和，其意义是缓冲肺泡气体分压的过度变化，保证 PO_2 和 PCO_2 的相对稳定。余气量的存在可防止肺泡塌陷。

5. 肺活量和用力肺活量 肺活量（vital capacity，VC）是尽力深吸气后，所能呼出的气体总量，相当于潮气量、补吸气量和补呼气量之和。正常成年男性肺活量平均为3500 ml，女性为2500 ml。肺活量可反映一次肺通气的最大能力，是肺功能测定的常用指标。肺活量与身材、性别、年龄、呼吸肌的强弱等有关。用力肺活量（forced vital capacity，FVC）是在尽力深吸气后，再尽力、尽快呼出的最大气体量。

在第 1 s 内呼出的气体量称为 1 s 用力呼气量(forced expiratory volume in 1 second,FEV_1)。正常人的用力肺活量略小于肺活量,患阻塞性肺疾病的患者,用力肺活量明显小于肺活量,FEV_1/FVC 值小于 80%。

6. 肺总量　肺总量(total lung capacity,TLC)是肺最大扩张时所能容纳的最大气体量,相当于肺活量与余气量之和。成年男性肺总量平均为 5000 ml,女性为 3500 ml。

(二) 每分通气量与肺泡通气量

1. 每分通气量　每分通气量(minute ventilation volume)是指每分钟吸入或呼出的气体总量,又称肺通气量(pulmonary ventilation volume)。为潮气量和呼吸频率的乘积。正常成年人平静呼吸时,通气量为 6 ~ 9 L/min,在劳动和运动期间,每分通气量将增大。最大通气量(maximal ventilation volume,MVV)为尽力作深快呼吸时,每分钟所能吸入或呼出的最大气量。成人最大通气量一般可达 70 ~ 120 L/min。它反映个体肺通气功能的储备能力。

2. 肺泡通气量　每次吸入的气体,有一部分停留在没有气体交换功能的鼻或口到呼吸性细支气管之间的呼吸道内,这部分呼吸道的容积称为解剖无效腔(anatomical dead space)。在成人解剖无效腔可容纳约 150 ml 气体。即使进入肺泡内的气体,也可因肺内血流的分布不均而未能与血液进行气体交换,这部分未参与气体交换的肺泡容量称为肺泡无效腔(alveolar dead space)。肺泡无效腔与解剖无效腔合称为生理无效腔(physiological dead space)。健康人平卧时,生理无效腔与解剖无效腔相等或接近。肺泡通气量(alveolar ventilation)是指每分钟吸入肺泡并能与血液进行有效气体交换的新鲜气体量。所以:

$$肺泡通气量 = (潮气量 - 无效腔气量) \times 呼吸频率$$

由于解剖无效腔是固定不变的,所以深呼吸比浅呼吸的肺泡通气量多,适度的深慢呼吸比浅快呼吸更有利于肺换气(表 4-1)。

表 4-1　呼吸形式对肺通气量和肺泡通气量的影响

呼吸的形式	潮气量(ml)	无效腔气量(ml)	呼吸频率(次/分)	每分通气量(ml/min)	肺泡通气量(ml/min)
平静呼吸	500	150	12	6000	4200
深慢呼吸	1000	150	6	6000	5250
浅快呼吸	250	150	24	6000	2400

第二节　气 体 交 换

呼吸气体交换分别在肺部和周身组织同时进行,分别称为肺换气和组织换气。通过换气使组织细胞不断地获得 O_2,并将细胞代谢产生的 CO_2 排出体外。

一、气体交换原理

气体分子在其所处的空间不停地进行无定向的运动,但其活动的总趋势是从高浓度区向低浓度区发生净转移,最终使各处的气体浓度趋于相等。这种气体分子发生的净移动过程称为气体扩散(diffusion)。气体分子在单位时间内扩散的容积称为气体扩散速率。由于 O_2 和 CO_2 是脂溶性的气体,所以 O_2 和 CO_2 在机体内通过呼吸膜的交换以单纯扩散的方式进行。

O_2 和 CO_2 分子运动时所产生的压力分别称为氧分压(PO_2)和二氧化碳分压(PCO_2)。气体分压(partial pressure)就是指在混合气体中,由某种气体分子运动所产生的压力。混合气体的总压力等于各气体分压之和。由于在一定条件下,某一气体的分压只与该气体在混合气体中所占容积浓度的百分比有关,所以在两个区域之间,某一气体的浓度差越大,分压差就越大,气体分子扩散越快;反之,气体分子扩散越慢。因此,气体分压差是气体交换的直接动力,它决定着气体扩散的速率和方向。体内肺泡气、血液和组织液中的 PO_2 和 PCO_2 具体情况如表 4-2。

表 4-2 血液和组织中气体的分压(mmHg)

气体分压	肺泡气	动脉血	静脉血	组织
PO_2	102.0	100	40	30
PCO_2	40.0	40	46	50

注:1 mmHg = 0.133 kPa

二、气体交换过程及影响因素

(一) 肺换气过程及影响因素

1. 肺换气过程 体循环的混合静脉血由右心房进入右心室,再经右心室进入肺循环(图 4-5)。由于混合静脉血 PO_2(为 40 mmHg)低于肺泡气 PO_2(为 102 mmHg),O_2 便由肺泡扩散进入肺血液中,使血液 PO_2 逐渐上升,最后接近肺泡气的 PO_2(约为 100 mmHg);CO_2 也在分压差的驱动下,由肺毛细血管(PCO_2 为 46 mmHg)扩散至肺泡(PCO_2 为 40 mmHg)中,使血液 PCO_2 逐渐降低。经过气体交换,使流经肺的静脉血变成气体分压与肺泡气分压相近的动脉血。动脉血经肺静脉到左心房,再经左心室进入体循环。

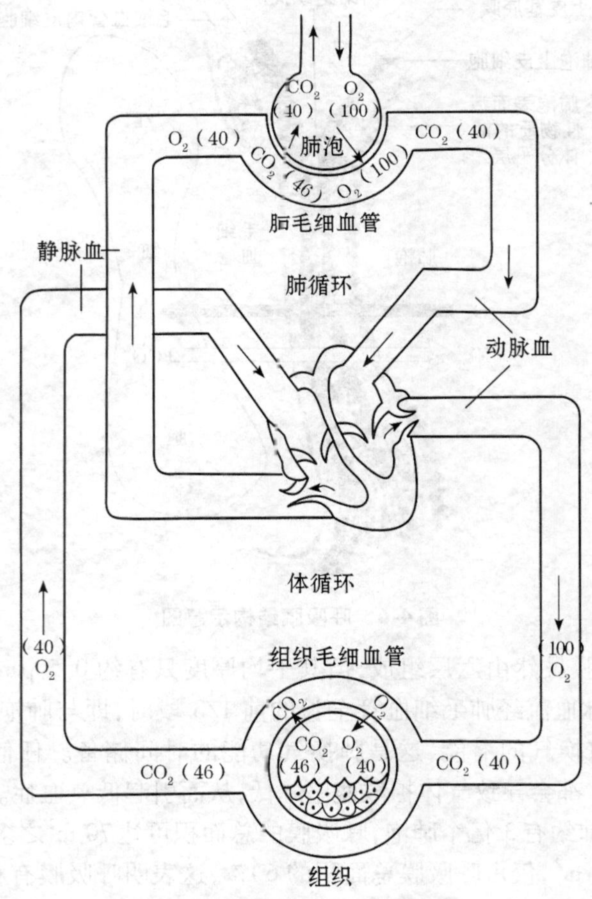

图 4-5 肺换气和组织换气示意图

图中数字代表气体分压(mmHg)

2. 影响肺换气的因素

（1）肺泡气体分压 肺换气的动力是肺泡气与肺毛细血管血液之间的气体分压差，其中肺泡气体分压不仅影响气体扩散速率，而且也影响动脉血气体分压的水平。人在高海拔区域活动如登山、飞行，由于肺泡气 PO_2降低，气体分压差减小，气体扩散速率减慢，引起动脉血 PO_2降低，O_2含量减少。阻塞性肺疾病患者由于肺泡气 PO_2降低、PCO_2升高，气体分压差减小，导致动脉血 PO_2降低和 PCO_2升高。

（2）气体分子扩散系数 由于气体交换发生在气体与液体之间，所以气体分子的扩散速率不仅受气体相对分子质量的影响，还受气体分子溶解度的影响。气体分子的扩散速率与溶解度成正比，与气体相对分子质量的平方根成反比。气体分子的溶解度与气体相对分子质量平方根之比称为扩散系数（diffusion coefficient）。虽然 CO_2相对分子质量（44）略大于 O_2（32），但由于 CO_2在血浆中的溶解度（51.5）是 O_2的（2.14）24 倍，所以 CO_2的扩散系数是 O_2的 20 倍。如果分压差相等，CO_2扩散速率将是 O_2的 20 倍，但实际上肺泡气 PCO_2差只有 O_2的 1/10，所以 CO_2实际扩散速率是 O_2的两倍。

（3）呼吸膜 呼吸膜是肺换气过程中，气体分子扩散必须通过的膜性结构，由六层组成（图 4-6），即含肺泡表面活性物质的液体层、肺泡上皮细胞及其基膜、肺泡上皮和毛细血管基膜之间的结缔组织间隙、毛细血管基膜及毛细血管内皮细胞。气体分子的扩散速率与呼吸膜面积成正比，与呼吸膜厚度成反比。

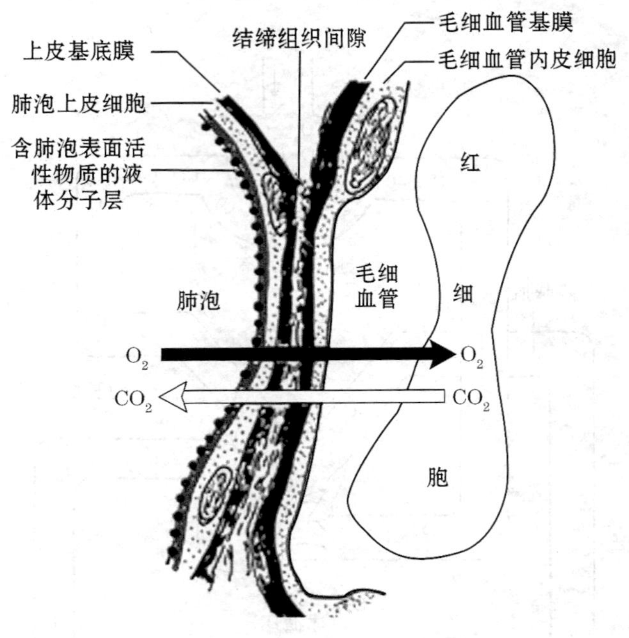

图 4-6 呼吸膜结构示意图

1）呼吸膜厚度：呼吸膜虽然由六层组成，但其平均厚度只有约 0.5 μm，最薄处仅 0.2 μm，O_2和 CO_2易于扩散通过。在静脉血流经肺毛细血管全长的前 1/3 段时，即与肺泡气的分压相等，达到气体扩散平衡，而后 2/3 仍具有换气的潜能，这是肺换气功能的时间储备。任何使呼吸膜增厚的病理变化，如肺水肿、肺纤维化等，都会导致气体扩散速率降低，从而引起低氧血症。

2）呼吸膜面积：人两肺约有 3 亿个肺泡，呼吸膜的总面积可达 70 m^2之多。在安静状态下，肺换气使用的呼吸膜面积约为 40 m^2，仅占呼吸膜总面积的 60%，这表明呼吸膜有相当大的面积储备。运动时，随着肺毛细血管开放数量和开放程度的增加，气体扩散面积相应增大，从而使气体交换效率提高。在肺气肿、肺实变、肺不张以及肺毛细血管阻塞等病理状态下，呼吸膜面积大为减小，从而影响气体交换。

（4）通气/血流比值　肺泡通气量与肺血流量的比值称为通气/血流比值（alveolar ventilation/perfusion ration，V_A/Q）。若肺泡通气过剩或血流相对不足，则 V_A/Q 比值增大，这时因部分肺泡气体不能与血液进行气体交换而成为无效通气，导致肺泡无效腔产生，造成肺换气量减少；相反，若肺泡通气不足或血流相对过多，则 V_A/Q 比值减小，这时部分混合静脉血不能得到充分的气体更新便混入动脉血，犹如发生了功能性动—静脉短路（physilogical shutting），从而使动脉血 PO_2 降低和 PCO_2 升高。健康成年人安静状态下，肺泡通气量约为 4200 ml/min，肺血流量（即右心排血量）约为 5 000 ml/min，肺总的 V_A/Q 比值是 0.84。人在直立体位时，由于受重力因素的影响，肺尖部 V_A/Q 比值偏大，而肺底 V_A/Q 比值偏小。运动时，肺尖部血流量增加明显，而肺底部肺通气量增加明显，这可使 V_A/Q 比值得到改善，肺换气效率也相应提高。

任何使 V_A/Q 比值增大的病理因素，如肺动脉栓塞，右心衰竭等疾病都会导致肺泡无效腔增大；反之，使 V_A/Q 比值减小的因素，如肺不张、肺水肿、支气管痉挛，则会使动—静脉短路增加（图 4-7）。肺气肿患者因肺泡壁不同程度的破坏和大量细支气管的闭塞，上述两种 V_A/Q 比值的异常都可能存在。因此，凡是引起 V_A/Q 比值偏离正常值范围的病理因素，均可使肺换气效率降低，导致血液既缺 O_2 也有 CO_2 潴留，但以缺 O_2 为主。

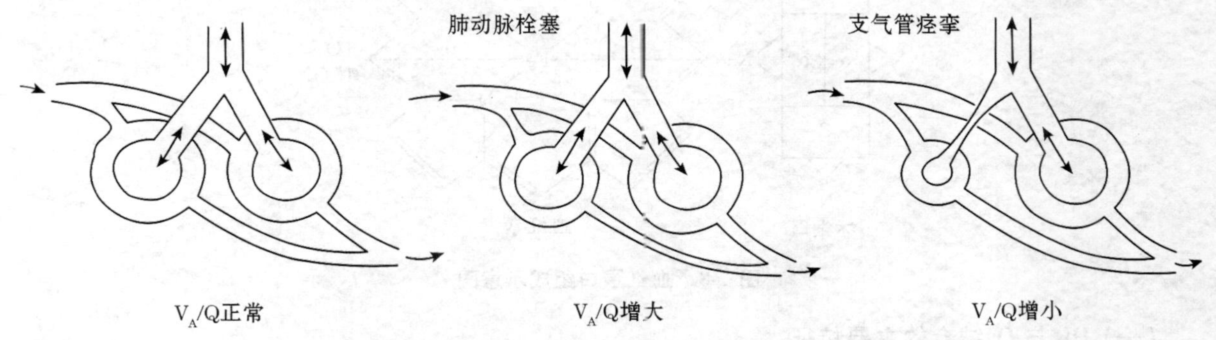

图 4-7　通气/血流比值及其变化示意图

（二）组织换气及影响因素

组织换气的驱动力是组织毛细血管血液与组织液之间的气体分压差，其大小主要受组织细胞代谢水平和组织血流量的影响。由于组织细胞的不停代谢，不断地消耗 O_2、产生 CO_2，所以组织细胞内及组织液中的 PO_2 总是低于毛细血管血液的 PO_2，而 PCO_2 总是高于毛细血管血液的 PCO_2，O_2 和 CO_2 各顺其分压差由分压高处向分压低处扩散，使毛细血管血液的 PO_2 逐渐降低，PCO_2 逐渐升高，动脉血也因此而转变为静脉血。

当组织细胞代谢增强时，组织 PO_2 降低，PCO_2 升高，气体分压差增大，组织换气加快。当组织血流量增加时，组织 PO_2 升高，PCO_2 降低；反之，当组织血流量减少时，组织 PO_2 降低，PCO_2 升高。

组织换气效率还与毛细血管的数量和功能状态有关。组织毛细血管数量多、开放程度大，气体扩散面积大，距离短，气体扩散快，组织 PO_2 高，PCO_2 低。当毛细血管壁通透性过度增大引起水肿时，则因气体扩散距离远、速度慢，导致组织 PO_2 降低，PCO_2 升高。

第三节　气体在血液中的运输

气体运输是机体以循环流动的血液为载体将 O_2 由肺运送到组织，CO_2 由组织运输到肺的过程。O_2 和 CO_2 均以物理溶解和化学结合两种方式存在于血液中（见表 4-3）。

表 4-3　O_2和 CO_2的含量(ml/L)血液

呼吸气体	动脉血			静脉血		
	物理溶解	化学结合	合计	物理溶解	化学结合	合计
O_2	3.1	200	203.1	1.1	152	153.1
CO_2	25.3	464	489.3	29.1	500	529.1

一、氧气的运输

血液中物理溶解的 O_2量极少，仅占血液 O_2总含量的 1.5%，而结合形式的 O_2占 98.5%。血红蛋白(hemoglobin，Hb)是血液中 O_2运输的载体，可使血液运输 O_2的量提高近 70 倍。

Hb 分子是由 1 个珠蛋白和 4 个血红素构成的四聚体，每个血红素可与 1 分子 O_2或 CO 结合(图 4-8)。Hb 与 O_2结合或解离时，可使 Hb 各亚基内部和亚基之间的盐键形成或断裂，引起 Hb 分子构象改变，Hb 与 O_2的亲和力也随之改变，这一现象称为变构效应。

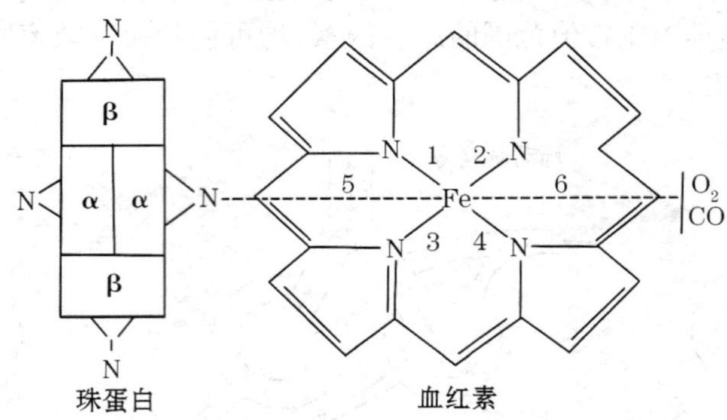

图 4-8　血红蛋白组成示意图

(一) Hb 与 O_2结合的主要特征

1. Hb 与 O_2结合的反应特点　Hb 与 O_2结合后，血红素中的 Fe^{2+}仍是二价铁，所以该反应是氧合，而不是氧化。另外，该反应速度快、可逆，无需酶的催化。反应的方向直接取决于 PO_2。当血液流经 PO_2较高的肺泡时，Hb 与 O_2结合，形成氧合血红蛋白(HbO_2)；当血液流经 PO_2低的组织时，HbO_2则解离、释放 O_2，形成去氧血红蛋白(Hb)。

$$Hb + O_2 \underset{PO_2\text{低}}{\overset{PO_2\text{高}}{\rightleftharpoons}} HbO_2$$

2. Hb 的颜色　HbO_2呈鲜红色，而 Hb 呈紫蓝色。若体表表浅毛细血管中血液 Hb 含量达到 50 g/L 以上时，皮肤、黏膜呈现暗紫色，这一现象称为发绀(cyanosis)。发绀可视为缺氧的体征，但是当严重贫血(Hb 含量不足 50 g/L)时，则可不出现发绀，而红细胞增多症的患者在不缺氧的情况下也会有发绀。CO 中毒时形成碳氧血红蛋白(HbCO)，患者虽缺氧但皮肤、黏膜呈现樱桃红色。

3. Hb 结合 O_2的量　1 分子 Hb 最多可以与 4 分子 O_2结合而达到饱和。1 g Hb 可结合 1.34 ~ 1.39 ml O_2。每升血液中 Hb 所能结合 O_2的最大量称为 Hb 氧容量(oxygen capacity of Hb)，它取决于血液中 Hb 的浓度。当 Hb 浓度为 150 g/L 血液时，Hb 氧容量 = 1.34 × 150 = 201(ml/L 血液)。Hb 实际结合 O_2的量称为 Hb 氧含量(oxygen content of Hb)，其值取决于血液中的 PO_2。Hb 氧含量占 Hb 氧容量的百分比称为 Hb 氧饱和度(oxygen saturation of Hb)。动脉血 Hb 氧含量为 196 ml/L 血液，Hb 氧饱和度是 97.4%；静脉血 Hb 氧含量为 150 ml/L 血液，Hb 氧饱和度是 75%。通常情况下，血液中溶解的 O_2极少，可忽略不计。因此，Hb 氧容量、Hb 氧含量和 Hb 氧饱和度可分别视为血氧容量、血氧含量和血氧饱和度。

4. Hb 与 O_2的亲和力　氧合 Hb 对 O_2的亲和力约为去氧 Hb 的 500 倍。此外，Hb 对 O_2的亲和力还随 Hb 结合 O_2量的增加而增强，反之随结合 O_2量的减少而减弱。这与 Hb 变构效应有关。

（二）氧解离曲线及影响因素

1. 氧解离曲线　氧解离曲线（oxygen dissociation curve）是表示血 PO_2与血氧饱和度之间关系的曲线（图 4-9）。该曲线呈“S”形，这是由于 Hb 饱和现象和变构效应所致。根据曲线的特点和功能意义，将曲线分为 3 段。

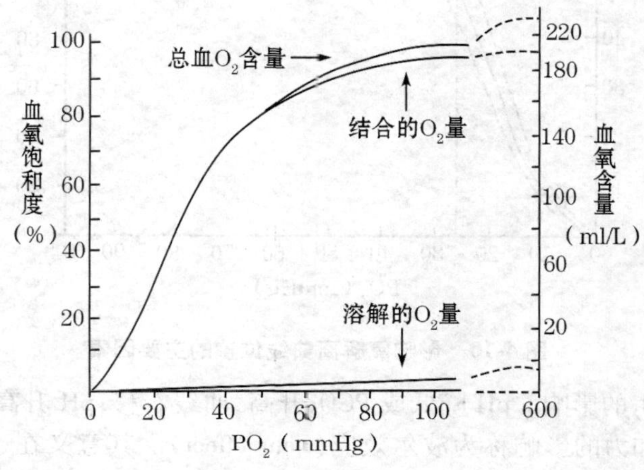

图 4-9　氧解离曲线

（1）上段曲线　血 PO_2为 60 ~ 100 mmHg 所对应的曲线。该段曲线较为平坦，表明 PO_2在这一范围内变化时，对 Hb 氧饱和度或 Hb 氧含量影响不大，这一特点有利于 O_2的结合和运输。只要血液 PO_2不低于 60 mmHg，Hb 氧饱和度仍可保持在 90% 以上。在高原、高空等低氧环境下活动或患有某些呼吸系统疾病时，虽然吸入气或肺泡气中 PO_2有所下降，但血液运载 O_2的量仍可满足机体代谢的需要。相反，血液 PO_2即使提高到 100 mmHg 以上，Hb 氧含量也只有少量增加，约 6 ml/L 血液。虽然提高 PO_2不能明显提高血液结合 O_2的量，但可增加物理溶解 O_2的量。临床上采用高压氧舱治疗 CO 中毒，就是通过提高血液溶解 O_2的量来改善血液的运 O_2效率。另外，高压氧也可加速 HbCO 解离而释放出 CO。

（2）中段曲线　血 PO_2为 40 ~ 60 mmHg 所对应的曲线。该段曲线较陡直，表明在这段范围内 PO_2的变化对血氧饱和度影响较大，反映 HbO_2解离、释放和利用 O_2的情况。当血 PO_2为 40 mmHg（混合静脉血）时，Hb 氧饱和度降低至 75%，Hb 氧含量为 150 ml/L 血液，即 1 L 动脉血流经组织时，释放 O_2大约 50 ml。

（3）下段曲线　血 PO_2为 15 ~ 40 mmHg 所对应的曲线。该段曲线陡直，表明 Hb 氧饱和度可随血液 PO_2的变化而发生急剧改变，这一特点有利于 O_2的进一步释放和利用。在组织活动加强时，组织 PO_2可降低到 15 mmHg，Hb 氧饱和度降低至 22%，Hb 氧含量仅约 44 ml/L 血液，即 1 L 动脉血流经组织时，释放 O_2约 156 ml，是安静时的 3 倍。可见下段曲线也反映出血液有较大的血 O_2储备。

Hb 氧解离曲线的特殊形态不仅解释了 Hb 运输 O_2的机制，也反映了 Hb 具有 O_2缓冲作用，能有效保证体内 O_2的运输和利用。

2. 影响氧解离曲线的因素　Hb 与 O_2的亲和力除与 PO_2有关外，还会受到其他因素的影响，从而使曲线偏移。氧解离曲线右移，Hb 与 O_2亲和力减弱，O_2释放增加，有利于血液向组织提供较多的 O_2；

反之,氧离曲线左移,Hb 与 O_2亲和力增强,血液向组织释放 O_2减少(图 4-10)。

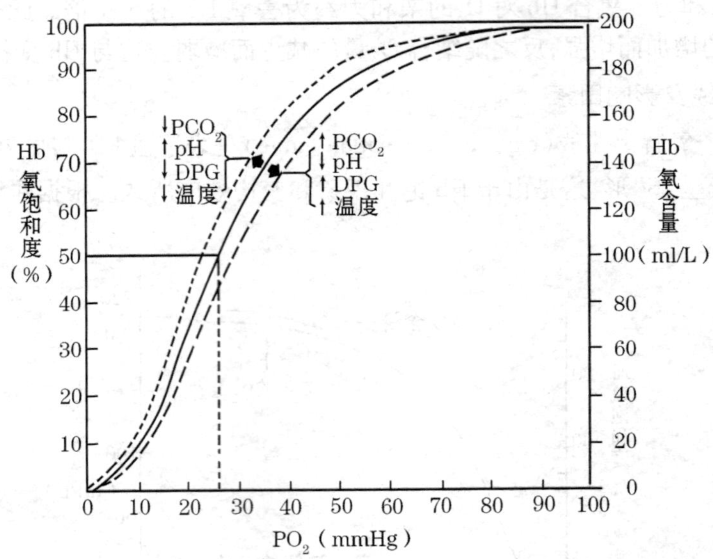

图 4-10 影响氧解离曲线位置的主要因素

(1) 血液 pH 和 PCO_2的影响 pH 降低或 PCO_2升高,曲线右移;pH 升高或 PCO_2降低,曲线左移。血液酸度对 Hb 与 O_2亲和力的影响称为波尔效应(bohr effect)。其意义在于既可促进血液流经组织时释放 O_2,又可促进血液流经肺结合 O_2,从而提高血液的运输 O_2的效率。在临床上,若对酸中毒的患者纠正治疗过度变为碱中毒时,则会因为 O_2释放减少导致组织缺 O_2。

(2) 温度的影响 温度升高,曲线右移,而温度降低,曲线左移。当组织代谢活跃时,局部组织温度升高,加之 CO_2和酸性代谢产物增加,都有利于 HbO_2解离、释放 O_2,使组织获得更多的 O_2。临床上采用低温麻醉时,HbO_2释放 O_2的量减少,可导致组织缺氧。但这时因血氧含量较高,皮肤、黏膜仍呈鲜红色,组织缺氧容易被疏忽。

(3) 2,3 - 二磷酸甘油酸(2,3 - diphospoglycerate,2,3 - DPG) 是红细胞无氧糖酵解的产物,可使氧解离曲线右移。2,3 - DPG 也可以通过提高血液 H^+浓度,使 Hb 对 O_2的亲和力降低。

人在高原或低 O_2环境中,糖酵解加强,红细胞 2,3 - DPG 增加,氧解离曲线向右偏移,有利于 O_2的释放。库存时间超过 3 周以上的血液,糖酵解缓慢或停止,红细胞中的 2,3 - DPG 含量减少,导致 Hb 与 O_2亲和力增强,不利于 HbO_2解离释放出 O_2。所以输入大量库存时间较久的血液时,其运 O_2效率较低。

知识链接

一氧化碳中毒

CO 与 Hb 的亲和力是 O_2的 210 倍,所以 CO 经呼吸道吸入肺泡后,立即进入血液并与 Hb 结合形成碳氧血红蛋白(HbCO),使 Hb 失去携带 O_2的能力。HbCO 还能使氧解离曲线左移,即抑制 HbO_2解离和释放 O_2,造成机体急性缺氧。此外,高浓度的 CO 还能与细胞色素氧化酶中的二价铁相结合,直接抑制细胞内呼吸。CO 对全身组织细胞均有毒性作用,尤其对大脑皮质的影响最为严重。当人们意识到 CO 中毒时,大脑皮质已经受到麻痹损害,肢体丧失自主活动能力,使人无法进行有效的自救。一旦发现 CO 中毒,应首先将患者搬离现场,让患者吸入新鲜空气或纯 O_2,有条件者行高压氧舱治疗。

二、二氧化碳的运输

在血液中,以物理溶解方式运输的 CO_2量约占总运输量的 5%,其余 95% 是以化学结合的方式运输。化学结合的形式主要是碳酸氢盐和氨基甲酰血红蛋白。

（一）二氧化碳化学结合的形式

$$CO_2 + H_2O \underset{\text{在肺}}{\overset{\text{在组织}}{\rightleftharpoons}} H_2CO_3 \rightleftharpoons HCO_3^- + H^+$$

1. 碳酸氢盐　组织细胞代谢生成的 CO_2 扩散进入血液，其中大部分进入红细胞内，在碳酸酐酶的催化下，与 H_2O 反应生成 H_2CO_3。H_2CO_3 再解离成 HCO_3^- 与 H^+。此反应迅速、可逆，是血浆中反应速度的5000倍，不到1 s即达平衡。随着红细胞内 HCO_3^- 浓度的不断增加，HCO_3^- 便顺浓度差经红细胞膜扩散进入血浆中。同时，血浆中的氯离子扩散进入红细胞内，以维持细胞内电平衡。这样，HCO_3^- 便可不断生成，不断运出，这使反应向右进行，以利于 CO_2 运输。在上述反应中产生的 H^+，与Hb结合。所以，Hb还是红细胞内的缓冲剂（图4-11）。

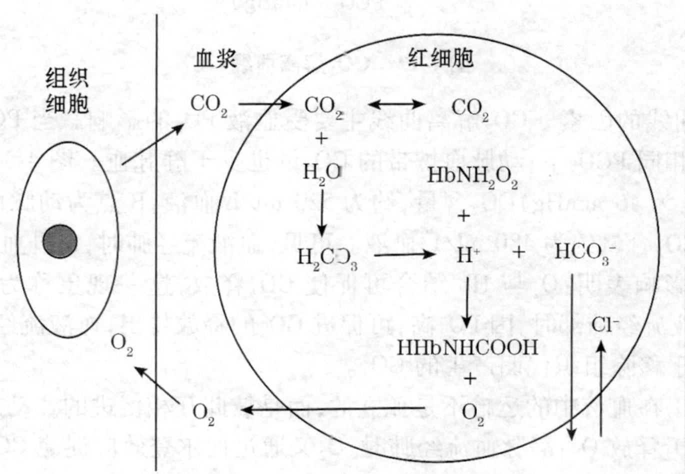

图4-11　CO_2 在血液中运输示意图

当静脉血流入肺部时，反应向左进行。首先，静脉血中溶解的 CO_2 扩散进入肺泡，红细胞内的 H_2CO_3 再分解成 CO_2 与 H_2O，CO_2 由红细胞扩散入血浆。红细胞内 H_2CO_3 含量的减少，促使血浆中的 HCO_3^- 进入红细胞，与 H^+ 结合生成 H_2CO_3。Cl^- 则从红细胞内返回到血浆。通过这一过程，以 HCO_3^- 形式运输的 CO_2，在肺部又转变成 CO_2 排出。

2. 氨基甲酰血红蛋白　血液中约有7%的 CO_2 与Hb的自由氨基结合生成氨基甲酰血红蛋白（carbamino hemoglobin，HHbNHCOOH）。这一反应无需酶的催化，反应迅速、可逆。CO_2 与Hb结合或解离取决于Hb的氧合。HbO_2 与 CO_2 结合形成HHbNHCOOH的能力比Hb小。在组织，HbO_2 解离释放 O_2 后成为Hb，与 CO_2 结合生成HHbNHCOOH。此外，Hb和 H^+ 结合，也促进反应向右进行。在肺部 HbO_2 生成增多，促使HHbNHCOOH解离，释放 CO_2 和 H^+，使反应向左进行。由HHbNHCOOH解离排放的 CO_2 量占肺部排出 CO_2 总量的17%。

$$HbNH_2O_2 + CO_2 + H^+ \underset{\text{在肺}}{\overset{\text{在组织}}{\rightleftharpoons}} HHbNHCOOH + O_2$$

（二）二氧化碳解离曲线及影响因素

1. 二氧化碳解离曲线　二氧化碳解离曲线（carbon dioxide dissociation curve）是反映血液中 CO_2 含量（或浓度）与 PCO_2 之间关系的曲线（见图4-12）。该曲线的特点是 CO_2 浓度与 PCO_2 之间几乎呈线性关系，而不是“S”形曲线关系，曲线斜率大，没有饱和点。这些特点不仅有利于 CO_2 的结合、运输和排放，也有利于维持血液中 PCO_2 的相对稳定。

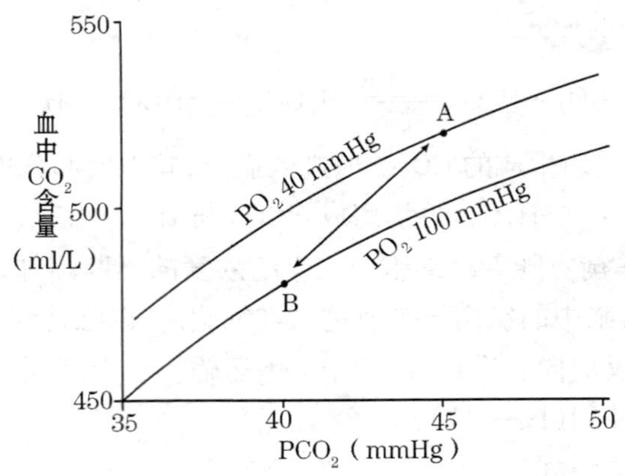

图 4-12　CO_2 解离曲线

2. 影响 CO_2 解离曲线的因素　CO_2 解离曲线主要受血液 PO_2 的影响。当 PO_2 升高时，CO_2 解离曲线向右下方移位，即在相同 PCO_2 下，动脉血携带的 CO_2 量也少于静脉血。图 4-12 中的 A 点是静脉血（PO_2 为 40 mmHg，PCO_2 为 46 mmHg）CO_2 含量，约为 520 ml/L 血液，B 点为动脉血（PO_2 为 100 mmHg，PCO_2 为 40 mmHg）的 CO_2 含量约为 480 ml/L 血液。可见，血液流经肺时，每升血液可释放 CO_2 40 ml。PO_2 对 CO_2 解离曲线的影响表明：O_2 与 Hb 结合可促使 CO_2 释放，这一现象称为何尔登效应（haldane effect）。其意义是，血液流经肺部时，因 PO_2 高，可促进 CO_2 的释放排出；血液流经组织时，由于 PO_2 低，可促进 CO_2 结合，有利于移除组织代谢产生的 CO_2。

由上可见，O_2 与 CO_2 在血液中的运输不是孤立的，而是彼此互相促进的。动脉血流经组织时，CO_2 通过波尔效应促使 HbO_2 释放 O_2；静脉血流经肺时，O_2 又通过何尔登效应促使 CO_2 排放。

第四节　呼吸运动的调节

呼吸运动是依靠呼吸肌的收缩和舒张引起胸廓节律性扩大和缩小的功能活动，它是肺通气的动力。因呼吸肌不具有自律性，所以呼吸运动的节律性只能起源于高级神经中枢。当血液中某些化学成分发生变化时，可经反馈性调节改变呼吸频率和深度，维持血液中 PO_2、PCO_2 相对稳定，以适应机体代谢的需要。此外，大脑皮质也可对呼吸进行有意识的行为性调节，使呼吸及时适应机体其他功能活动，如唱歌、说话、吞咽、打喷嚏以及咳嗽反射等活动。

一、中枢神经性调节

（一）呼吸中枢与呼吸节律

1. 呼吸中枢　呼吸中枢（respiratory center）是指在中枢神经系统内产生和调节呼吸节律的神经元群。这些神经元分布在大脑皮质、间脑、脑桥、延髓和脊髓各个部位。虽然各个部位在节律性呼吸运动的调控中发挥的作用不同，但彼此相互协调，共同维持正常的呼吸运动。

（1）脊髓　当在脊髓和延髓之间横断后，动物呼吸运动即刻停止，说明脊髓是高位呼吸中枢和呼吸肌联系的中转部位以及某些呼吸反射的初级整合中枢。

支配膈肌的运动神经元位于脊髓颈段前角，支配肋间肌和腹肌等的运动神经元位于脊髓胸段前角。

（2）低位脑干　包括脑桥和延髓。在动物的中脑和脑桥之间（见图 4-13A 平面）横切后，呼吸节律无明显变化，表明呼吸节律产生于低位脑干，而高位中枢对呼吸节律的产生并非是必需的。在脑桥上部、中部之间(图 4-13B 平面)横断,呼吸将变慢变深,因而推测脑桥上部存在抑制吸气的所谓呼吸调整中枢(pneumotaxic center)。在脑桥和延髓之间(图 4-13C 平面)横断后,呼吸变得不规则,呈喘息样呼吸(gasping),表明延髓内有产生呼吸节律的基本呼吸中枢。

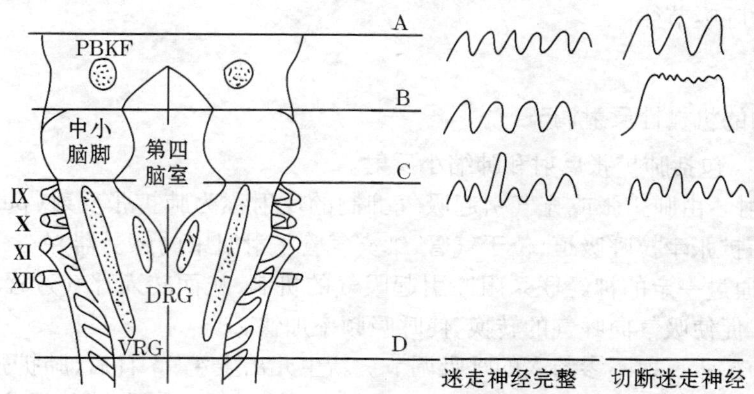

图 4-13 脑干呼吸神经元分布(左)和在不同平面横断脑干后呼吸的变化(右)示意图

1) 延髓呼吸中枢:在延髓,呼吸神经元主要集中在延髓的背侧和腹侧,分别称为腹侧呼吸组(ventral respiratory group,VRG)和背侧呼吸组(dorsal respiratory group,DRG)。

腹侧呼吸组的神经元位于延髓腹外侧区,分布于延髓全长,含有吸气神经元和呼气神经元,但主要是呼气神经元,其轴突下行投射到脊髓胸段,支配肋间内肌和腹肌的运动神经元。兴奋时引起呼气。VRG 还可调节咽喉部辅助呼吸肌的活动。

背侧呼吸组的神经元主要位于延髓背内侧区,多为吸气神经元,其轴突下行至脊髓颈胸段,支配膈肌和肋间外肌的运动神经元。兴奋时,引起吸气。DRG 还接受来自外周和中枢其他部位传入的冲动,并与脑桥有双向联系。

2) 脑桥呼吸中枢:脑桥呼吸组(pontine respiratory group,PRG)位于脑桥上部,呼吸神经元相对集中于臂旁内侧核与相邻的 Kölliker – Fuse(KF)核,合称 PBKF 核群,是呼吸调整中枢。该区含有吸气神经元、呼气神经元和跨时相神经元,主要是呼气神经元。其作用为限制吸气,促使吸气向呼气转换。

(3) 高位脑 呼吸活动还受脑桥以上更高级中枢的影响,如大脑皮质、边缘系统、下丘脑等。大脑皮质可以随意控制呼吸,配合完成说话、唱歌、咳嗽、吞咽等动作,在一定限度内随意屏气或加强加快呼吸。

2. 呼吸节律的形成 关于呼吸节律形成机制,目前尚未完全阐明,较为公认的是神经元网络学说(图 4-14)。

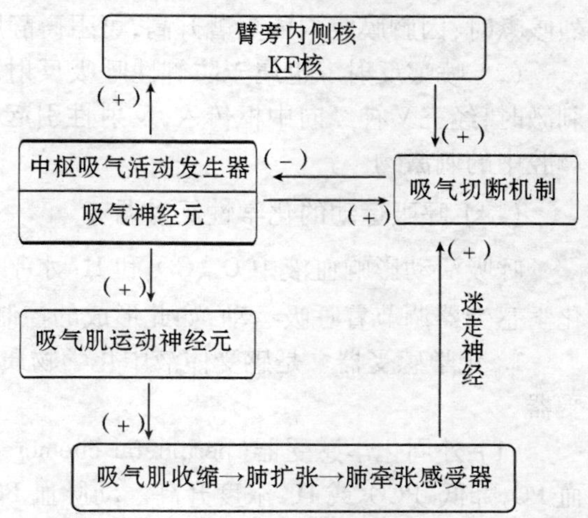

图 4-14 呼吸节律形成机制示意图

(+)表示兴奋;(−)表示抑制

平静呼吸时,吸气是主动的,呼气是被动的,故可以认为中枢呼吸节律主要是吸气活动节律。神经元网络学说认为,呼吸节律的产生是由延髓内呼吸神经元网络间不同神经元相互作用的结果。在延髓,同时存在具有"中枢吸气活动发生器"和"吸气切断机制"两种作用不同的神经元。中枢吸气发生器的活动,首先引起延髓吸气神经元兴奋,继而使脊髓吸气肌运动神经元兴奋，吸气肌收缩，产生吸气。同时，也使脑桥 PBKF 核群以及吸气切断机制兴奋。脑桥 PBKF 核群兴奋后，再兴奋吸气切断机制。吸气切断机制接受来自中枢吸气发生器、PBKF 核群和肺牵张感受器的传入冲动而兴奋，反馈抑制中枢吸气发生器的活动，使吸气停止，转为呼气。如此反复，便形成了正常呼吸节律。

二、反射性调节

(一) 呼吸运动的机械性反射调节

1. 肺牵张反射　包括肺扩张反射和肺缩小反射。

(1) 肺扩张反射　由肺扩张或充气引起吸气抑制的反射称为肺扩张反射(pulmonary inflation reflex)。当吸气时，肺扩张牵拉呼吸道，位于气管、细支气管平滑肌中的感受器兴奋，冲动沿迷走神经传入延髓。在延髓内通过一定的神经联系阻断引起吸气的机制，从而转入呼气过程。这一反射的作用在于防止吸气过深，促使吸气向呼气的转换，使呼吸频率加快。

生理情况下，肺扩张反射不参与人的呼吸调节。新生儿出生 4～5 日后，肺扩张反射就显著减弱。成年人，只有当潮气量增加至 1500 ml 以上时，才引起肺扩张反射。在肺水肿、肺充血和肺不张等病理情况下，肺扩张时气道受到较强扩张刺激，可使呼吸变浅加快。

(2) 肺缩小反射　肺缩小时引起吸气兴奋的反射称为肺缩小反射(pulmonary deflation reflex)。肺缩小反射只在肺过度缩小时才出现，在平静呼吸的调节中意义不大，但在防止过深呼气和肺不张等时可能起一定作用。

2. 呼吸肌本体感受性反射　呼吸肌内有本体感受器——肌梭。当肌梭受到牵拉刺激时，可以反射性地引起受牵拉肌肉的收缩，这种反射属于本体感受性反射(proprioceptive reflex)。其意义在于增强呼吸肌本身的收缩强度，克服呼吸阻力。在呼吸肌收缩负荷增加时，参与呼吸肌活动水平的调节。

3. 防御性呼吸反射

(1) 咳嗽反射　是最常见的重要防御性呼吸反射。当位于气管及支气管上的感受器受到机械性或化学性刺激时，先是短促的深吸气，随之声门紧闭，呼气肌强烈收缩，肺内压和胸膜腔内压急速上升，然后声门突然开放，气体以极高的速度由肺内冲出，使呼吸道内的异物及分泌物被强力排出。剧烈咳嗽时，因胸膜腔内压显著升高，可阻碍静脉回流，使静脉压和脑脊液压等升高。

(2) 喷嚏反射　也属于防御性呼吸反射。刺激主要作用于鼻黏膜的感受器，在受到机械或化学刺激时，经三叉神经向中枢传入，反射性引起腭垂下降，舌面压向软腭，气流主要由鼻腔喷出，以清除鼻腔中的刺激物。

(二) 呼吸运动的化学性反射调节

呼吸活动影响血液中 O_2、CO_2 和 H^+ 水平，反过来动脉血中的 O_2、CO_2 和 H^+ 水平的变化又作用于化学感受器调节着呼吸运动，如此形成的控制系统维持着机体内环境这些因素的稳定。

1. 化学感受器　是感受体液中化学物质刺激的一类感受器，分为外周化学感受器和中枢化学感受器。

(1) 外周化学感受器(peripheral chemoreceptors)　位于颈动脉体和主动脉体，其适宜刺激是动脉血 PO_2 降低、PCO_2 或 H^+ 浓度升高。动脉血 PO_2 降低、PCO_2 或 H^+ 浓度升高时刺激外周化学感受器，冲动分别经窦神经和迷走神经传入延髓，反射性地引起呼吸加深、加快和心血管活动的变化。

由于颈动脉体的适宜刺激是动脉血中的低 PO_2，而不是低 O_2 含量，所以在贫血或 CO 中毒患者，并无呼吸困难的表现。

(2) 中枢化学感受器(central chemoreceptors) 位于延髓腹外侧浅表部位,其适宜刺激是脑脊液和局部细胞外液的 H^+ 浓度。在体内,血液中的 CO_2 能迅速通过血—脑脊液屏障,与 H_2O 结合成 H_2CO_3,再解离出 HCO_3^- 和 H^+,使中枢化学感受器周围液体中的 H^+ 浓度升高,从而刺激中枢化学感受器,引起呼吸中枢兴奋。但有一定的时间延迟,反应潜伏期较长。

2. CO_2、H^+ 和 O_2 对呼吸的影响

(1) CO_2 对呼吸的影响 CO_2 是调节呼吸的最重要的生理性体液因子。当吸入 CO_2 含量超过 0.04% 的混合气体时,肺泡气 PCO_2 升高,动脉血 PCO_2 也随之升高,呼吸加深加快,肺通气量增加。吸入气 CO_2 含量达到 4% 时,肺通气量加倍。但是,当吸入气 CO_2 含量超过 7% 时,使肺泡气和动脉血 PCO_2 显著升高,导致包括呼吸中枢在内的中枢神经系统活动的抑制,引起呼吸困难、头痛、头昏,甚至昏迷,严重时出现 CO_2 麻醉。

CO_2 对呼吸的影响通过两条途径实现:① 刺激中枢化学感受器,再兴奋呼吸中枢。② 刺激外周化学感受器,冲动经窦神经和迷走神经传入,兴奋延髓呼吸中枢,反射性引起肺通气增加。虽然中枢化学感受器在 CO_2 引起的通气反应中起主要作用,但是中枢化学感受器对 CO_2 刺激,反应慢、潜伏期长,所以当动脉血 PCO_2 突然升高时,引起快速呼吸调节反应的是外周化学感受器。此外,当中枢化学感受器受到抑制或麻痹时,外周化学感受器对 CO_2 刺激的感受作用就显得更为重要。

(2) H^+ 对呼吸的影响 动脉血 H^+ 浓度升高,呼吸加深加快,肺通气增加;H^+ 浓度降低,呼吸受抑制。H^+ 对呼吸的调节也是通过外周化学感受器和中枢化学感受器实现的。中枢化学感受器对 H^+ 的敏感性较外周化学感受器高 25 倍,所以脑脊液中的 H^+ 才是中枢化学感受器的最有效刺激。但是,血液中 H^+ 透过血—脑脊液屏障的速度很慢,限制了它对中枢化学感受器的刺激作用。

(3) PO_2 对呼吸的影响 吸入气 PO_2 降低时,肺泡气 PO_2 随之降低,呼吸加深、加快,肺通气增加。动脉血 PO_2 在正常呼吸调节中作用不大,只在下列情况下才有重要意义:① 动脉血 PO_2 下降到 80 mmHg 以下时,才引起肺通气的增加。如严重肺气肿、肺源性心脏病患者,肺换气功能障碍,导致低 O_2 和 CO_2 潴留。② 长时间 CO_2 潴留使中枢化学感受器对 CO_2 的刺激出现适应,此时低 O_2 对外周化学感受器的刺激则成为驱动呼吸的主要刺激。因此,在临床上给患者吸 O_2,尤其是长期 CO_2 潴留的患者吸 O_2 时,应予以高度注意。否则,因吸入纯 O_2,解除了外周化学感受器的低 O_2 刺激,引起呼吸暂停。

低 O_2 对呼吸的刺激作用完全是通过外周化学感受器实现的。低 O_2 对呼吸中枢的直接作用是抑制作用,但是低 O_2 通过对外周化学感受器的刺激而兴奋呼吸中枢,可对抗低 O_2 对中枢的直接抑制作用。不过在严重低 O_2 时,外周化学感受性反射已不足以克服低 O_2 对中枢的抑制作用,最终导致呼吸运动抑制。

知识链接

严重急性呼吸综合征

2003 年上半年,在我国暴发流行的严重急性呼吸综合征(severe acute respiratory syndrome,SARS)是由一种 RNA 冠状病毒引起的肺部炎症,也曾称为非典型肺炎。人体在感染冠状病毒后,造成下呼吸道黏膜及肺泡上皮细胞坏死。这不仅使呼吸道阻力增加,也使肺泡表面活性物质分泌减少,肺泡表面张力增大,引起肺不张、肺水肿和透明膜形成,使肺的通气和换气功能障碍,动脉血 O_2 含量减少,患者表现呼吸浅慢和明显的缺氧症状,最终死于呼吸衰竭。这次 SARS 大流行共报告临床诊断病例8000 多人,造成 700 多人死亡。

思考题

1. 呼吸全过程分为哪几个阶段?每一阶段发生异常时,对血液 PO_2 和 PCO_2 和含量有何影响?

2. 胸膜腔负压是怎样形成的？发生气胸后，对机体的功能活动有何影响？
3. 影响肺换气的因素有哪些？机体为什么易出现缺 O_2，而不易出现 CO_2潴留？
4. 影响氧解离曲线的因素有哪些？曲线左移和右移对机体有何影响？
5. O_2和 CO_2运输方式各有哪些？患贫血时，对哪种气体的运输影响更大？
6. 如果给一位长期 CO_2潴留患者高流量吸入纯 O_2，患者的呼吸会发生怎样的改变？为什么？

（马常义）

第五章 消化与吸收

⊙学习目标

掌握：胃和小肠的运动形式及意义，胃排空的概念及其控制；胃液、胰液、胆汁的性质、成分和作用。

熟悉：消化和吸收的概念；排便反射；消化器官的神经支配及其作用；胃肠激素和脑—肠肽的概念。

了解：消化道平滑肌的一般特性和电生理特性；食管下括约肌的作用；大肠内的细菌作用；吸收的概念和部位；几种主要营养物质的吸收；主要胃肠激素的作用、社会心理因素对消化功能的影响。

人体细胞依赖内环境而生存。自然界食物中所含营养物质，都是以大分子形式存在的，必须经消化系统的分解、吸收，才能进入体内供机体细胞利用。人和高等动物的消化系统，是由消化道和消化腺组成的。消化道包括口腔、咽、食管、胃、小肠和大肠，消化腺则主要有唾液腺、肝、胰腺等消化器官和散在分布于消化管壁内的腺体。消化系统的主要功能是对食物进行消化和吸收，为细胞新陈代谢和机体生命活动提供各种营养物质以及水和电解质。

消化（digestion）是指食物中所含的大分子营养物质在消化道内被分解为小分子物质的过程。这一过程包括机械性消化（mechanical digestion）和化学性消化（chemical digestion）两种方式，机械性消化是指通过消化道的运动对食物进行机械加工，将食物磨碎，使之与消化液充分混合，并将食物不断向消化道远端推送的过程；化学性消化则是通过消化液中的各种消化酶的作用，将食物中的大分子物质分解为可吸收的小分子物质的过程。消化道的两种消化方式同时进行、密切配合、相互促进，共同完成对食物的消化。

吸收（absorption）是指消化道内的小分子物质通过消化道黏膜上皮细胞进入血液和淋巴液的过程。消化道内未被消化吸收的食物残渣混同消化道脱落上皮细胞、黏液等进入大肠形成粪便，经肛门排出体外。

第一节 消化道的运动

消化道运动是实现食物机械性消化的基础，包括口腔内的咀嚼、吞咽，也包括食管、胃肠道平滑肌协调有序的舒缩活动和直肠的排便反射活动。消化道中，口腔、咽、食管上端的肌肉和肛门外括约肌是骨骼肌，其余部分都是平滑肌。消化道平滑肌细胞之间存在的缝隙连接，可实现电、化学信号在细胞间的便捷传递，加之消化管壁内的固有神经丛，使消化道平滑肌活动更加丰富而灵活。

一、消化道平滑肌的生理特性

消化道平滑肌具有肌肉组织的共同特性，如具有兴奋性、传导性和收缩性，同时又具有其自身特性。

（一）消化道平滑肌的一般生理特性

1. 舒缩活动迟缓 消化道平滑肌收缩的潜伏期、收缩期和舒张期历时均比骨骼肌长，呈现缓慢的活动特性。其一次单收缩过程可达 20 s 以上。

2. 富有伸展性 消化道平滑肌具有较大的伸展性，有利于适应消化道容量的变化。胃的伸展性最大，进食后大量食物进入胃内，胃的容量可以扩大 30 倍。

3. 具有紧张性 正常情况下，消化道平滑肌总是保持一种微弱的持续收缩状态。这种紧张性有利于保持消化道的形态、位置和基础压力，也是不同形式消化道运动的基础。

4. 节律性收缩 消化道平滑肌具有自动节律性收缩活动的特点，但这种节律缓慢而不规则，通常每分钟数次至十余次，变异性较大。

5. 对电刺激不敏感 消化道平滑肌的适宜刺激与骨骼肌不同，单个电刺激通常不能引起其收缩活动，但它对温度变化、化学和机械牵张刺激比较敏感。

（二）消化道平滑肌的电生理特性

1. 静息电位 消化道平滑肌细胞静息电位水平较低，一般在 $-50 \sim -60$ mV，且波动性较大。其形成机制除与 K^+ 扩散和生电性钠泵活动有关外，Ca^{2+}、Cl^- 的跨膜移动也起一定作用。

2. 慢波 消化道平滑肌细胞在静息状态下，可自发地产生周期性的去极化和复极化，形成缓慢的节律性电位波动，称为慢波（slow wave）。因为慢波可以决定消化道平滑肌的收缩节律，又称为基本电节律（basic electrical rhythm，BER）。

3. 动作电位 消化道平滑肌受到各种理化刺激后，可以在慢波的基础上进一步去极化，当达到阈电位时，即暴发动作电位。动作电位的时程很短，10 ~ 20 ms，幅度 60 ~ 70 mV，可单个或成簇出现。平滑肌动作电位升支主要由慢钙通道开放，大量 Ca^{2+} 内流而产生，其降支则由 K^+ 外流引起。

消化道平滑肌的慢波、动作电位和肌肉收缩之间是有紧密联系的，在慢波的基础上产生动作电位，由动作电位引起肌肉收缩。动作电位频率较高时，引起较强的平滑肌收缩，慢波则控制着肌肉的收缩频率、传播速度和方向。

二、咀嚼和吞咽

食物在口腔内被咀嚼、磨碎并与唾液混合，形成食团，然后被吞咽。经过这样一系列的复杂机械活动，配合唾液的化学性消化作用，完成口腔内消化。

（一）咀嚼

咀嚼（mastication）是由咀嚼肌收缩和舌的活动相互配合所完成的复杂的节律性动作。通过咀嚼，食物被切碎、研磨、搅拌，并与唾液充分混合形成食团，便于吞咽和发挥唾液化学性消化作用。咀嚼还能反射性地引起胃肠、胰腺、肝胆等消化器官的活动，为食物的下一步消化做好准备。

（二）吞咽

吞咽（deglutition）是指口腔内的食物或水经咽和食管送入胃的过程。它是口腔、咽、喉以及食管按顺序密切配合的复杂动作，正常人吞咽时间很短，直立位咽水只需 1 s，昏迷、偏瘫、喉返神经损伤、植物状态等情况下，患者吞咽功能障碍，进食时易误入气管，必要时给予胃管鼻饲。

食物进入食管后，食管反射性地产生自上而下的蠕动，将食物推送入胃。在食管下端和胃连接处，有一个 1 ~ 3 cm 的高压区，其内压比胃内压力高 5 ~ 10 mmHg，成为阻止胃内容物逆流入食管的一道屏障，称为食管下段括约肌（lower esophageal sphincter，LES）。LES 受神经、体液因素控制，配合吞咽活动收缩和舒张，若 LES 舒张不良，将导致食管推送食物入胃受阻，引起吞咽困难，临床上称之为贲门失弛缓症；反之，LES 张力减弱，可造成胃液反流。

知识链接 ……………………………………………………………………………………………

呕　吐

呕吐(vomiting)是将胃和肠内容物经口腔排出的过程。呕吐时，胃和食管下段舒张，膈肌和腹壁肌强烈收缩挤压腹腔脏器，使胃肠内压增高，胃内容物经食管逆流到口腔而排出。剧烈呕吐时，小肠上段平滑肌持续收缩，可使十二指肠内容物反流入胃内，呕吐物中会出现胆汁和小肠液。

呕吐是一系列复杂的反射活动，呕吐前常出现恶心、流涎、呼吸急迫和心率加快等症状。呕吐的诱因很多，消化道炎症、胆绞痛、肾绞痛等病患，前庭器官受到刺激，颅内压增高，某些药物甚至视觉、嗅觉刺激都可引起呕吐。呕吐反射的基本中枢在延髓孤束核附近，传出通路有迷走神经、交感神经、膈神经和脊神经，效应器包括膈肌、腹壁肌、胃、小肠等。

呕吐具有一定的保护意义，但剧烈或频繁的呕吐不仅影响正常的消化吸收，还会使大量消化液丢失，导致体液平衡失调和内环境紊乱。

三、胃的运动

胃的运动实现胃的机械性消化功能。根据结构和功能特点，人的胃可以分为头区和尾区两部分。头区相当于胃底和胃体的上 1/3，其主要功能是容纳和储存食物，调节胃内压；尾区包括胃体的下 2/3 和胃窦，主要功能是磨碎食物并使之与胃液充分混合形成食糜，并促进胃的排空。

(一) 胃运动的形式

1. 容受性舒张　进食时，食物对口腔、咽、食管部位的刺激反射性地引起胃底和胃体肌肉的舒张，使胃的容量扩大，称为容受性舒张(receptive relaxation)。这种运动的生理意义在于适应胃内食物量的增加，有利于食物的容纳和储存，同时维持胃内压力基本不变，防止食糜过快排入小肠，有利于食物在胃内的充分消化。胃的容受性舒张是通过迷走—迷走反射完成的，切断迷走神经后这种舒张消失。

2. 紧张性收缩　紧张性收缩(tonic contraction)是肌组织维持低强度收缩状态，这是消化管平滑肌共有的一种基础运动形式。这种运动使消化管腔内具有一定压力，促进消化吸收，并有利于保持消化管的形态和位置。

3. 蠕动　是消化管的一种环形收缩推进运动。食物进入胃内大约 5 min，胃的蠕动便从胃体中部开始，逐步向幽门方向推进。通常胃的蠕动频率为 3 次/分，每个蠕动波经 1 min 推行到幽门，并在推进中逐渐加强，接近幽门时达到高峰。通过胃的蠕动，对食物进行挤压、推送，有利于食物与胃液的混合，并将食糜经幽门送入小肠。蠕动收缩波对食物的挤压及推动作用是双向的，使食物在胃内往返移动，反复研磨混合，充分消化(图 5-1)。

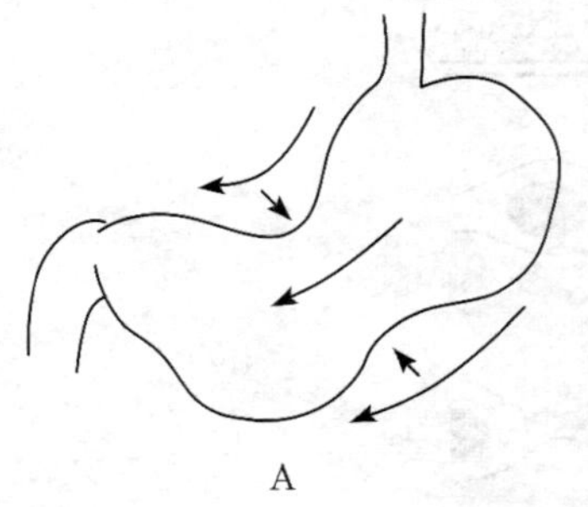

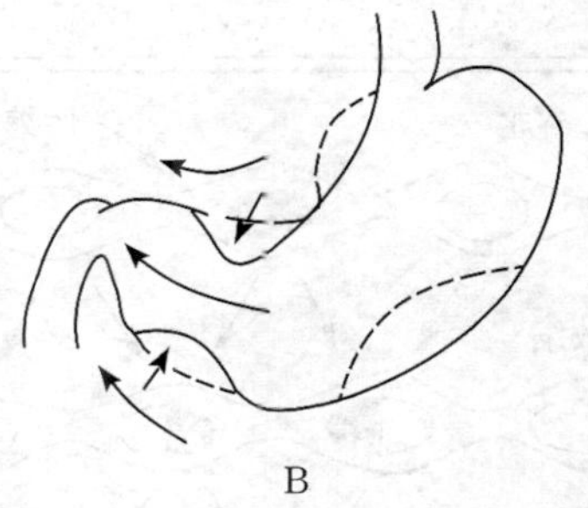

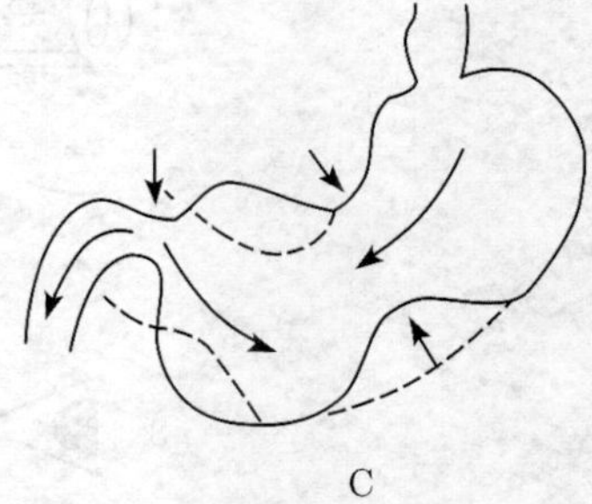

图 5-1　胃的蠕动

在非消化期，胃运动减弱，但可呈现一种间歇时间较长的周期性强力收缩活动，称为移行性复合运动(migrating motor complex，MMC)。MMC 起始于胃体上部，并向肠道方向扩布，对胃内残渣有清洁作用。

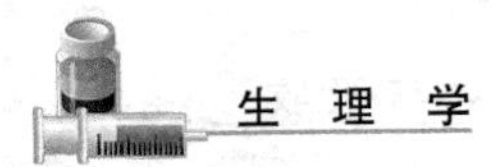

(二) 胃的排空

胃的排空(gastric emptying)是指食糜由胃内排入十二指肠的过程。正常情况下,食物进入胃内之后约 5 min,就开始有部分食糜被排入十二指肠,餐后要经 4 ~6 h 胃才能全部排空。胃排空的动力是胃运动产生的胃内压,排空的阻力则是幽门及十二指肠的收缩。只有胃内压克服十二指肠内压力及幽门阻力,胃的排空才能进行。因此,凡能增强胃运动的因素都能促进胃的排空,而减弱胃运动或增加排空阻力的因素则会延缓胃排空。影响胃排空的因素有以下几个方面:

1. 胃内食物的量　胃排空的速率与胃内食物量的平方根成正比,胃内食物量增多时,对胃壁的扩张刺激增强,通过反射引起胃运动加强,从而促进胃的排空。

2. 食物的性状　食物的物理性状和化学成分不同,胃的排空速度也不同。流体食物比固体食物排空快;等渗溶液比高渗溶液排空快;三大营养物质中,糖类排空最快,蛋白质次之,脂肪最慢。

3. 食物对小肠的刺激　进入小肠的酸、脂肪、高渗溶液及食糜的扩张刺激,均可通过肠—胃反射、胃肠激素抑制胃的运动,从而抑制胃的排空。

通常情况下,抑制胃排空的因素与促进排空的因素相互配合。食物进入胃后,刺激胃运动而促进排空,食糜进入十二指肠后,抑制性作用加强,使胃排空减慢。随着食糜在小肠内被稀释、中和或消化吸收,抑制性作用减弱,胃运动又开始加强,如此反复,直至胃全部排空。因此,胃排空过程是间断进行的,不仅保护小肠,也与小肠的消化、吸收活动相适应。

四、小肠的运动

空腹时,小肠运动很弱,进食后在食物刺激作用下,小肠运动及小肠内消化液分泌活动加强,协同完成小肠内消化和吸收。

(一) 小肠运动的形式

1. 紧张性收缩　空腹时持续存在,进食后显著增强,是小肠其他运动形式的基础。紧张性收缩有利于保持肠道形状、管腔内压,有助于肠内容物的混合,促进消化和吸收。

2. 分节运动　小肠的分节运动(segmental motility)是肠壁环行肌的一种节律性收缩和舒张活动,表现为一段肠道的不同部位环行肌同时收缩,将肠腔内食糜挤压分割成许多节段,随后,收缩部位环行肌舒张,而原先舒张的部位发生收缩,将食糜重新分割挤压,如此反复循环,使食糜与消化液不断混合,并与肠黏膜充分接触,促进消化和吸收(图 5-2)。通过分节运动也对肠壁形成了节律性挤压,有利于肠壁血液和淋巴液的回流,为小肠的吸收创造良好条件。

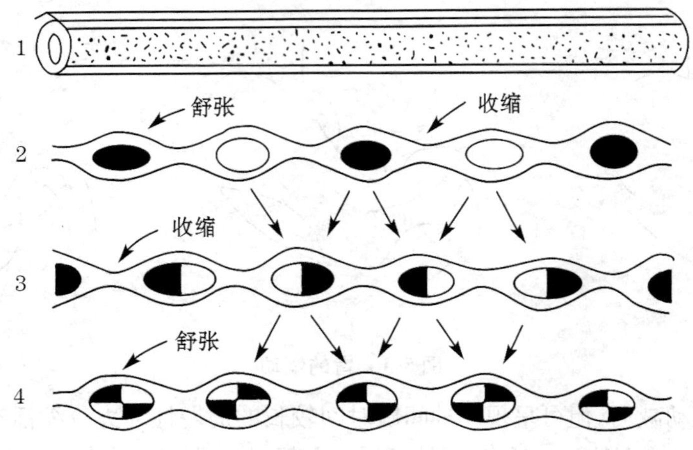

图 5-2　小肠分节运动示意图

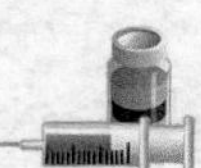

空腹时，小肠分节运动很弱，进食后逐渐加强。各段小肠分节运动频率不同，上部频率较高，在十二指肠为10～11次/分；下部频率较低，回肠末端为7～8次/分。这种节律梯度与各段小肠的消化吸收功能相适应，并有助于将食糜向下段小肠推进。

3. 蠕动　小肠各段都会产生蠕动，并从上段向下段传播，将食糜向下推进。上段小肠蠕动较活跃，每次蠕动把食糜向下推进数厘米，到达新的肠段，开始新的分节运动。进食后小肠蠕动明显加强，有利于小肠消化和吸收。

在小肠还可见到传播速度很快、推进距离较远的蠕动，称为蠕动冲。这种运动可由进食时的吞咽动作和食物刺激十二指肠引起，将肠内容物远距离向下推送。在回肠末端可出现逆蠕动，以防止食糜过快通过回盲瓣进入大肠。此外，小肠在非消化期也存在MMC，研究认为它是由胃的MMC向下传播形成的。

（二）回盲括约肌的活动

回肠末端与盲肠交界处肠壁环行肌增厚，称为回盲括约肌。其活动与回肠运动相互配合，既可防止回肠内容物过快进入结肠，又可阻止大肠内容物倒流入回肠。回肠末端与结肠存在15～20 mmHg的压力差，进食后，回肠蠕动反射性加强，蠕动波到达回肠末端时，回盲括约肌舒张，3～4 ml食糜排入结肠。而结肠内的充盈刺激可反射性引起回盲括约肌收缩和回肠运动减弱，阻止回肠内容物排出和结肠内容物反流。

五、大肠的运动

大肠的主要功能是吸收水、无机盐和维生素，形成和储存粪便，并通过反射将粪便排出体外。大肠运动不如小肠活跃，主要运动形式有袋状往返运动、分节推进运动和蠕动。

排便反射：当粪便被推送进入直肠后，刺激直肠壁内感受器，信号经盆神经和腹下神经传入腰段、骶段脊髓的初级排便中枢，并同时上传到大脑皮质，产生便意。条件具备时，中枢传出信息经盆神经到达效应器，引起降结肠、乙状结肠和直肠平滑肌收缩，肛门内括约肌舒张；同时，阴部神经传出冲动减少，肛门外括约肌舒张，将粪便排出体外。

排便反射受大脑皮质控制，在排便过程中，通过支配膈肌、腹肌的神经兴奋，引起膈肌、腹肌收缩，腹内压力升高，促进粪便排出。高位中枢损伤后，初级排便中枢失去意识控制，出现大便失禁。另外，如果粪便在直肠内滞留时间过长，直肠壁感受器敏感性会逐渐下降，同时水分被过多吸收而使粪便干硬，引起排便困难，称为便秘。而患痢疾或肠炎时，直肠黏膜炎症刺激使感受器敏感性提高，频繁引起便意和排便反射，便后仍有排便未尽的感觉，临床称为“里急后重”。

第二节　消化液及其作用

消化液是由各种消化腺分泌的液体的总称，在各段消化道内发挥各自作用，共同促进食物的消化。

一、唾液及其作用

唾液是由腮腺、颌下腺、舌下腺及众多散在小腺体共同分泌的混合液。唾液无色、无味、近乎中性，正常成年人每日分泌量为1～1.5 L。

唾液有以下几方面的作用：①湿润、清洁和保护口腔；②溶解食物，便于吞咽和引起味觉；③消化作用，唾液淀粉酶可催化食物中的少量淀粉分解为麦芽糖；④排泄功能，进入人体的铅和某些药物可随唾液排出。

二、胃液及其作用

胃黏膜的外分泌腺有贲门腺、泌酸腺和幽门腺三种。胃液主要是由泌酸腺分泌的酸性液体，pH为0.9～1.5，正常成年人每日分泌量为1.5～2.5 L。胃液中除溶剂作用的水以外，溶质成分主要有盐酸、HCO_3^-、Na^+、K^+等无机物和胃蛋白酶、黏蛋白、内因子等有机物。

（一）盐酸及其作用

胃液中的盐酸又称胃酸（gastric acid），由泌酸腺的壁细胞分泌。正常人空腹时的胃酸排出量为0～5 mmol/h，称为基础酸排量；在食物或某些药物刺激下，胃酸排出量显著增加，可达到20～25 mmol/h。

1. 胃酸的分泌　胃液中的H^+浓度可达到血浆的300万倍，这主要依靠壁细胞顶部的质子泵活动来维持。质子泵通过分解ATP获取能量，将壁细胞内的H^+逆浓度差泵入胃腔，同时将胃腔中的K^+转运到壁细胞内（图5-3）。

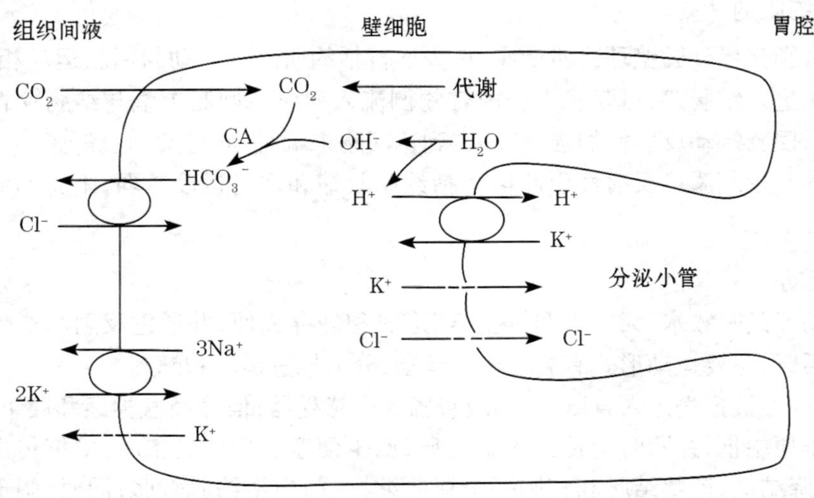

图5-3　壁细胞分泌胃酸的过程

2. 胃酸的作用　①激活胃蛋白酶原，并为胃蛋白酶提供适宜的酸性环境；②使食物中的蛋白质变性，促进蛋白质分解；③杀灭进入胃内的细菌；④使食物中的钙、铁形成可溶性盐，从而促进其吸收；⑤进入十二指肠后，促进胰液、胆汁和小肠液的分泌。

（二）胃蛋白酶及其作用

胃蛋白酶（pepsin）是由泌酸腺的主细胞以酶原的形式分泌的。胃蛋白酶原（pepsinogen）进入胃腔后，在胃酸的作用下被激活，形成胃蛋白酶。胃蛋白酶对胃蛋白酶原也有激活作用，称为自我激活。

胃蛋白酶只有在酸性较强的环境中才能发挥作用，其最适pH为2.0～3.5，当环境pH超过5.0时，其活性基本丧失。

胃蛋白酶的作用是催化蛋白质水解，生成各种蛋白水解产物。胃蛋白酶缺乏或活性不足，可导致消化不良。

（三）黏液和碳酸氢盐及其作用

胃黏液是胃黏膜表面上皮细胞、黏液颈细胞、贲门腺和幽门腺分泌的黏性液体，其主要成分是糖蛋白，具有较高的黏滞性和形成凝胶的特性。正常人的胃黏膜表面就覆盖着这样薄层的黏液凝胶，其作用包括：①润滑作用，有利于食糜在胃内的移动，并保护胃黏膜免受食物的机械性损伤。②化学防护作用，胃黏液呈中性或弱碱性，通过中和胃酸和阻止H^+回渗，降低胃黏膜表面的酸度和胃蛋白酶的活性，保护黏膜免受化学损伤。

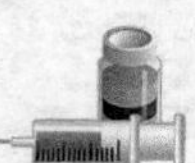

胃黏膜上皮细胞分泌 HCO_3^-，与胃黏液共同构成厚 0.5 ~ 1.0 mm 的保护层，有效地保护胃黏膜免受胃酸和胃蛋白酶的损伤，称为黏液—碳酸氢盐屏障（mucus bicarbonate barrier，图 5-4）。

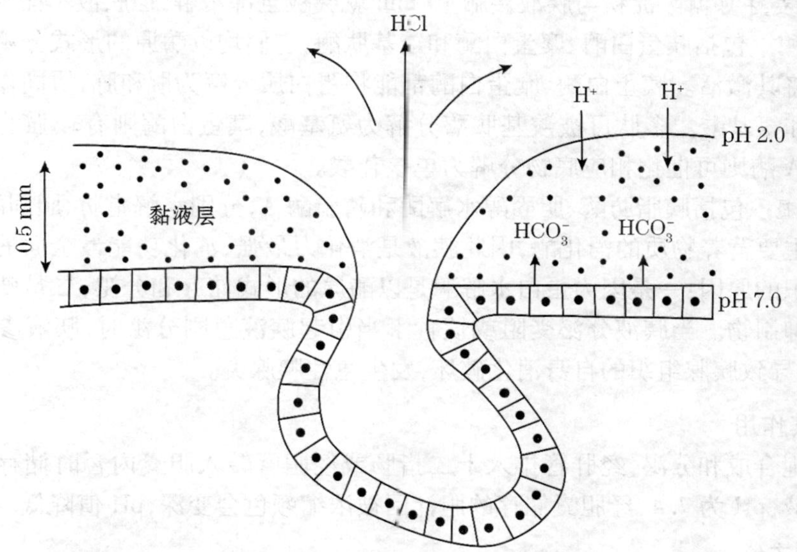

图 5-4　胃黏液—碳酸氢盐屏障

此外，胃黏膜上皮细胞顶端膜和细胞间的紧密连接共同构成的脂质层，也可阻止胃腔内 H^+ 向黏膜内扩散，从而保护胃黏膜，称为胃黏膜屏障（gastric mucosal barrier）。乙醇、胆盐、肾上腺素、阿司匹林类药物以及幽门螺杆菌感染，都可破坏胃黏膜屏障，从而造成黏膜损伤，引起胃炎或胃溃疡。

（四）内因子及其作用

内因子（intrinsic factor）是泌酸腺的壁细胞分泌的一种糖蛋白。其主要作用是保护食物中的维生素 B_{12} 不被小肠内的消化酶所破坏，并促进回肠黏膜对维生素 B_{12} 的吸收。因此，当内因子缺乏时，可造成维生素 B_{12} 的吸收障碍，引起巨幼细胞贫血。

知识链接

消化性溃疡

消化性溃疡包括胃溃疡和十二指肠溃疡，是消化系统常见病和多发病。过去普遍认为该病的发病机制是因为胃酸分泌过多，治疗以抗酸或抑制胃酸分泌为主。1983 年，澳大利亚研究者首先报道了引起胃炎和胃溃疡的幽门螺杆菌，受到全世界的关注。随后的研究证明，绝大部分胃溃疡、十二指肠溃疡都与幽门螺杆菌感染有关。这些细菌产生毒素，破坏黏膜屏障，引起感染部位的胃肠黏膜炎症和组织损伤。使用抗生素杀灭幽门螺杆菌而治愈的溃疡病患者，复发率显著下降。

三、胰液及其作用

胰液是由胰腺分泌的消化液，具有重要的消化作用。胰液是一种无色、无臭的碱性液体，pH 为 7.8 ~ 8.4，成人每日分泌量为 1 ~ 2 L。

（一）胰液的成分

胰液中水占 97.6%，溶解在水中的无机物主要是碳酸氢盐，这也是胰液呈碱性的原因。胰液中的有机成分主要是胰腺腺泡细胞分泌的各种消化酶，包括消化淀粉、蛋白质和脂肪的多种水解酶。

（二）胰液的作用

1. 碳酸氢盐　主要作用是中和胃酸，保护肠黏膜免受酸和胃蛋白酶的侵蚀，并为小肠内的多种消化酶提供适宜的 pH 值环境。

2. 胰淀粉酶　在 pH 6.7 ~ 7.0 的环境下具有很强的活性，可将淀粉、糖原及多种碳水化合物水解为糊精、麦芽糖和麦芽寡糖。淀粉与胰液接触 10 min 就会被全部水解，但胰液不能水解纤维素。

3. 蛋白水解酶　包括胰蛋白酶、糜蛋白酶和羧基肽酶，它们均以酶原的形式分泌，进入小肠后，小肠液中的肠激酶将其激活。胰蛋白酶、糜蛋白酶都能将蛋白质分解为脲和胨，协同作用下蛋白质可进一部分解成多肽和氨基酸。多肽可被羧基肽酶分解为氨基酸，糜蛋白酶则有较强的凝乳作用。胰液中的 RNA 酶、DNA 酶则可催化相应底物分解为单核苷酸。

4. 脂类水解酶　包括胰脂肪酶、胆固醇水解酶和磷脂酶 A，分别水解脂肪、胆固醇和磷脂。

胰液中含有主要营养物质的消化酶，因此胰液是消化力最强、消化功能最全面的消化液。胰液不消化胰腺自身组织的原因：一是因为蛋白水解酶是以酶原的形式储存和分泌，二是胰腺腺泡细胞还分泌少量胰蛋白酶抑制物。当胰液分泌受阻或饮食不当引起胰液急剧分泌时，胰液渗入胰腺组织而使胰蛋白酶被激活，导致胰腺组织的自身消化破坏，发生急性胰腺炎。

四、胆汁及其作用

胆汁由肝细胞合成和分泌，经肝管排入十二指肠或经胆管转入胆囊内暂时储存。胆汁是一种有苦味的黄色消化液，pH 为 7.4，经胆囊储存的胆汁因被浓缩颜色会变深，pH 值降低。

（一）胆汁的成分

胆汁成分复杂，除了水和 Na^+、K^+、Cl^-、Ca^{2+} 以及 HCO_3^- 等无机成分之外，还含有胆盐、胆色素、胆固醇、磷脂酰胆碱、脂肪酸等有机物。我们可以看到，胆汁中并不含有消化酶。

（二）胆汁的作用

1. 促进脂肪的消化分解　胆汁中的胆盐、胆固醇、磷脂酰胆碱都能乳化脂肪，使之成为脂肪微滴，有利于胰脂肪酶发挥作用。

2. 促进脂肪的吸收　胆盐可作为运载工具，协助小肠黏膜吸收脂肪消化产物。如果缺乏胆盐，食物的脂肪将有约 40% 不能被消化和吸收。

3. 促进脂溶性维生素的吸收　通过其乳化作用和促进脂肪的消化吸收，胆汁也促进了维生素 A、维生素 D、维生素 E、维生素 K 的吸收。

4. 中和胃酸，保护肠黏膜　为肠内消化酶创造适宜的弱碱性环境。

此外，通过肠—肝循环，胆汁中的胆盐多在回肠被重吸收，可刺激肝细胞合成和分泌胆汁（图 5-5）。

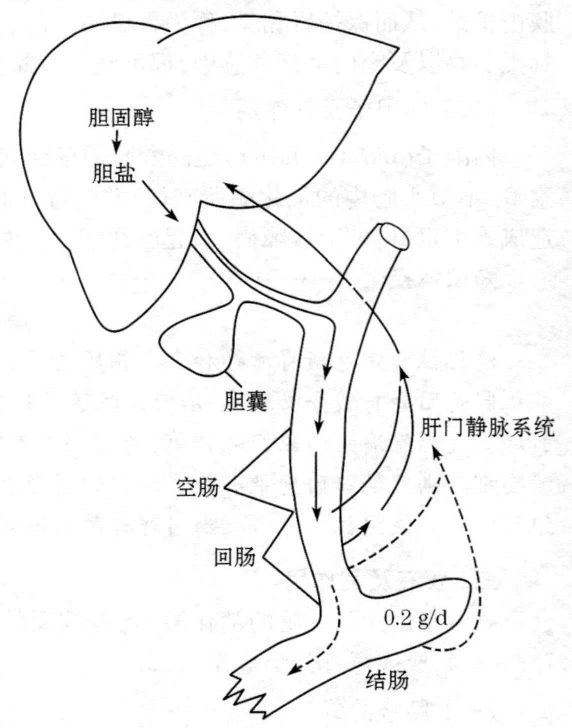

图 5-5　胆盐的肠—肝循环

五、小肠液及其作用

小肠液是十二指肠腺（勃氏腺）和小肠腺（李氏腺）共同分泌的消化液，成人每日的分泌量为 1 ~ 3 L。小肠液呈弱碱性，除含大量水和各种无机盐之外，还含有肠激酶、黏蛋白、IgA 等有机成分。小肠液能中和胃酸，其黏蛋白具有润滑作用，大量的水分可稀释肠内消化产物，降低渗透压，有利于消化和吸收。

六、大肠液、大肠内细菌及其作用

大肠液是由大肠黏膜上皮分泌的消化液，富含黏蛋白和碳酸氢盐，主要作用是保护肠黏膜和润滑粪便。

大肠内有大量细菌，占粪便固体总量的20%～30%，主要是大肠杆菌。大肠内的环境条件适合细菌生存繁殖，细菌在这里分解食物残渣，并利用这些物质合成B族维生素和维生素K，可被人体吸收利用。

第三节　吸　　收

一、吸收的部位和机制

（一）吸收的部位

消化道不同部位的吸收能力有很大差异，人体最重要的吸收部位在小肠。在口腔和食管一般没有食物吸收，硝酸甘油等脂溶性药物可在口腔透过黏膜进入血液；在胃内也仅有乙醇和某些药物可被吸收；大肠主要吸收水分和无机盐。

小肠吸收具有各种有利条件：①食物在小肠内已被消化分解为可吸收的小分子物质；②食物在小肠内停留的时间最长，可达3～8 h；③小肠吸收面积大，成年人4～5 m的小肠，其黏膜的皱褶和黏膜上皮的绒毛、微绒毛，使小肠黏膜的吸收总面积达到200 m×250 m；④强劲的运输系统，小肠黏膜绒毛内含有丰富的毛细血管和毛细淋巴管，绒毛的节律性伸缩和摆动有利于血液和淋巴的回流。

（二）吸收的机制

小肠内消化产物的吸收，主要经跨细胞途径和细胞旁途径进入细胞间隙，然后进入毛细血管和毛细淋巴管（图5-6），吸收的机制包括被动转运和主动转运。

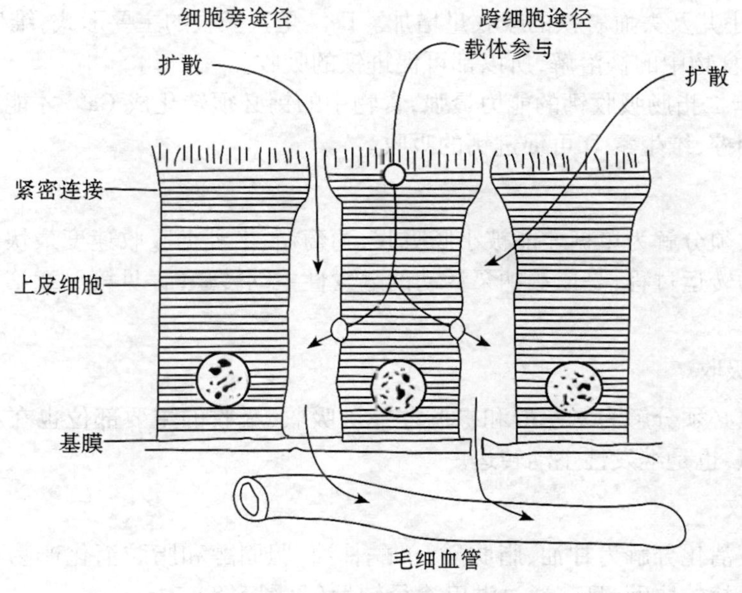

图5-6　吸收途径示意图

二、小肠内主要营养物质的吸收

（一）水的吸收

成年人消化系统每日吸收的水多达8 L，这其中包括每日摄入的水和分泌的消化液。水的吸收是被动的，各种溶质吸收产生的渗透压差是水吸收的直接动力。患肠炎或消化不良时，溶质吸收障碍导致水的吸收也随之减少，产生腹泻。

（二）无机盐的吸收

通常情况下，小肠每日可吸收50～100 g无机盐。

1. 钠的吸收　成年人每日吸收的钠为25～35 g，主要是由小肠黏膜上皮细胞主动转运完成。钠的主动吸收促进了水的吸收，同时由于协同转运，也为葡萄糖、氨基酸和HCO_3^-的吸收提供了动力（图5-7）。

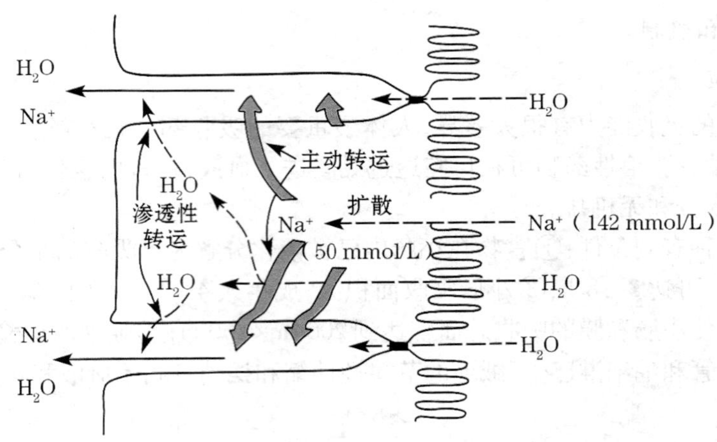

图5-7　钠的吸收机制

2. 铁的吸收　铁吸收的主要部位在小肠上部，吸收量与体内铁的需求有关。正常成年人每日吸收约1 mg铁，孕妇、小儿及失血者铁的吸收量增加。Fe^{2+}是铁吸收的主要形式，维生素C能将Fe^{3+}还原成Fe^{2+}，胃酸可使食物中的铁溶解，所以都可促进铁的吸收。

3. 钙的吸收　十二指肠吸收钙的能力最强，食物中的钙必须转化成Ca^{2+}才能被吸收。钙的吸收量受机体需求状况调控，维生素D可促进钙的吸收。

（三）糖的吸收

食物中的糖类必须分解为单糖才能被小肠吸收，葡萄糖、半乳糖吸收速度最快。小肠黏膜对葡萄糖的吸收是一种主动转运过程，是依赖钠泵活动的继发性主动转运（详见第一章第一节细胞的跨膜物质转运功能）。

（四）蛋白质的吸收

食物中的蛋白质必须分解为氨基酸和寡肽才能被吸收，吸收的主要部位也在小肠。氨基酸的吸收机制与葡萄糖相似，也是继发性主动转运。

（五）脂肪的吸收

食物中的脂肪被消化分解为甘油、脂肪酸、单酰甘油，胆固醇和脂肪消化产物在小肠被吸收。这些物质的吸收需要胆盐的协助，且多通过淋巴途径转运（见图5-8）。

（六）维生素的吸收

维生素多在小肠上段被吸收，维生素B_{12}在内因子协助下，到回肠才被吸收。大肠内的细菌能利用食物残渣合成维生素B复合物和维生素K，并被人体吸收利用。

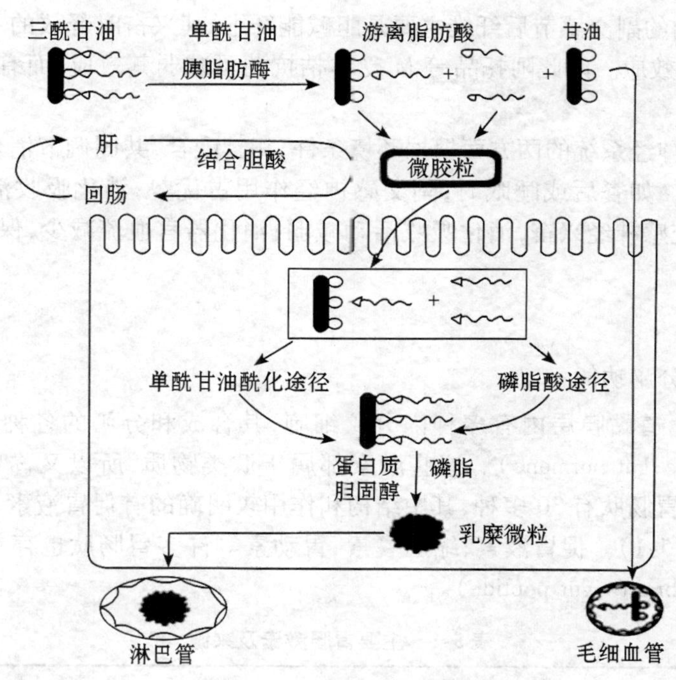

图 5-8 脂肪的吸收过程

第四节 消化器官活动的调节

一、神经调节

(一)消化道的神经支配

消化道有内在神经系统(intrinsic nervous system),并接受外来神经系统(extrinsic nervous system)的支配。

1. 内在神经系统 消化道的内在神经系统是指消化管壁内大量神经元组成的神经网络,其神经元数量相当于脊髓内神经元的总数。其中有感觉神经元、运动神经元,可以感受消化道内各种刺激,支配消化道平滑肌、腺体和血管,并通过大量中间神经元形成复杂的整合系统。该系统可独立完成反射活动,整体情况下又接受外来神经支配。

2. 外来神经系统 除了口腔、咽、食管上段和肛门,消化道主要接受自主神经系统的支配。支配消化道的交感神经从 $T_5 \sim L_2$ 脊髓节段发出节前纤维,经腹腔神经节、肠系膜神经节或腹下神经节更换神经元,节后纤维分布到内在神经系统和效应器;支配消化道的副交感神经包括迷走神经和盆神经,其节前纤维进入相应器官后,通过与内在神经系统的神经元支配各种效应器细胞。

在上述外来神经中,还存在大量的传入神经纤维,将消化道感受器发出的信息传向中枢,产生感觉并完成高级反射活动。

(二)自主神经对消化器官活动的调节作用

1. 交感神经兴奋时,引起消化道运动减弱、消化液分泌减少,消化器官血液供应也减少,消化吸收活动减弱。

2. 副交感神经兴奋,会引起消化道运动增强、消化液分泌增多,消化吸收活动加强。

调节消化器官活动的副交感节后纤维主要是胆碱能纤维，其兴奋时释放的 ACh，作用于效应器细胞的 M 受体，产生调节效应。因此阿托品等 M 受体拮抗药可减弱其效应，而有机磷等胆碱酯酶抑制剂则引起效应亢进。

整体情况下，自主神经系统的两方面根据环境条件，相互配合，共同调节消化吸收活动，适应环境变化，保持内环境稳定。如餐后或睡眠时，副交感神经作用占优势，消化吸收活动加强，促进能量储备；而运动或激动时，交感神经兴奋，消化吸收活动减弱，消化器官血流减少，保证脑和运动系统充足的血液供应。

二、体液调节

（一）消化道的内分泌功能

从胃到大肠的消化道黏膜层内有多种内分泌细胞，其合成和分泌的各种激素统称为胃肠激素（gastrointestinal hormone，gut hormone）。这些激素都属于肽类物质，所以又称胃肠肽（gastrointestinal peptide）。迄今已知的胃肠肽有 30 多种，其中结构和作用较明确的有促胃液素、促胰液素、缩胆囊素、抑胃肽和胃动素等（表 5-1）。促胃液素、缩胆囊素、胃动素等许多胃肠肽也存在于中枢神经系统，因此又称之为脑—肠肽（brain – gut peptide）。

表 5-1　主要胃肠激素及来源

胃肠激素	来源
促胃液素	胃窦、十二指肠黏膜 G 细胞
缩胆囊素	上段小肠黏膜 I 细胞
促胰液素	上段小肠黏膜 S 细胞
胃动素	小肠黏膜 M_0 细胞
抑胃肽	上段小肠黏膜 K 细胞

（二）消化活动的体液调节

胃肠激素有以下三个方面的生理作用：

1. 调节消化腺的分泌和消化道运动　一种胃肠激素可作用于多个消化器官，而一个消化器官往往接受多种激素调节（表 5-2）。

表 5-2　胃肠激素对消化器官的作用

胃肠激素	胃酸	胰液 HCO_3^-	胰酶	胆汁	小肠液	胃平滑肌	小肠平滑肌	胆囊平滑肌
促胃液素	+ +	+	+ +	+	+	+	+	+
促胰液素	–	+ +	+	+	+	–	–	+
缩胆囊素	+	+	+ +	+	+	+ –	+	+ +

注：+、+ +、–、+ – 分别表示兴奋、强兴奋、抑制、兴奋及抑制作用

2. 营养作用　一些胃肠激素具有促进消化道组织代谢和生长的作用，称为营养性作用（trophic action）。例如，促胃液素能刺激胃黏膜和十二指肠黏膜生长。临床上观察到，切除胃窦的患者体内促胃液素水平下降，并发生胃黏膜萎缩；而患促胃液素瘤的患者体内促胃液素水平升高，则多伴有胃黏膜增生。

3. 调节其他激素的释放　胃肠肽能调节其他激素的释放。例如，抑胃肽能促进胰岛素的分泌；生长抑素能抑制促胃液素释放。

三、消化活动的神经—体液调节

(一) 胃液分泌的调节

空腹时胃液分泌很少,称为消化间期胃液分泌;进食后,食物刺激下神经—体液调节发挥作用,胃液大量分泌,称为消化期胃液分泌。

根据食物刺激部位不同,可将消化期胃液分泌人为地划分为头期、胃期和肠期。正常情况下,这三个时期多是重叠的,都接受神经和体液因素的双重调节(图5-9)。

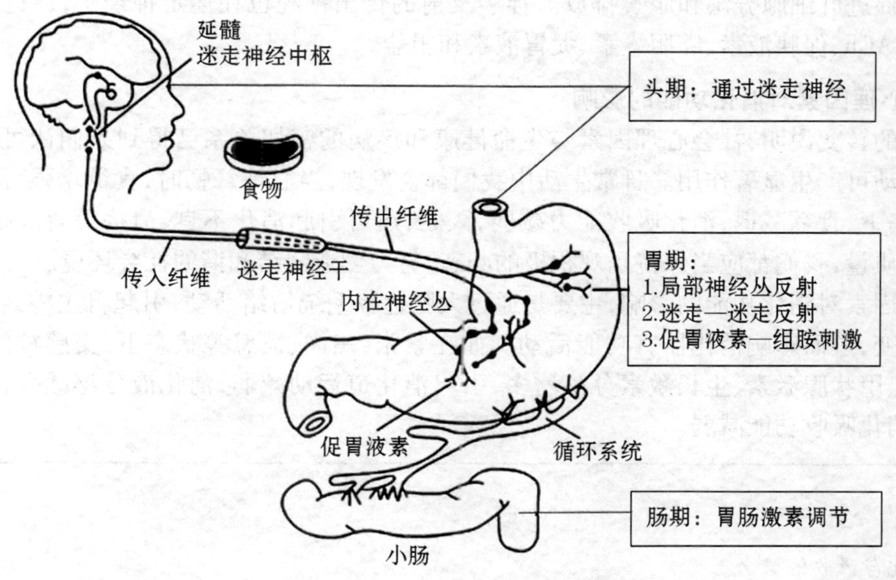

图5-9　消化期胃液分泌的调节

1. 头期胃液分泌　由食物和进食动作刺激头面部感受器而引起。头期胃液分泌由假饲实验证实,实验中食物虽未入胃,却引起胃液大量分泌。头期胃液分泌的特点是分泌量大,酸度和胃蛋白酶原含量都很高,消化力强。

头期胃液分泌以神经调节为主,包括条件反射和非条件反射。食物和进食环境刺激视觉、听觉、嗅觉器官,通过条件反射引起胃液分泌;食物刺激口腔、咽部感受器,通过非条件反射促进胃液分泌。迷走神经是两种反射的共同传出通路,将信息传递到胃腺和胃窦G细胞,通过纤维末梢释放的ACh和G细胞释放的促胃液素刺激胃腺分泌。

2. 胃期胃液分泌　是指食物入胃后刺激胃壁感受器引起的胃液分泌。食物的机械性扩张刺激和化学性刺激,作用于胃壁相应的感受器,通过神经反射和促胃液素释放促进胃液分泌。

胃期胃液分泌的特点是分泌量大,占整个消化期分泌量的60%,酸度高,但胃蛋白酶原含量低于头期,故消化能力较头期弱。

3. 肠期胃液分泌　是指食物刺激小肠(主要是十二指肠)引起的胃液分泌。食物的机械扩张和化学刺激,引起十二指肠黏膜G细胞释放促胃液素,进而促进胃液分泌。

肠期胃液分泌的特点是分泌量较少,酸度和胃蛋白酶原含量都较低。

促进胃酸分泌的内源性物质主要有ACh、促胃液素和组胺。而消化期胃液分泌的主要抑制因素有胃酸、脂肪和高张溶液,这些因素均在十二指肠发挥作用,通过神经反射和体液因素抑制胃液分泌。

(二) 胰液分泌的调节

空腹时胰液几乎不分泌。进食后,食物刺激引起的胰液分泌,也可分为头期、胃期和肠期。头期胰液分泌调节通过条件反射和非条件反射来实现,反射传出途径也是迷走神经。由于 ACh 主要作用于胰腺的腺泡细胞,故头期胰液分泌量不大,但胰酶含量很丰富。肠期胰液分泌量最大,占整个消化期胰液分泌量的 70%,碳酸氢盐和胰酶含量都较高。

促进胰液分泌的内源性物质主要是 ACh、促胰液素、缩胆囊素。

(三) 胆汁的分泌及其调节

肝细胞持续分泌胆汁,但在非消化期,大部分胆汁流入胆囊储存。进食后,食物刺激通过神经反射和体液因素促进肝细胞分泌和胆囊排放。神经反射的传出神经也在迷走神经中,促进胆汁分泌的体液因素包括 ACh、促胰液素、缩胆囊素、促胃液素和胆盐。

四、社会心理因素对消化功能的影响

医学模式的转变说明,社会心理因素与生命健康和疾病的密切关系已得到人们认可。社会心理因素对消化活动可产生显著作用。日常生活中我们都会发现,当心情舒畅时,食欲增强;而在焦虑、紧张、愤怒等状态下,食欲减退,消化吸收能力减弱,久之,还可引起消化不良、溃疡等胃肠疾病。所以,为了提高生命质量,我们都应当保持乐观积极的心态,努力创造团结和谐的社会环境。

社会心理因素对消化功能的影响,主要是通过大脑边缘系统情绪活动,引起自主神经系统和内分泌系统活动改变,进而影响消化器官功能活动。如在紧张、焦虑、愤怒等状态下,交感神经活动增强,同时肾上腺素、甲状腺激素、生长激素分泌增多,引起消化道运动减弱,消化液分泌减少,消化系统血液供应减少,消化吸收功能减弱。

思考题

1. 试述消化与吸收的概念。
2. 简述胃液、胰液和胆汁的基本成分及作用。
3. 简述胃运动、小肠运动的形式和作用。
4. 为什么说小肠是人体营养物质吸收的主要部位?
5. 简述三期胃液分泌的特点。
6. 分析口服硫酸镁导泻、直肠灌肠给药的机制。
7. 为什么阿托品可用于缓解胃肠痉挛?会有哪些不良反应?

(李祖成)

第六章　能量代谢和体温

⊙学习目标

掌握：影响能量代谢的主要因素；人体体温的正常值及生理变动因素。

熟悉：主要产热器官及影响产热的因素；皮肤散热的方式；体温调节中枢及自主性体温调节机制。

了解：机体能量的来源和去路；食物的热价、氧热价、呼吸商、非蛋白呼吸商的概念；基础代谢率和基础代谢的概念、测定原理与意义；间接测热法的原理。

第一节　能量代谢

新陈代谢是生命的基本特征，包括物质代谢和能量代谢。体内物质合成时储存能量，物质分解时释放能量，可见物质代谢与能量代谢总是相互伴随的。生物体内物质代谢过程中伴随着的能量释放、转移、储存和利用称为能量代谢(energy metabolism)。

一、机体能量的来源和转化

(一) 机体能量的来源

食物是正常人体能量的唯一来源。食物中的营养物质被吸收，在细胞内氧化分解时，其分子结构中蕴藏的能量释放出来，这些能量又以高能磷酸键的形式储存于三磷酸腺苷(ATP)、磷酸肌酸(CP)，以 ATP 形式供细胞活动利用(图 6-1)。

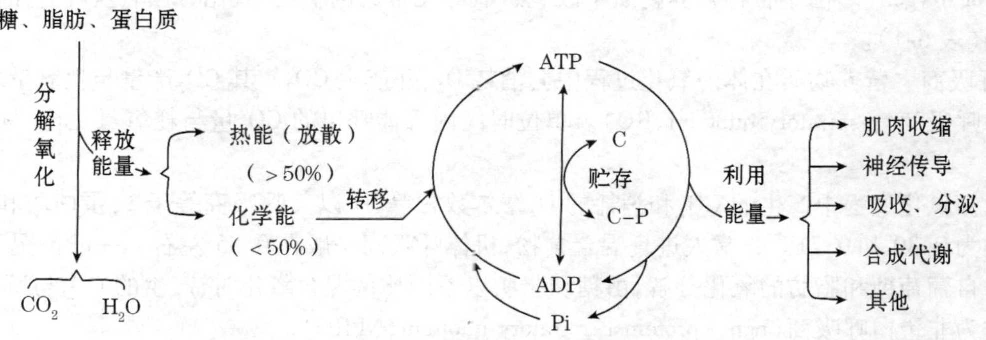

图 6-1　体内能量的释放、转移、储存和利用

C：肌酸；Pi：无机磷酸；C－P：磷酸肌酸

体内三大营养物质中，糖的主要功能就是提供生命活动所需的能量，正常人体所需能量的 50%～70%来自糖的氧化分解。尤其是脑组织高度依赖糖氧化供能，因此对缺氧和低血糖都很敏感。脂肪的重要功能是储存和供给能量，因其储备量大，产能率高，更耐消耗，成为糖供应不足时的主要能量来源。

(二) 体内能量的转化利用

营养物质在组织细胞内分解所释放的能量,50%以上直接转化为热能,其余部分储存在高能化合物中,以 ATP 的形式为各种耗能的生命活动供能。除骨骼肌收缩对外做功以外,体内能量转化利用的最终形式是热能,热能在体内不能再转化做功,只能用于维持体温。

(三) 体内能量的平衡

人体能量的摄入和消耗相等,维持体内能量的平衡。若摄入的能量超过消耗的能量,多余的能量则会以脂肪的形式储存,导致体重增加或肥胖,称为能量的正平衡;反之,则会出现能量的负平衡。

二、能量代谢的测定

(一) 能量代谢的测定的原理

能量代谢率(energy metabolism rate)是指人体单位时间内消耗的能量。根据能量守恒定律,人体单位时间消耗的能量应当等于同时段内营养物质分解释放的能量,也等于该时段人体散热量和对外做功。因此,通过测算人体分解营养物质的量或测出人体散热及对外做功,都可计算出能量代谢率。

(二) 能量代谢测定的相关概念

1. 食物的热价　1 g 营养物质氧化时所释放的能量,称为该物质的热价(thermal equivalent)。1 g 营养物质在体内生物氧化或体外物理燃烧所释放的能量,分别称为该物质的生物热价和物理热价。三大营养物质的热价如表 6-1 所示。蛋白质的生物热价低于其物理热价,这是因为蛋白质在体内分解不完全,其代谢终产物 NH_3 在体外还能继续氧化分解。

表 6-1　三大营养物质的热价、氧热价和呼吸商

营养物质	产热量(kJ/g)		耗氧量(L/g)	CO_2 产量(L/g)	呼吸商(RQ)	氧热价(kJ/L)
	物理热价	生物热价				
糖	17.2	17.2	0.83	0.83	1.00	21.1
脂肪	39.8	39.8	2.03	1.43	0.71	19.6
蛋白质	23.4	18.0	0.95	0.76	0.80	18.9

2. 食物的氧热价　营养物质氧化时每消耗 1 L O_2 所产生的能量,称为该物质的氧热价(thermal equivalent of oxygen)。由于各种营养物质中碳、氢、氧等元素比例不同,氧化时耗氧量有差异,因此其氧热价不同(表 6-1)。

3. 呼吸商　营养物质在体内氧化过程中会消耗 O_2,并产生 CO_2。其 CO_2 产量与耗氧量之比,称为该物质的呼吸商(respiratory quotient,RQ)。单位时间内人体呼出的 CO_2 量与耗氧量之比,称为机体的呼吸商。

葡萄糖氧化过程中产生的 CO_2 和消耗的 O_2 摩尔数相等,所以其呼吸商等于 1;蛋白质和脂肪的呼吸商分别为 0.80 和 0.71。正常人进食混合食物,机体呼吸商一般在 0.85 左右。一般情况下,体内能量主要来自葡萄糖和脂肪的氧化分解,由糖和脂肪以不同比例混合氧化时,产生的 CO_2 与所消耗的 O_2 的比值称为非蛋白呼吸商(non - protein respiratory quotient,NPRQ)。

(三) 能量代谢测定的方法

1. 直接测热法　根据能量守恒定律,如果人体不对外做功,体内能量代谢的最终形式只有热能,则收集其单位时间内的散热量即可测得能量代谢率。直接测热法就是根据这一原理,通过测量安静状态下人体散热量来测量能量代谢。这种方法设备复杂,操作繁琐,一般仅用于科学研究。

2. 间接测热法　根据定比定律,反应物与产物的量之间呈一定的比例关系。间接测热法就是根

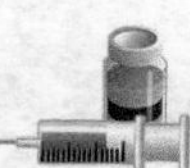

据这一原理，通过测定产物的量推算出反应物的量，进而计算出产热量。

例如，1 mol 葡萄糖氧化，消耗 6 mol 的 O_2，生成 6 mol CO_2 和 6 mol H_2O，并产生一定能量。

$$C_6H_{12}O_6 + 6O_2 \longrightarrow 6CO_2 + 6H_2O + E$$

（1）简化的间接测热法　①忽略不计蛋白质的能量代谢作用，测人体单位时间呼出的 CO_2 与耗氧量，将算出的机体呼吸商视为 NPRQ，从表中查出对应的氧热价，即可计算出机体的产热量；②仅测量机体单位时间内的耗氧量，根据统计设定人体混合食物下的 NPRQ 为 0.82，对应的氧热价为 20.20 kJ/L，即可计算出这段时间的产热量。

（2）测定耗氧量和 CO_2 产量的方法　①闭合式测定法，采用密闭的装置来测试，测定单位时间内装置内 O_2 的消耗量和 CO_2 增加量；②开放式测定法，受试者呼吸空气，通过检测呼出气和空气中气体成分差异，结合通气量计算出单位时间内 O_2 的消耗量和 CO_2 产量。

三、影响能量代谢的主要因素

影响人体能量代谢的因素很多，一般情况下最主要的有以下四个方面：

（一）肌肉活动

肌肉活动对能量代谢的影响最显著。人在劳动或运动时，肌肉活动消耗大量能量，引起机体耗氧量的显著增加。因此，可以将能量代谢率作为评价肌肉活动强度或劳动强度的指标。表 6-2 为不同运动状态下的能量代谢率。

表 6-2　人体不同状态下的能量代谢率

人体状态	产热量 kJ/（m^2·min）	人体状态	产热量 kJ/（m^2·min）
静卧	2.72	扫地	11.37
开会	3.40	打排球	17.50
擦窗	8.30	打篮球	24.22
洗衣	9.89	踢足球	24.98

（二）精神活动

人体脑组织血流量大，代谢水平高，安静状态下单位重量脑组织的耗氧量约为肌组织的 20 倍。但研究发现在不同精神状态下，脑组织的能量代谢变化不大。当人处于烦恼、恐惧或情绪紧张状态时，机体能量代谢率显著提高，这是由于精神紧张时，人体出现肌紧张、交感神经兴奋、肾上腺素释放增加、甲状腺激素释放增加等反应，刺激机体能量代谢增高。

（三）食物的特殊动力效应

进食后的一段时间内，即使没有其他因素变化，机体能量代谢也会增加，这种食物刺激机体额外能量消耗的现象，称为食物的特殊动力效应。实验证明，蛋白质类食物的这种效应最强，其产生的额外耗能约为摄入蛋白供能总量的 30%，混合食物时约为 10%，在计算机体能量需求时，应注意这部分额外消耗。

研究发现，食物的特殊动力效应与消化道的消化吸收活动无关。静脉输入氨基酸后也存在这种效应，而肝切除后效应不再出现，说明其机制可能与肝处理氨基酸的过程有关。

（四）环境温度

环境温度在 20～30℃时，人体能量代谢较稳定。当环境温度超过 30℃时，由于体内代谢反应速度加快、发汗、呼吸及循环活动增强，能量代谢率开始增加；当环境温度低于 20℃时，代谢率也开始增加，达 10℃以下时，能量代谢率显著增加。这是因为寒冷刺激引起肌紧张、寒战以及甲状腺激素分泌增加，进而刺激机体能量代谢。

除上述因素外，体温升高也可引起能量代谢率增加，临床观察发现，体温每升高1℃，机体能量代谢率可增加10%。

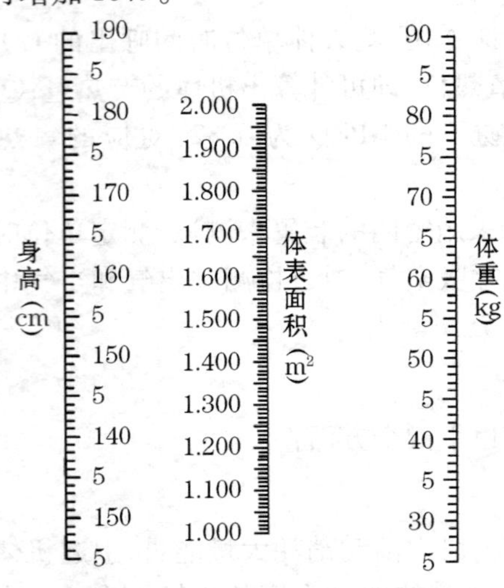

图6-2 体表面积测算图

四、基础代谢

基础代谢(basal metabolism)是指基础状态下的能量代谢。单位时间的基础代谢称为基础代谢率(basal metabolism rate，BMR)。

基础状态是指人体清醒而又非常安静，不受肌肉活动、精神紧张、食物和环境温度等因素的影响。测定基础代谢时，要求受试者清醒、静卧，不做肌肉活动，无精神紧张和发热，进食后12～14 h，室温保持在20～25℃。这种状态下，人体能量代谢比较稳定，仅维持最基本的生命活动，因此也是人在清醒时的最低能量代谢水平。

研究表明，与心排血量、肺通气量等生理指标一样，基础代谢率也与人体的体表面积成正比，而与体重无比例关系。因此，基础代谢率是以每平方米体表面积单位时间的产热量来表示，即以kJ/(m^2·h)为单位。体表面积可以从体表面积测算图上读取(图6-2)，也可以用公式计算。

第二节 体 温

一、体温及其生理变动

(一)体温的概念

人体不同部位温度差异较大，但深部温度相对稳定，所以人与具有类似特征的哺乳动物、鸟类统称为恒温动物。实际上，深部器官的温度也有差异，生理学所说的体温，通常指人体深部的平均温度。

深部器官之间循环的血液通过热量传递，其温度接近深部平均温度。临床上通常用直肠、口腔和腋窝的温度代表体温。测量直肠温度时，应插入直肠6 cm以上，正常值为36.9～37.9℃；口腔温度的正常值为36.7～37.7℃，测定时应将温度计感温部置于舌下，紧闭口腔；腋窝皮肤是身体表层，只有紧闭腋窝形成人工体腔，且保持5～10 min才能通过血液循环将深部温度表达到腋窝，腋窝温度正常值为36.0～37.4℃。临床工作中应根据患者情况选择测量部位，哭闹的小儿和精神病患者不宜测口腔温度，昏迷等不能配合紧闭腋窝的情况下，往往不能准确测得腋窝温度。

(二)体温的正常生理变动

体温可因昼夜、年龄、性别等情况不同而变动，但这种正常生理变动一般不超过1℃。

体温的昼夜周期性波动又称体温的日节律，表现为清晨2:00～6:00最低，午后13:00～18:00最高。这种波动与机体精神活动、肌肉运动和环境变化没有因果关系，而是人体内在的生物节律。目前认为，控制人体生物节律的中枢部位在下丘脑。

统计表明，成年女性体温平均高于男性约0.3℃，且女性的基础体温在月经周期会发生规律性变动(见图6-3)。表现为卵泡期体温较低，排卵日最低，黄体期较高。因此，通过连续记录每日早晨起床前的体温，可了解排卵情况。

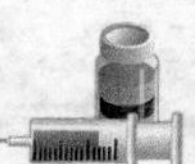

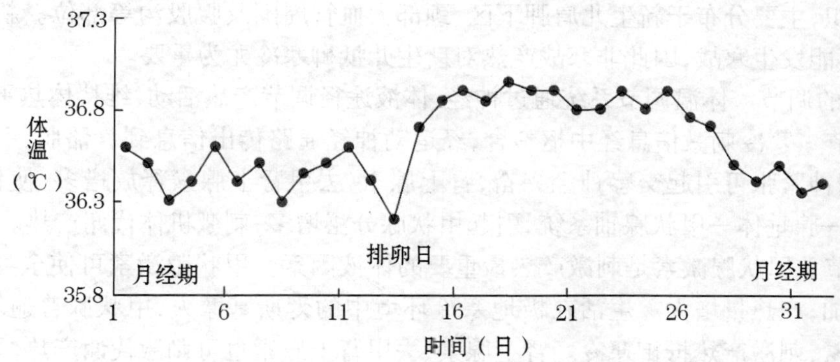

图 6-3　成年女性基础体温周期性波动

老年人因基础代谢率较低，体温也偏低。新生儿（特别是早产儿）体温调节系统发育不完善，其体温易受环境温度的影响。因此，对新生儿及婴幼儿应注意体温护理。全身麻醉的患者体温调节能力下降，应注意保温。

肌肉活动会引起代谢增强，体内产热量增加，可使体温升高。运动停止后，机体调节使产热、散热迅速平衡，体温恢复正常。此外，情绪激动、精神紧张、进食对体温也会产生影响。因此，临床上测量体温应注意患者身体状态，避免非正常因素的干扰。

二、机体的产热和散热

机体内的能量转化产生大量热量，通过血液循环和热传导经体表发散到体外。恒温动物之所以能维持体温的相对稳定，是在体温调节系统控制下，机体产热和散热保持动态平衡的结果。

（一）机体的产热过程

1. 人体主要产热器官　体内所有活的组织细胞都会进行分解代谢并产生热量，但对体温影响较大的产热器官主要是肝脏和骨骼肌。人体在不同情况下，各种器官代谢活动变化较大，产热量也随之发生变动。如在安静状态下，内脏器官产热占机体总产热量的 56%，而在运动或劳动时，骨骼肌产热量显著增加，可达机体总产热量的 90%（表 6-3）。

表 6-3　不同状态下各器官产热情况

器官	比重（占体重%）	产热比（产热量占总热量%）	
		安静状态	运动或劳动
脑	2.5	16	1
内脏	34	56	8
肌肉、皮肤	56	18	90
其他	7.5	10	1

2. 增加产热的途径　机体产热来自全身组织器官基础代谢、骨骼肌运动、食物特殊动力效应等多种途径。寒冷环境下机体散热增加，为保持体温稳定，体温调节系统增加产热的主要途径有以下两种：

（1）寒战产热　寒战是指寒冷刺激下骨骼肌发生不随意节律性收缩。寒战前一般先出现肌紧张，寒战时表现为全身众多肌纤维同步收缩，代谢率可增加 4～5 倍，因不对外做功，代谢能量全部转化成热能。机体产热量显著增加，有利于寒冷环境下的体热平衡。精神紧张、发热前也可出现肌紧张和寒战。

（2）非寒战产热　又称代谢产热，是通过提高组织代谢率来增加产热。非寒战产热中作用最强的是棕色脂肪组织，主要分布于新生儿肩胛下区、颈部大血管周围及腹股沟等部位。新生儿体温调节功能尚不完善，不能发生寒战，因此非寒战产热对新生儿抵御寒冷尤为重要。

3. 产热活动的调节　体温调节系统通过神经、体液途径调节产热活动，维持体热平衡。

（1）神经调节　寒冷刺激信息经中枢整合，经运动神经通路传出信息到骨骼肌，引起肌紧张和寒战。寒冷刺激、精神紧张可引起交感神经兴奋，肾上腺素、去甲肾上腺素释放增多，使代谢产热增多；也可通过下丘脑—腺垂体—甲状腺轴系统，引起甲状腺分泌增多，刺激机体代谢产热。

（2）体液调节　甲状腺激素是刺激产热最重要的体液因素。甲状腺激素可使全身绝大多数组织的基础耗氧量增加，产热量增大。生活在极地寒冷环境中的爱斯基摩人，甲状腺普遍增大，以利合成更多的甲状腺激素，刺激产热抵御寒冷。肾上腺素、去甲肾上腺素也可刺激代谢产热。

（二）散热过程

人体的主要散热途径是皮肤。此外，呼吸、排泄也可散发部分热量。

1. 散热的方式　散热是一种物理过程，有辐射、传导、对流、蒸发四种方式。

（1）辐射散热（thermal radiation）　是指人体以热射线的形式将体热传给外界较冷物体的过程。辐射散热的效率主要取决于皮肤与外界环境之间的温度差，也与机体的有效散热面积有关。在21℃的环境中，裸体人约有60%的热量通过辐射的方式发散出去。

（2）传导散热（thermal conduction）　是指机体将热量直接传给与之接触的较冷物体的过程。传导的效率取决于两者之间的温度差、接触面积及物体的导热性能，空气、脂肪以及棉毛织物都是热的不良导体，而水的导热性能较好，因此棉毛织物可以保暖，肥胖的人更怕热，临床上常利用冰袋、冰帽给高热患者降温。

（3）对流散热（thermal convection）　是通过气体流动和热量交换来实现散热的过程。皮肤周围的空气吸收了皮肤的热量后，气体受热因密度降低而上浮，新的较凉空气取而代之，继续吸收热量，循环往复，使机体热量得以散发。对流散热效率取决于皮肤与空气间的温度差、有效散热面积，更受风速的影响。棉毛衣物覆盖皮肤，其本身导热性差，又减小了有效散热面积，棉毛纤维还不利空气流动，因此有很好的保温效果。

（4）蒸发散热（thermal evaporation）　是通过体表的水吸热汽化而使热量散发的过程。蒸发是十分有效的散热方式，正常体温条件下，每蒸发1 g水可使机体散发2.43 kJ的热量。尤其重要的是，当环境温度等于或高于皮肤温度时，蒸发成为机体唯一有效的散热方式。

蒸发散热可分为不感蒸发和发汗两种方式。不感蒸发是指水分从皮肤和黏膜表面渗出并汽化，因未凝集形成水珠而不被觉察，发汗则是通过汗腺活动分泌汗液。环境温度低于30℃的情况下，人体通过不感蒸发丢失水分的速度为12～15 $g/(m^2 \cdot h)$，以此推算出成年人24 h不感蒸发失水约1000 ml。临床工作中计算体液进出量时，应注意不感蒸发丢失的体液。婴幼儿不感蒸发的速率更大，在缺水的情况下较成年人更容易发生脱水。

鸡、狗等动物不能分泌汗液，在高温环境中更依赖不感蒸发来散热。因此在炎热的夏季，常采用热喘呼吸（panting）来增加散热。

汗液是由汗腺分泌的水溶液。主要含有NaCl、乳酸等溶质，其渗透压低于血浆，因此大量出汗可造成高渗性脱水。人体全身皮肤上都分布有小汗腺，通过发汗参与体温调节，腋窝、阴部等少数部位的皮肤分布着大汗腺，其功能与体温调节无关。

发汗是一种反射活动，其主要中枢部位在下丘脑。支配汗腺的神经主要是交感胆碱能纤维，其末梢释放的ACh作用于汗腺细胞M受体，引起汗腺分泌。因此，临床使用阿托品可出现皮肤潮红，有机磷中毒则有发汗、流涎症状。发汗可分为温热性发汗（thermal sweating）和精神性发汗（mental swea-

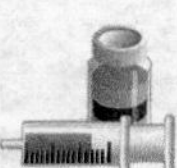

ting)。温热性发汗由温热刺激引起,参与体温调节;精神性发汗由精神紧张引起,常见于手掌、足跖和前额等部位。

2. 循环系统在散热中的作用　血液循环可以将机体深部的热量传送到体表,通过皮肤发散到体外。皮肤真皮下有丰富的微动脉网和静脉丛,并有许多动—静脉短路,这样的结构特点使皮肤血流量可根据机体需要发生很大变动。皮肤的血流量决定着皮肤的温度,血流量增大则皮肤温度升高,有利于皮肤散热。

机体体温调节系统通过交感神经控制皮肤血管,调节皮肤血流和散热量,维持体温稳定。在寒冷环境中,交感神经紧张性增强,皮肤血管收缩,皮肤血流减少使皮肤温度下降,减少散热。当环境温度在20~30℃之间,机体代谢较稳定的情况下,仅仅通过调节皮肤血流量,即可控制机体的散热,维持体热平衡。此外,四肢深静脉与动脉伴行,形成热量的逆流交换系统,也可影响和调节散热。

三、体温调节

人体通过体温调节系统控制机体的产热和散热,维持体温的相对稳定。我们将体温调节分为自主性体温调节和行为性体温调节,自主性体温调节(autonomic thermoregulation)是在体温调节中枢控制下,通过神经和体液途径调节产热和散热活动,维持体温稳定;行为性体温调节(behavioral thermoregulation)是指在不同环境下,机体有意识地采取相应行为来调节体热平衡。自主性体温调节是体温调节的基础,行为性体温调节则是体温调节的补充和完善。

自主性体温调节的主要中枢在下丘脑。中枢发出的信息通过神经、体液通路,影响产热器官和散热器官活动,使体温维持相对稳定。外界环境温度和机体状态都在不断变化,对体温稳定产生干扰,机体通过皮肤和深部的温度感受器,将干扰信息反馈到体温调节中枢,经中枢整合后发出指令,调整产热、散热器官活动,维持体温稳定(图6-4)。

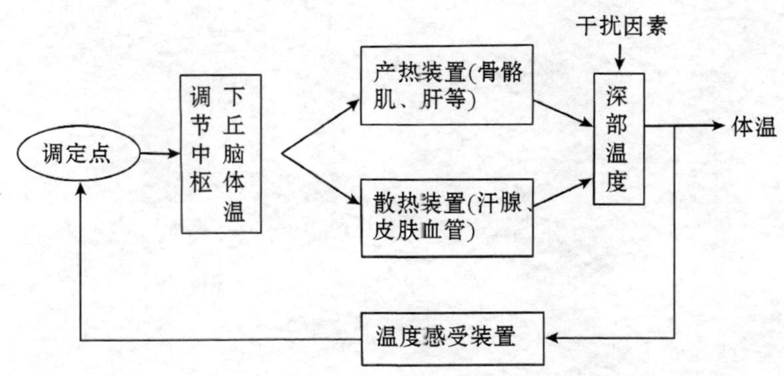

图6-4　自主性体温调节机制

(一)温度感受器

1. 外周温度感受器(peripheral thermoreceptor)　分布在皮肤、黏膜和内脏器官,为游离神经末梢,根据其感温特性分为热感受器和冷感受器。

2. 中枢温度感受器(central thermoreceptor)　是指中枢神经系统内对温度变化敏感的神经元,分为冷敏神经元和热敏神经元,分别对温度升高和温度减低起反应。

(二)体温调节中枢

1. 体温调节中枢的部位　各级中枢组织中都有参与体温调节活动的神经元,但动物实验证明,只要保证下丘脑及以下神经结构的完整性,机体就能够维持体温的相对稳定。进一步研究表明,在视前区—下丘脑前部(preoptic - anterior hypothalamus area,PO/AH),温度敏感神经元接收中枢和外周温度信息，对内源性致热物质的反应与这些物质引起的体温调节反应一致，破坏 PO/AH 区后，体温调节反应减弱或消失。事实说明 PO/AH 是体温调节中枢的中心部位。

2. 调定点学说　调定点学说认为，PO/AH 设定了体温调定点，体温调节中枢按照这个设定温度进行体温调节。当体温高于调定点水平时，中枢调节使产热活动减弱，散热活动加强；而当体温低于调定点时，中枢调节使产热活动加强，散热减少，使体温维持在调定点水平。

某些体内、外因素可引起调定点水平上移，体温调节中枢按照新的调定点调节体温，使体温升高，出现发热(fever)。

思考题

1. 试述人体能量的主要来源和去路。
2. 简述影响能量代谢的主要因素及作用。
3. 简述基础代谢的概念及特点。
4. 说出食物的热价、氧热价、呼吸商的概念。
5. 人体主要散热途径及散热方式有哪些?
6. 人体主要产热器官和增加产热的主要途径?
7. 试述体温的概念及常用测量部位的正常值。
8. 分析用冰袋、吹风扇降温的原理。

（李祖成）

第七章　尿的生成和排出

⊙学习目标

掌握：肾小球的滤过功能及其影响因素；肾小管和集合管重吸收的方式、途径、意义及其影响因素；肾小管和集合管分泌的主要物质；尿液生成的调节。

熟悉：肾血液循环的特点；尿液浓缩和稀释的基本原理；尿量正常值及尿量异常；排尿反射。

了解：排泄的概念及途径；肾的微细结构特点；尿液的组成和理化特性。

第一节　概　　述

一、排泄的概念及途径

机体在新陈代谢过程中，需要不断从外界摄取 O_2 和营养物质，为机体各种生命活动提供能量，同时将不被机体利用的各种代谢终产物及进入体内的异物（包括药物、毒物等）排出体外。排泄（excretion）就是指机体将新陈代谢的终产物、体内过剩物质以及进入体内的异物，经血液循环，运输至排泄器官排出体外的过程。

人体排泄的主要途径包括皮肤、呼吸系统、消化系统、肾等，其排出的主要物质如表7-1。由此可见，肾排泄的物质种类最多、数量最大，是人体最重要的排泄器官。

表7-1　人体的排泄器官及其排泄物

排泄器官	排泄物
皮肤	水、无机盐、少量尿素、乳酸等
呼吸器官	CO_2、少量水、挥发性药物等
消化器官	钙、镁、铁等无机盐，胆色素、重金属、狂犬病病毒等
肾	水、尿素、氨、肌酐、无机盐、药物、毒物、色素等

二、肾的生理功能

肾（kidney）是人体内重要的器官，具有多种生理功能：① 排泄，从表7-1可以看出，肾是人体内最重要的排泄器官，通过尿的生成及改变尿液的质和量，选择性保留各种对机体有用的物质、排出对机体无用甚至有害的物质，从而维持正常人体水、电解质、体液渗透压和酸碱平衡。② 内分泌，肾能合成多种生物活性物质，如促红细胞生成素（erythropoietin，EPO）、激肽、前列腺素、肾素、1α－羟化酶等。

三、肾的结构及血液循环特点

（一）肾的结构特点

1. 肾单位和集合管　肾单位（nephron）是肾形成尿液的基本结构和功能单位，与集合管共同完成尿液的生成过程（见图7-1）。两侧肾有170万～240万个肾单位，肾单位由肾小体和肾小管构成。肾

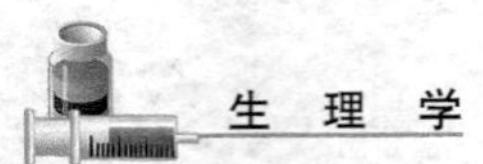

小体包括肾小球和肾小囊两部分；肾小管包括近端小管、髓襻细段和远端小管三部分(图 7-2)。集合管不属于肾单位，但在尿的生成过程中，尤其是在尿的浓缩和稀释以及维持机体水、电解质平衡中，起着重要作用。

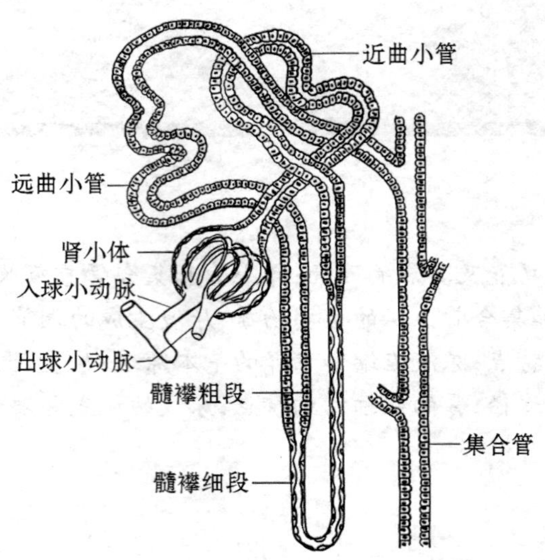

图 7-1　肾单位的构成

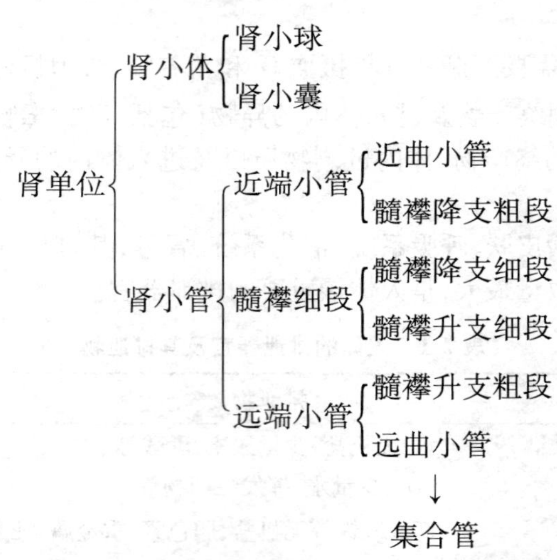

图 7-2　肾单位示意图

每一条集合管收集许多条远曲小管运来的原尿，多条集合管再汇入乳头管，最后经肾小盏、肾大盏、肾盂、输尿管进入膀胱暂存，再由膀胱经尿道排出体外。

按肾单位在皮质中的位置深浅，可将肾单位可分为皮质肾单位(cortical nephron)和近髓肾单位(juxtamedullary nephron)两类(见图 7-3)，两者的数量、形态、结构差异如表 7-2 所示。

表 7-2　皮质肾单位和近髓肾单位的结构和功能特点比较

	皮质肾单位	近髓肾单位
分布	肾皮质的外层和中层	肾皮质的近髓层
占肾单位的总数(%)	多(85% ~90%)	少(10% ~15%)
肾小球的体积	较小	较大

续　表

	皮质肾单位	近髓肾单位
入球小动脉、出球小动脉口径	差异大，两者之比约为2:1	差异小，两者之比约为1:1
出球小动脉分支	形成毛细血管网几乎全部缠绕在皮质部肾小管周围	形成肾小管周围的毛细管网和“U”字形直小血管
髓襻	短，仅达外髓层	长，可达内髓层、乳头部
球旁器	有，肾素含量多	几乎无
生理作用	有利于滤过及重吸收	有利于尿的浓缩和稀释

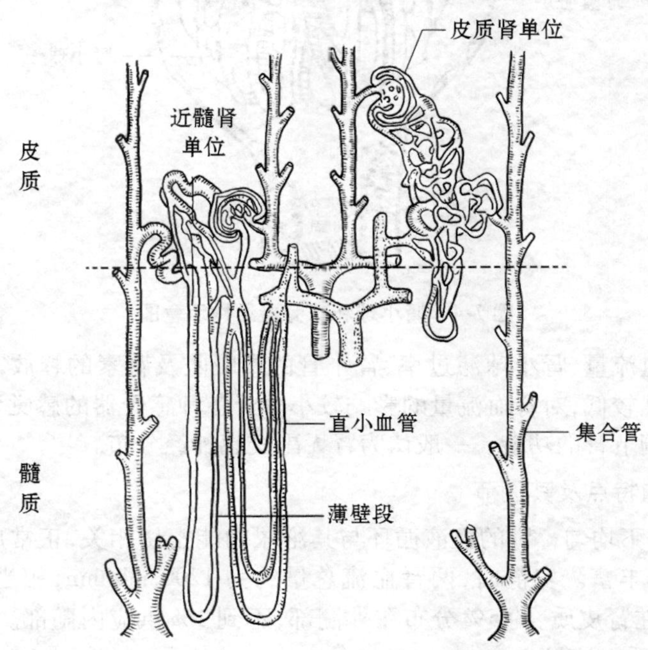

图7-3　两类肾单位和肾血管示意图

2. 球旁器（juxtaglomerular apparatus）　又称近球小体，主要分布在皮质肾单位，由球旁细胞（juxtaglomerular cell）、致密斑（macula densa）和球外系膜细胞（extraglomerular mesangial cell）三种特殊细胞群组成（见图7-4）。

球旁细胞是入球小动脉进入肾小囊处的中膜平滑肌细胞特化的上皮样细胞，胞质内含有分泌颗粒，故又称颗粒细胞，能合成、储存和释放肾素（rennin），参与血压调节。球旁细胞受交感神经支配，当交感神经兴奋时，可促进肾素的分泌。此外，球旁细胞还可合成EPO，参与骨髓红细胞生成的调节。

致密斑是指远曲小管起始部与同一肾单位的入球小动脉、出球小动脉相接触的一群上皮细胞，在贴近球旁细胞处，其形态呈高柱状，细胞核密集且染色较深，向小管腔内呈椭圆形隆起，称为致密斑。该处能感受远端小管液中Na^+浓度的变化，并将信息传递至球旁细胞，以调节肾素的分泌。

球外系膜细胞又称间质细胞，是指入球小动脉、出球小动脉和致密斑围成的三角形区域内的一群细胞，细胞有突起，具有吞噬和收缩功能。

（二）肾的神经支配及其作用

支配肾的神经属于交感神经系统，从脊髓$T_{12}\sim L_2$中间外侧柱发出，节后纤维进入肾皮质和外髓层，分布于皮质肾单位的入球小动脉、近髓肾单位的出球小动脉、肾小管和球旁细胞上。其末梢释放

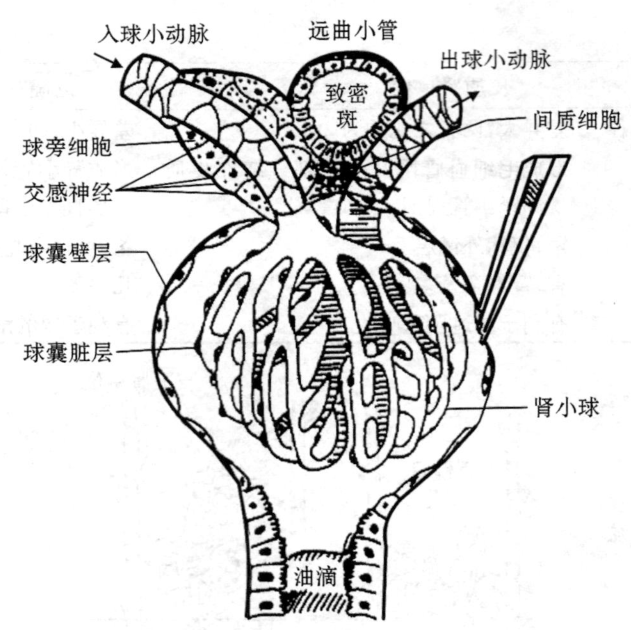

图 7-4 肾小球和球旁器结构示意图

去甲肾上腺素，调节肾血流量、肾小球滤过率、肾小管的重吸收及肾素的释放。正常人体在安静状态下，肾交感神经的紧张性较低，对肾血流量的影响较小。肾各种感受器的感觉信息可经肾传入神经传至脊髓及高位中枢，以调节肾的功能。一般认为肾无副交感神经分布。

(三) 肾血液循环的特点及其调节

1. 血流量大且分布不均匀　肾的血液循环与其泌尿功能密切相关，正常成人两肾重量约占体重的0.5%，血液供应十分丰富。安静时，两肾血流总量约为1200 ml/min，相当于心排血量的20%～25%，其中约94%分布在肾皮质，约5%分布在外髓部，不到1%供应内髓部。因此，我们通常所说的肾血流量主要是指肾皮质血流量。

2. 有两套毛细血管网且血压差异大　肾动脉由腹主动脉垂直分出，经肾门入肾后，其分支依次经叶间动脉、弓状动脉、小叶间动脉至入球小动脉。入球小动脉进入肾小体后，其分支相互吻合形成肾小球毛细血管网，再汇集成出球小动脉离开肾小体；出球小动脉再次分支形成肾小管周围毛细血管网或直小血管，再汇合成静脉，经小叶间静脉、弓状静脉、叶间静脉、肾静脉、下腔静脉返回心脏。

(1) 肾小球毛细血管网　肾小球毛细血管网介于入球小动脉与出球小动脉之间。皮质肾单位的入球小动脉口径较出球小动脉粗，肾小球毛细血管网的后阻力较前阻力大，使肾小球毛细血管网的血压较高，为平均动脉压的40%～60%，故有利于肾小球的滤过。

(2) 肾小管周围毛细血管网　血液流经入球小动脉与出球小动脉之后，由于阻力的消耗，造成肾小管周围毛细血管网的血压较低，而胶体渗透压较高，故有利于肾小管的重吸收。

3. 肾血流量的调节　肾血流量的相对稳定是肾完成排泄功能的前提条件，这种稳定是通过肾的自身调节、神经调节和体液调节共同完成的。

(1) 自身调节　在离体肾的灌流实验中观察到，将肾动脉灌注压由20 mmHg(2.66 kPa)升高到80 mmHg(10.7 kPa)的过程中，肾血流量、肾小球滤过率随着灌注压的升高而成比例地增加；当肾动脉灌注压大于180 mmHg时，肾血流量、肾小球滤过率又随灌注压的升高而增加；而当灌注压在80～180 mmHg范围内变动时，肾血流量、肾小球滤过率则保持相对稳定(见图7-5)。这种肾血流量不依赖于神经和体液因素的作用，在一定血压变动范围内保持相对稳定的现象称为肾血流量的自身调节。

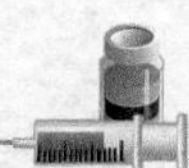

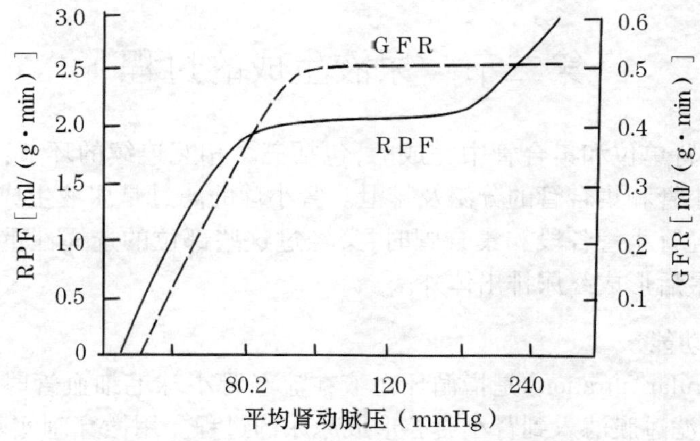

图 7-5　肾血流量与肾小球滤过率的自身调节

RFP：肾血浆流量；GFR：肾小球滤过率

知识链接

肌源学说和管—球反馈

1. 肌源学说　该学说认为，肾动脉灌注压在 80～180 mmHg 范围内变动时，肾血流量保持相对稳定。当灌注压在该范围内降低时，入球小动脉紧张性降低，血管舒张，阻力减小，使肾血流量不致减少；反之，当灌注压在该范围内升高时，入球小动脉紧张性增强，血管收缩，阻力增大，使肾血流量不致增多。当动脉血压低于 80 mmHg 时，小动脉平滑肌的舒张已达到极限，肾血流量将随血压的降低而减少；而动脉血压高于 180 mmHg 时，小动脉平滑肌的收缩已达极限，肾血流量将随血压的升高而增多。若用罂粟碱、水合氯醛或氰化钠等药物抑制血管平滑肌的活动，则肾血流量的自身调节消失，从而为肌源学说提供了依据。

2. 管—球反馈（tubuloglomerular feedback，TGF）　管—球反馈是肾血流量和肾小球滤过率自身调节的另一重要机制。当肾血流量和肾小球滤过率增加时，到达远曲小管致密斑的小管液流量增加，致密斑将信息反馈至肾小球，使入球小动脉、出球小动脉收缩，肾血流量和肾小球滤过率降低至正常水平；相反，当肾血流量和肾小球滤过率减少时，到达致密斑的小管液流量下降，致密斑又将信息反馈至肾小球，使肾血流量和肾小球滤过率增加至正常水平。这种由小管液流量变化而影响肾血流量和肾小球滤过率的现象称为管—球反馈。管—球反馈的机制与肾局部的肾素—血管紧张素系统有关；而肾局部产生的腺苷、NO 和前列腺素等也可能参与管—球反馈的调节，但其详细机制还有待进一步的研究。

（2）神经和体液调节　支配肾的神经主要是交感神经，其对肾血流量的调节主要以缩血管效应为主，肾交感神经活动加强时，末梢释放去甲肾上腺素，引起肾血管收缩，肾血流量减少。一般情况下，肾交感神经的紧张性较低，对肾血流量的影响较小。但当人体在剧烈运动、大失血、中毒性休克、缺氧、窒息等情况下，交感神经活动明显增强，引起血管收缩，尤其是肾、胃肠、皮肤的血管收缩，阻力增大血流量减少，而骨骼肌的血管舒张血流量增多，以实现血液的重新分配。

调节肾血流量的体液因素主要有肾上腺素和去甲肾上腺素、ADH、血管紧张素Ⅱ等，这些因素均能使肾血管收缩，肾血流量减少；而前列腺素、NO 和缓激肽等能使肾血管舒张，肾血流量增多。

总之，在通常情况下，肾主要依靠自身调节来维持肾血流量的相对稳定，以维持正常的泌尿功能。在中毒性休克、缺氧、窒息等应急情况下，通过神经—体液调节，实现血液的重新分配，使肾血流量减少，进而保证心、脑等重要器官的血液供应。

第二节 尿液生成的过程

尿的生成过程是在肾单位和集合管中完成的,包括三个相互连续的环节:肾小球的滤过、肾小管和集合管的重吸收、肾小管和集合管的分泌及排泄。肾小球的滤过是尿液生成的第一步,通过肾小球的滤过形成原尿,在流经肾小管各段和集合管时,又经过这些部位的选择性重吸收与分泌排泄,完成对尿液的浓缩与稀释,最后形成终尿排出体外。

一、肾小球的滤过功能

肾小球滤过(glomerular filtration)是指循环血液在流经肾小球毛细血管时,除血细胞和大分子血浆蛋白外的其他物质经滤过膜滤入到肾小囊腔形成原尿的过程。用微穿刺实验从大鼠或豚鼠的肾小囊腔中直接抽取液体进行微量化学分析,结果表明其成分除血细胞和大分子血浆蛋白外,其余均与血浆基本相同(表 7-3)。因此,肾小囊内液是血浆的超滤液,称为原尿。

表 7-3 血浆、原尿和终尿中主要成分及每日的滤过量与排出量、浓缩倍数与重吸收率

成分	血浆(g/L)	原尿(g/L)	终尿(g/L)	浓缩倍数(g/d)	滤过总数(g/d)	排出量(g/L)	重吸收率
Na^+	3.3	3.3	3.5	1.1	594.0	5.3	99%
K^+	0.2	0.2	1.5	7.5	36.0	2.3	94%
Cl^-	3.7	3.7	6.0	1.6	666.0	9.0	99%
CO_3^{2-}	1.5	1.5	0.07	0.05	270.0	0.1	99%
PO_4^{3-}	0.03	0.03	1.2	40.0	5.4	1.8	67%
尿素	0.3	0.3	20.0	67.0	54.0	30.0	45%
尿酸	0.02	0.02	0.5	25.0	3.6	0.75	79%
肌酐	0.01	0.01	1.5	150.0	1.8	2.25	0
氨	0.001	0.001	0.4	400.0	0.18	0.6	0
葡萄糖	1.0	1.0	极微量	0	180.0	0	几乎 100%
蛋白质	60~80	0.3	微量	0	0.3	0	几乎 100%
水	–	–	–	–	180 L	1.5 L	99%

(一) 肾小球滤过的动力——有效滤过压

肾小球有效滤过压(effective filtration pressure of renal glomerulus, EFP)是肾小球滤过的动力(见图 7-6),它与组织液生成的有效滤过压相似,由滤过的动力和阻力两部分组成,大小取决于两者的差值。肾小球滤过的动力是肾小球毛细血管血压和肾小囊内液的胶体渗透压,因肾小囊内液中蛋白质含量甚微,其所形成的胶体渗透压可忽略不计;肾小球滤过的阻力是血浆胶体渗透压和肾小囊内压。根据肾小球毛细血管血压、血浆胶体渗透压和肾小囊内压作用方向的异同,可知:

肾小球有效滤过压 = 肾小球毛细血管血压 − (血浆胶体渗透压 + 肾小囊内压)

用微穿刺法直接测量慕尼黑大鼠肾小球毛细血管血压发现,入球小动脉端和出球小动脉端血压几乎相等,平均为 45 mmHg(6.0 kPa)。肾小球毛细血管入球端的血浆胶体渗透压一般认为与体循环的血浆胶体渗透压相等约为 25 mmHg(3.3 kPa),但血液在由肾小球毛细血管入球端流向出球端的过程中因超滤液的不断生成,血液中的血浆蛋白被逐渐浓缩,血浆胶体渗透压逐渐升高,至出球端血浆胶体渗透压可升高至 35 mmHg(4.67 kPa)。因肾小囊腔与肾小管腔相通,生成的超滤液不断流入肾小管,故肾小囊内压与近曲小管内压力相近,经测定约为 10 mmHg(1.33 kPa)。根据以上数据,可知肾小球有效滤过压的计算如下:

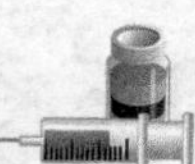

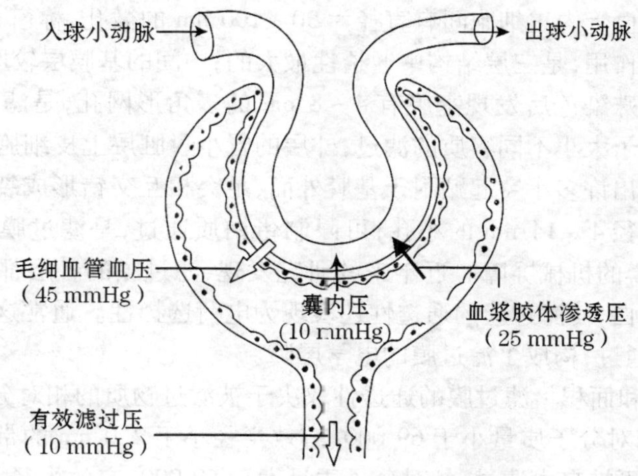

图 7-6　肾小球有效滤过压变化示意图

肾小球毛细血管入球端有效滤过压 = 45 - (25 + 10) = 10 mmHg > 0，有滤液生成

肾小球毛细血管出球端有效滤过压 = 45 - (35 + 10) = 0 mmHg，无滤液生成

由此可见，肾小球毛细血管有效滤过压从入球端到出球端逐渐下降，在入球端，有效滤过压为正值，有滤液生成；而在出球端，有效滤过压为0，滤过的动力等于阻力，无滤液生成，称为滤过平衡。因此，并非肾小球毛细血管全长都有超滤液生成，只有在滤过平衡之前才有滤过作用。滤过平衡越靠近肾小球毛细血管出球端，有滤过作用的肾小球毛细血管越长，肾小球滤过率越高，生成的原尿量越多；相反，滤过平衡越靠近肾小球毛细血管入球端，肾小球滤过率越低，生成的原尿量越少。在其他因素不变的情况下，具有超滤液生成的肾小球毛细血管长度取决于肾血浆流量（renal plasma flow，RPF）的大小与血浆胶体渗透压上升的速度。当肾血浆流量增多时，血浆胶体渗透压上升的速度减慢，滤过平衡就越靠近肾小球毛细血管出球端，则生成超滤液的毛细血管越长，生成的原尿量越多；反之，生成的原尿量越少。

（二）肾小球滤过的结构基础——滤过膜

1. 滤过膜的结构　滤过膜是肾小球滤过功能的结构屏障。从内到外，依次为肾小球毛细血管内皮细胞、基膜、肾小囊脏层上皮细胞三层结构组成（图 7-7）。

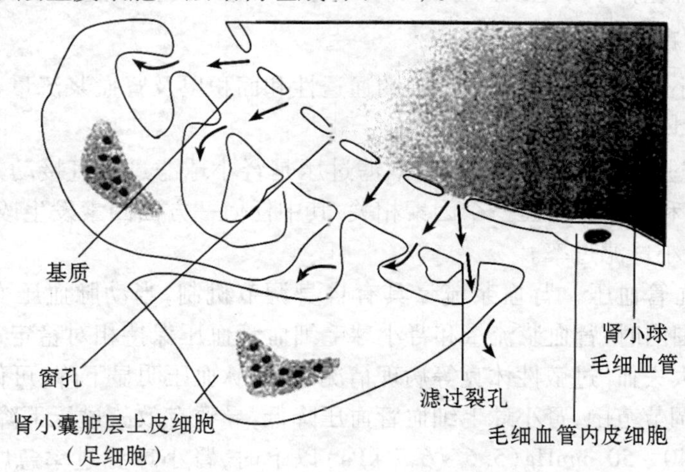

图 7-7　肾小球滤过膜示意图

在电镜下观察，毛细血管内皮细胞间有直径为 50 ~ 100 nm 的微孔，称窗孔，可以阻止血细胞的通过，但对血浆成分无阻留作用，是三层结构中通透性最大的；中间的基膜层较厚约 300 nm，是由水合凝胶构成的微纤维网，经特殊染色后发现基膜有 4 ~ 8 nm 的多角形网孔，是滤过膜机械屏障的主要部分，可能决定着血浆中分子大小不同容质的滤过；外层的肾小囊脏层上皮细胞，又称足细胞，具有许多足突，每个大的足突又分出许多小突起贴附于基膜外面，足突相互交错形成裂隙，又称裂孔，表面有一层滤过裂缝膜，膜上有直径 4 ~ 14 nm 的小孔，可限制蛋白质通过，是滤过膜的最后一道屏障。以上三层结构共同形成滤过膜的机械屏障。近年来的研究发现，滤过膜的各层都覆盖有一层带负电荷的酸性糖蛋白，又称唾液蛋白，使滤过膜的通透性还表现为电荷选择性。通常这些带负电荷的结构能阻止带负电荷的血浆蛋白通过，构成了滤过膜的电学屏障。

2. 滤过膜的通透性和面积　滤过膜的通透性取决于被滤过物质的相对分子质量大小及其所带电荷的性质。一般来说，相对分子质量小于 69 000、有效半径小于 2.0 nm 的带正电荷或呈电中性的物质，如水、葡萄糖、Na^+ 等可被自由滤过；相对分子质量大于 69 000、有效半径大于 4.2 nm 的大分子物质不能被滤过；在有效半径介于 2.0 ~ 4.2 nm 之间的各种物质可部分被滤过，并随着有效半径的增大，其滤过量逐渐减少。而有些物质，如血浆白蛋白的相对分子质量为 69 000，可通过滤过膜，但由于带负电荷，生理情况下不能被滤过；而相对分子质量很小时，即使带负电荷也能被滤过，如各种酸根离子等。病理情况下，滤过膜上带负电荷的糖蛋白减少或消失，将会导致血浆蛋白的滤过明显增加，而出现蛋白尿。

生理情况下，两肾全部肾小球毛细血管总面积在 1.5 m^2 以上，滤过面积较大，且相对稳定。病理情况下，如急性肾小球肾炎时，由于肾小球毛细血管上皮细胞增生、肿胀，使毛细血管管腔狭窄或阻塞，导致肾小球滤过面积减少，肾小球滤率降低，而出现少尿或无尿。

（三）肾小球滤过功能的评价指标

肾小球滤过率和滤过分数是衡量肾小球滤过功能的重要指标。肾小球滤过率（glomerular filtration rate，GFR）是指单位时间内（每分钟）两肾生成的原尿量。研究表明，体重为 60 kg、体表面积为 1.73 m^2 的正常成年人，安静状态下的肾小球滤过率约为 125 ml/min。据此计算，两肾每日从肾小球滤出的超滤液总量可达 180 L 左右。而肾小球滤过率与肾血浆流量的比值，称为滤过分数（filtration fraction，FF）。正常成年人在安静状态下的肾血浆流量约为 660 ml/min，则滤过分数 = 125/660 × 100% ≈ 19%，这说明流经肾小球毛细血管的血浆约有 1/5 滤入到肾小囊腔形成原尿。

（四）影响肾小球滤过的因素

肾小球滤过与肾小球有效滤过压、滤过膜的通透性和面积以及肾血浆流量密切相关，因此凡影响以上三个方面的因素，均可影响肾小球的滤过。

1. 肾小球有效滤过压的改变　肾小球有效滤过压是肾小球滤过的直接动力，与肾小球毛细血管血压、血浆胶体渗透压和肾小囊内压三个因素相关，其中任何一方面因素发生改变都会影响有效滤过压的大小，进而影响肾小球滤过率。

（1）肾小球毛细血管血压　肾血浆流量具有自身调节机制，当动脉血压变动于 80 ~ 180 mmHg（10.7 ~ 24.0 kPa）范围内时，肾血浆流量和肾小球毛细血管血压保持相对稳定，从而使肾小球滤过率保持不变。但当出现大失血、过敏性休克等病理情况时，动脉血压明显下降，可低于 80 mmHg，此时超过了肾血流量的自身调节范围，肾小球毛细血管血压降低，导致有效滤过压下降，肾小球滤过率降低；而当动脉血压下降至 40 ~ 50 mmHg（5.6 ~ 6.7 kPa）以下时，肾小球滤过率急剧下降至零，尿生成停止，患者可出现无尿。

（2）血浆胶体渗透压　正常人体的血浆胶体渗透压变动不大，对肾小球滤过率的影响也不大。

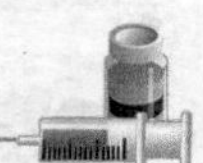

只有当血浆蛋白的浓度降低时，血浆胶体渗透压才降低，有效滤过压升高，肾小球滤过率增加。例如，肝肾功能严重受损或静脉输入大量生理盐水时，血浆蛋白被稀释，血浆胶体渗透压降低，有效滤过压升高，肾小球滤过率增大，尿量增多。

（3）囊内压　正常情况下，肾小囊内压一般比较稳定。病理情况下，如肾盂或输尿管结石、肿瘤压迫或其他原因引起尿路受阻时，导致肾盂内压升高，肾小囊内原尿流出不畅，肾小囊内压升高，以致肾小球有效滤过压下降，肾小球滤过率降低。此外，如短时间内大量溶血严重者，溶血产物（血红蛋白）易在酸性环境中变性沉积导致肾小管阻塞，使肾小囊内压升高，肾小球滤过降低，患者出现少尿或无尿。

2. 滤过膜的通透性和面积　生理情况下，肾小球滤过膜具有相对稳定的通透性及较大的滤过面积，足以保证肾小球的滤过稳定而持续地进行。但在某些病理情况下，如急性肾小球肾炎时，使肾小球毛细血管管腔狭窄或阻塞，以致肾小球有效滤过面积减少，肾小球滤过率降低，患者可出现少尿，甚至无尿。此外，肾小球滤过膜的机械屏障或电学屏障减弱或消失，导致其通透性增大，使原本不能被滤过的血浆蛋白、血细胞等大分子物质被滤入肾小囊腔，继而出现蛋白尿和血尿。

3. 肾血浆流量　研究表明，在其他条件不变时，肾血浆流量与肾小球滤过率呈正变关系。肾血浆流量主要通过影响滤过平衡的位置而影响肾小球滤过率。在血液由肾小球毛细血管的入球端流向出球端的过程中，随着血浆中的水和小分子物质不断被滤出，血浆胶体渗透压逐渐升高，导致有效滤过压逐渐下降，进而达到滤过平衡。当肾血浆流量增大时，如临床上由静脉大量输入生理盐水或5%葡萄糖液时，肾小球毛细血管内血浆胶体渗透压升高速度和有效滤过压下降速度均减慢，使具有滤过作用的毛细血管延长，滤过平衡靠近出球小动脉端，肾小球滤过率随之增加。动物实验证明，当肾血浆流量增大至正常的3倍时，则肾小球毛细血管全长都有滤液生成；相反，在各种原因所致的休克、严重缺氧等应急状态下，由于交感神经兴奋，肾血管收缩，肾血浆流量减少，血浆胶体渗透压上升的速度和有效滤过压下降的速度均加快，肾小球滤过率也因之减少。

知识链接

尿毒症与血液透析

尿毒症是肾功能不全发展到严重阶段时，引起机体生化过程紊乱所产生的肾衰竭综合征。慢性肾衰竭主要表现为代谢终产物在体内蓄积，引起的水电解质紊乱、酸碱平衡失调及出血倾向等临床症状；当进入尿毒症晚期阶段后，全身各器官系统功能及物质代谢障碍，如心力衰竭、精神异常、抽搐，甚至昏迷等危及生命的严重情况。血液透析是一种较安全、易行、临床应用广泛的血液净化方法之一，即血液和透析液在透析器（人工肾）内借半透膜接触，依浓度梯度进行物质交换，使血液中的代谢终产物及过多的电解质向透析液移动，而透析液中的钙离子、碱基等向血液移动，以达到快速净化血液、清除体内毒素，维持内环境平衡及延续生命的目的。

二、肾小管和集合管的重吸收功能

通过肾小球滤过生成的原尿流入肾小管后即称为小管液。小管液在流经肾小管各段和集合管时，其中的水和溶质全部或部分地通过肾小管上皮细胞转运至管周毛细血管血液的过程，称为肾小管和集合管的重吸收（reabsorption of renal tubule and collecting duct）。

（一）重吸收的特点

1. 选择性　小管液在流经肾小管各段和集合管后，其质和量与原尿相比均发生了明显的变化（见表7-3）。肾小球滤过率约125 ml/min，成人每日生成的原尿量约180 L，而终尿量每日平均为1.5 L，表明小管液中的水有99%被重吸收回血，而排出量只占原尿的1%左右。就溶质而言，如果只有水的重吸收，各种溶质将一律被浓缩约100倍，但事实上在经过肾小管各段和集合管后小管液中的物质有些在终尿中消失(如葡萄糖、氨基酸),有些则被浓缩了约100倍(如肌肝),有些物质未被浓缩或浓缩程度很小(如 Na^+、Cl^-、K^+),表明葡萄糖、氨基酸全部被重吸收,水和电解质(如 Na^+、Cl^-、K^+ 等)大部分被重吸收,肌肝则不被重吸收,可见肾小管各段和集合管对小管液中物质的重吸收具有选择性。

2. 有限性　肾小管各段和集合管对不同物质重吸收的能力具有一定的限度,即有限性。当血浆中某种物质的浓度过高,使小管液中该物质的含量超过肾小管和集合管重吸收的最大限度时,将有部分不能被重吸收而随尿排出。例如,对葡萄糖的重吸收,当血糖浓度过高,使原尿中葡萄糖含量超过肾小管重吸收葡萄糖的最大限度时,则终尿中将出现葡萄糖。

(二) 重吸收的方式和部位

1. 重吸收的方式　依据重吸收过程中是否消耗能量,可将重吸收的方式分为主动重吸收和被动重吸收两种。

(1) 主动重吸收(active reabsorption)　是指肾小管和集合管上皮细胞在耗能的情况下,将小管液中的溶质逆电—化学梯度转运至小管上皮细胞内的过程。根据主动重吸收过程中能量的来源不同,可分为原发性主动重吸收和继发性主动重吸收两种,原发性主动重吸收所需能量由ATP水解直接提供,如 Na^+ 和 K^+ 的重吸收;继发性主动重吸收所需能量不是直接来自钠泵,而是来自于其他溶质顺电—化学梯度转运时释放的能量,是间接消耗ATP。在肾小管各段和集合管的物质重吸收过程中,大部分都与 Na^+ 的重吸收相关联,故 Na^+ 的重吸收在肾小管各段和集合管物质重吸收的过程中起着至关重要的作用。

(2) 被动重吸收(passive reabsorption)　是指小管液中的水和溶质顺渗透压差、浓度差或电位差由管腔内转移至管周组织液,再到管周毛细血管血液的过程。被动重吸收的动力对小管液中的溶质来说是浓度差或电位差,而对水来说是渗透压差,均是顺电—化学梯度进行的被动扩散,不需要消耗能量。被动重吸收的量主要取决于小管上皮细胞两侧的电—化学梯度以及上皮细胞对该物质的通透性。

主动重吸收和被动重吸收之间存在着密切的联系。例如,Na^+ 的主动重吸收,使肾小管内电位降低,形成小管内外的电位差,Cl^- 即顺电位差扩散而被动重吸收;随着NaCl向小管外转运,管周组织液渗透压升高而小管内渗透压降低,形成小管内外的渗透压差,促使水被动重吸收。

2. 重吸收的部位　肾小管各段和集合管都具有重吸收的功能,但近端小管(尤其是近曲小管)是各类物质重吸收的主要部位(见图7-8)。近端小管上皮细胞的管腔膜上有大量密集的微绒毛形成的刷状缘,使管腔膜重吸收的总面积达50~60 m^2;由于近端小管细胞管腔膜对 Na^+、K^+ 和 Cl^- 等的通透性大,并且上皮细胞内有大量的线粒体及酶类,代谢活跃,管腔膜上的载体数量与基底侧膜上的钠泵数量多以及管周毛细血管的血压低。因此,近端小管(尤其是近曲小管)重吸收的物质种类最多,数量最大,是各类物质重吸收的主要部位。正常情况下,小管液中的葡萄糖、氨基酸等,几乎全部在近端小管被重吸收;80%~90%的 HCO_3^-、65%~70%的水和 Na^+、K^+、Cl^- 等,也在此被重吸收。其余的水和盐类的绝大部分在髓襻细段、远端小管和集合管被重吸收,少量随尿液排出。这些部位重吸收的量虽少于近端小管,却与机体内水电解质和酸碱平衡的调节密切相关。

(三) 重吸收的途径

肾小管上皮细胞的管腔膜(顶端膜)上有大量的微绒毛,形成刷状缘;细胞与细胞间的侧面上形成紧密连接,上皮细胞的基底面称为基底膜。一般将上皮细胞的侧面和基底面合称为基底侧膜。各种物质在肾小管不同部位的转运途径可分为跨细胞转运途径(transcellular pathway)和细胞旁转运途径(paracellular transport pathway)两种,以跨细胞转运途径为主。跨细胞转运途径(以 Na^+ 的重吸收为例)首先是小管液中的 Na^+ 经管腔膜进入小管上皮细胞内,再由上皮细胞侧膜上的钠泵逆电—化学梯

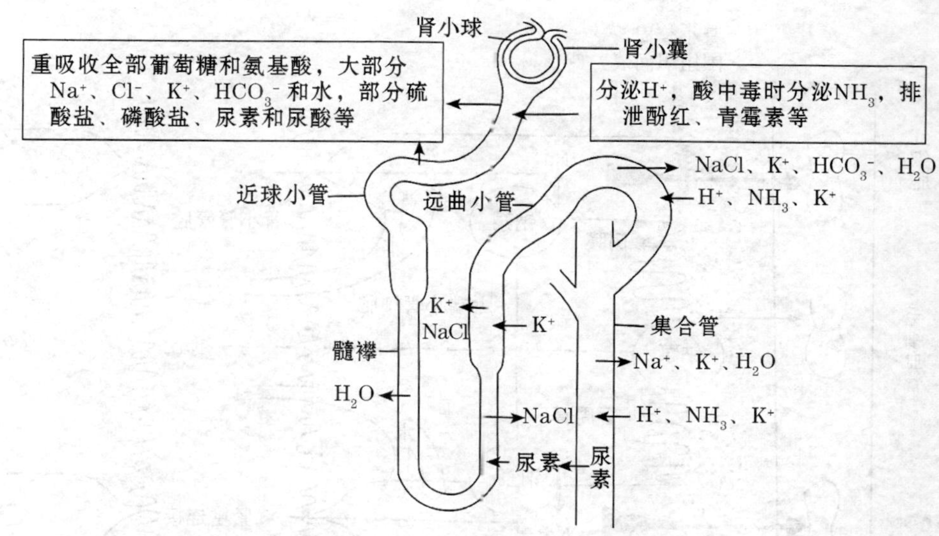

图 7-8　肾小管和集合管重吸收、分泌作用示意图

度转运至细胞外的管周组织液，并进入管周毛细血管血液被重吸收；而细胞旁途径则是通过细胞间的紧密连接（约 30 nm 的间隙）直接进入上皮细胞间隙组织液，并进入管周毛细血管血液而被重吸收，如 Cl^- 在近端小管的重吸收。

（四）几种物质的重吸收

1. Na^+ 和 Cl^- 的重吸收　每日由肾小球滤过的 Na^+ 可达 600 g 左右，而最终随尿排出的 Na^+ 仅 3～5 g，说明原尿中的 Na^+ 有 99% 以上被重吸收。Na^+ 是细胞外液中最重要的离子，其重吸收对维持细胞外液的渗透压和水溶量有重要作用。除髓襻降支细段外，肾小管各段和集合管对 Na^+ 和 Cl^- 均有重吸收能力，其中近端小管重吸收量最多，占肾小球滤过率的 65%～70%，其中约 2/3 经跨细胞转运途径被重吸收，主要发生在近端小管的前半段（近曲小管），约 1/3 经细胞旁途径被重吸收，主要发生在近端小管的后半段（髓襻降支粗段）；远端小管重吸收约 10%，其余部分在髓襻升支和集合管被重吸收。

（1）近端小管　前半段对 Na^+ 的重吸收是主动的，目前用"泵—漏模式（pump－leak model）"解释（见图 7-9），对 Cl^- 和水的重吸收都是被动的；后半段对 Na^+、Cl^- 的重吸收都是被动的。"泵—漏模式"认为，肾小管上皮细胞的管周膜和侧膜上存在丰富的钠泵。近端小管前半段的小管液中 Na^+ 浓度远大于小管上皮细胞内的 Na^+ 浓度，肾小管上皮细胞的管腔膜对 Na^+ 通透性较大，Na^+ 顺电—化学梯度以 Na^+－葡萄糖或 Na^+－氨基酸同向转运、Na^+－H^+ 逆向转运的方式进入细胞内；进入细胞内的 Na^+ 不断地被基底侧膜上的钠泵转运入细胞间隙，使细胞内的 Na^+ 浓度降低而负电荷增多，维持细胞内与小管液之间 Na^+ 的浓度差和电位差，使 Na^+ 不断从小管液向细胞内扩散。随着进入细胞间隙内的 Na^+ 浓度增大，其渗透压升高，在渗透压差的驱动下水分进入细胞间隙导致其中的静水压升高。而这一压力又可促使 Na^+ 和水透过基膜进入管周组织液和相邻的毛细血管而被重吸收；但同时也可使部分 Na^+ 和水通过细胞间的紧密连接再返回至肾小管腔内。后一现象称为回漏（back－leak）。因此，Na^+ 的净重吸收量等于主动重吸收量减去回漏量。在该部位水的重吸收多于 Cl^- 的重吸收，由于 HCO_3^- 的重吸收速率明显大于 Cl^- 的重吸收，所以近端小管液中 Cl^- 的浓度高于管周组织液。

在近端小管的后半段，由于小管液中的葡萄糖、氨基酸已吸收完毕，使该部位小管液中 Cl^- 的浓度高于管周组织液约 1/3，于是 Cl^- 便顺着浓度梯度经细胞旁途径被重吸收入血。而 Cl^- 的重吸收使管周组织液中的负电荷增多，小管内的正电荷增多，形成小管上皮细胞膜两侧 Na^+ 的电位差，驱使 Na^+ 顺电位差经细胞旁转运途径而被动重吸收。因此，该部位 Na^+ 和 Cl^- 的重吸收均属于被动重吸收。

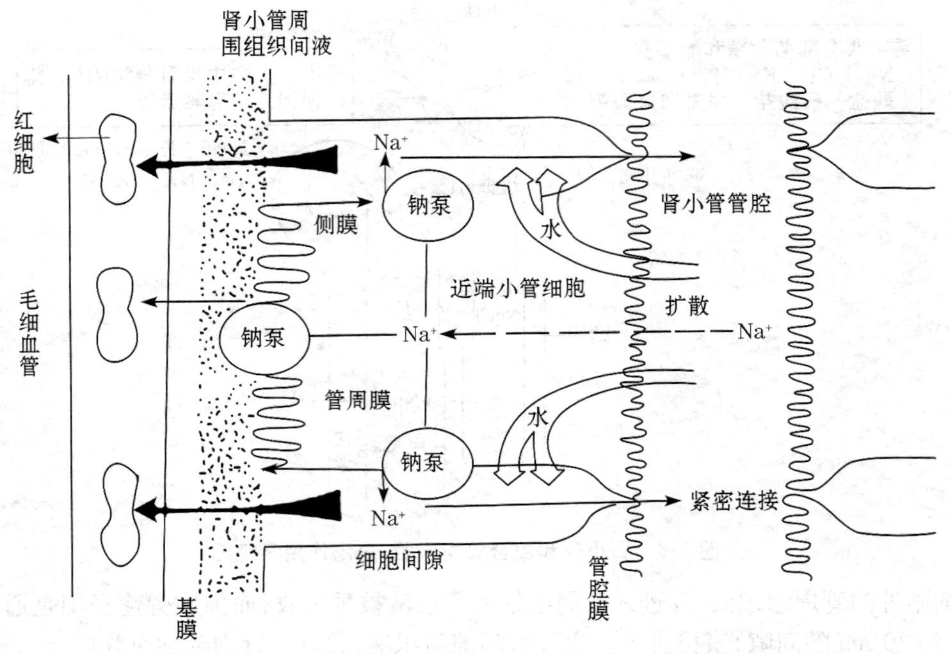

图 7-9 近端小管对 Na^+ 的重吸收示意图

A. 近球小管的前半段:X 代表葡萄糖、氨基酸、Cl^-; B. 近球小管的后半段:F^-代表甲酸盐,HF 代表甲酸

(2) 髓襻 髓襻各段对 Na^+、Cl^-的重吸收量约占原尿量的 20%,水的重吸收量约占 15%。髓襻降支细段上皮细胞的钠泵活性很低,对 Na^+、Cl^-的通透性极低,重吸收量很少,但对水的通透性高,水分渗透至管周组织液,使小管液中 NaCl 浓度升高。髓襻升支细段对水几乎不通透,但对 Na^+和 Cl^-的通透性高,使小管液中的 Na^+和 Cl^-顺浓度差扩散至管周组织液,故小管液中 Na^+、Cl^-的浓度又明显降低。髓襻升支粗段对 NaCl 的重吸收(见图 7-10),是通过管腔膜上的 Na^+、Cl^-和 K^+同向转运体和基底侧膜上的钠泵协同作用实现的。同向转运体按 Na^+:$2Cl^-$:K^+的比例,将 1 个 Na^+、2 个 Cl^-和 1 个K^+一起转运入细胞内;进入细胞内的 Cl^-顺浓度梯度经管周膜上的氯通道进入组织间液,Na^+被钠泵泵入组织间液,而 K^+则顺浓度梯度又经管腔膜返回至小管液中,再与同向转运体结合,继续参与 Na^+:$2Cl^-$:K^+的同向转运。同时,小管液中的正电位又促使 Na^+、K^+、Ca^{2+}等阳离子经细胞旁转运途径扩散而被动重吸收。升支粗段对水几乎不通透,水不被重吸收而留在小管内,由于其中的 NaCl 被上皮细胞重吸收入管周组织液,因此造成小管液渗透压降低和管周组织液渗透压增高。该段对水和 NaCl 重吸收的分离,是肾髓质外髓部高渗梯度建立的前提条件,在尿液的浓缩和稀释中起重要作用。如速尿或利尿酸等利尿剂,能特异性地抑制 Na^+、$2Cl^-$和 K^+的同向转运,干扰尿液的浓缩,导致利尿效应。

(3) 远端小管和集合管 远端小管和集合管对 Na^+、Cl^-和水的重吸收量占原尿量的 12%。其中对 Na^+和水的重吸收可根据机体的水、盐平衡状况接受醛固酮和 ADH 的调节,影响终尿量,且与 K^+、H^+的分泌有关。

2. 水的重吸收 水的重吸收是在渗透压差的驱动下被动进行的,其重吸收量占原尿 99% 以上,排出量不足超滤液的 1%,其中在近端小管的重吸收量最大达 65% ~70%,髓襻达 10% ~15%,远端小管和集合管达 10% ~15%。如果水的重吸收量减少 1%,尿量将增加 1 倍,说明水的重吸收与终尿量关系密切。在近端小管水的重吸收量与机体是否缺水无关,总是占重吸收总量的 65% ~70%,称为必须重吸收;而远端小管和集合管水的重吸收量可根据机体的水、盐状况接受醛固酮和 ADH 的调节,

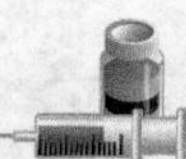

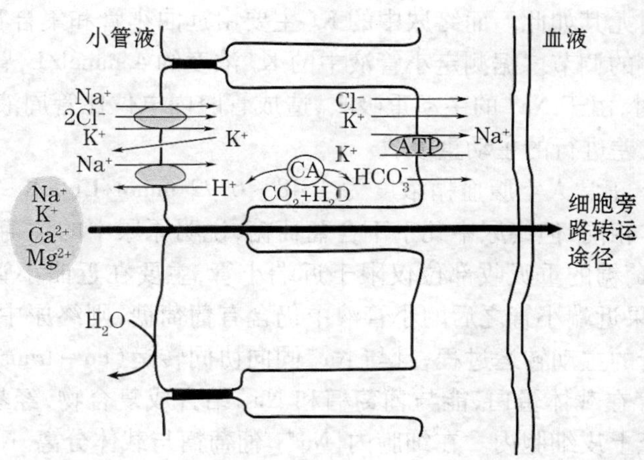

图 7-10　髓袢升支粗段对 Na^+、Cl^- 和水的重吸收示意图

称为调节性重吸收。如机体缺水时，该段对水的重吸收增多，使尿量减少；而机体内水过剩时，尿量则增多，从而调节机体水的平衡。

3. HCO_3^- 的重吸收　血浆中的 HCO_3^- 以 $NaHCO_3$ 的形式被肾小球滤过，在肾小管中又解离成 Na^+ 和 HCO_3^-，Na^+ 以 Na^+-H^+ 逆向转运的方式进入上皮细胞内，而 HCO_3^- 则以 CO_2 的形式被重吸收。80% ~90% 的 HCO_3^- 在近端小管被重吸收，其余在远端小管和集合管被重吸收。小管液中的 HCO_3^- 不易透过管腔膜，而与其中的 H^+ 结合生成 H_2CO_3，并迅速分解为 CO_2 和水，CO_2 为脂溶性物质，以单纯扩散的方式进入上皮细胞内，在细胞内与水在碳酸酐酶（carbonic anhydrase，CA）的催化下又生成 H_2CO_3，H_2CO_3 再解离成 H^+ 和 HCO_3^-，H^+ 经 Na^+-H^+ 逆向交换再进入小管液，HCO_3^- 则与 Na^+ 在组织间液生成 $NaHCO_3$ 而转运入血（图 7-11）。CO_2 通过管腔上皮细胞膜的速率明显高于 Cl^-，故 HCO_3^- 的重吸收优先于 Cl^-。由此可见，肾小管每分泌一个 H^+ 进入小管液，就有一个 HCO_3^- 和一个 Na^+ 被重吸收入血。该过程可以排出体内代谢产生的大量 H^+，同时又保留了 $NaHCO_3$。而 $NaHCO_3$ 是体内主要的碱储备，其重吸收对维持机体的酸碱平衡具有重要意义。

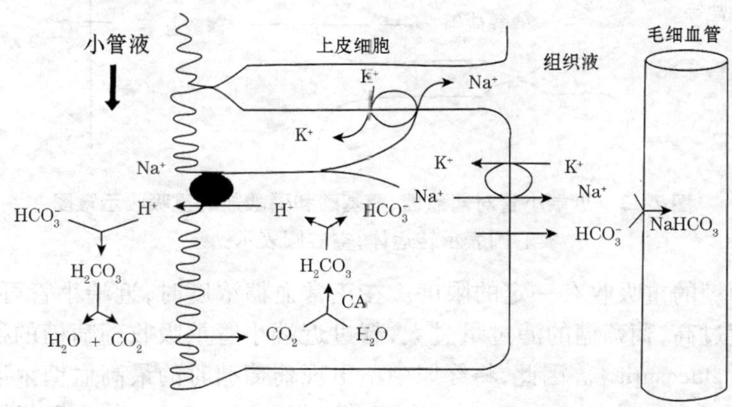

图 7-11　近球小管 HCO_3^- 的重吸收示意图

实心圆表示转运体，空心圆表示钠泵

4. K^+ 的重吸收　每日从肾小球滤过的 K^+ 总量为 31 ~35 g，而每日随尿排出量为 2 ~4 g。微穿刺实验证明，小管液中的 K^+ 在流经肾小管各段和集合管时，其重吸收量约占原尿量的 94%。其中，65% ~70% 在近端小管被重吸收；约 20% 在髓袢被重吸收；其余的 K^+ 在远曲小管和集合管几乎全部被重吸收，特别是在体内缺 K^+ 时尤其如此。而终尿中的 K^+ 主要由远曲小管和集合管分泌，其分泌量取决于血 K^+ 的浓度，并受醛固酮的调节。据测定小管液中的 K^+ 浓度约 4 mmol/L，肾小管上皮细胞内的 K^+ 浓度约 150 mmol/L。同时，由于 Na^+ 的主动重吸收，造成管腔内电位比管周液低 3～4 mV，说明 K^+ 的重吸收是逆浓度差和电位差进行的主动重吸收。

5. 葡萄糖的重吸收　正常人空腹血糖浓度为 4.48～6.72 mmol/L（0.8～1.2 g/L）。原尿中的葡萄糖浓度和血浆中的基本相同，但终尿中几乎不含葡萄糖，说明原尿中的葡萄糖在肾小管内全部被重吸收入血。实验证明，葡萄糖的重吸收部位仅限于近端小管，主要在近曲小管，其余肾小管无重吸收葡萄糖的能力。所以，如果近端小管之后的小管液中仍含有葡萄糖，则终尿中将出现葡萄糖。葡萄糖的重吸收是逆浓度差进行的主动转运过程，且与 Na^+ 同向协同转运（co－transport）。在近端小管上皮细胞管腔膜的刷状缘上存在载体蛋白，能与葡萄糖和 Na^+ 结合成复合物，经易化扩散，迅速将葡萄糖和 Na^+ 由管腔膜侧转运至上皮细胞内。在细胞内，Na^+、葡萄糖与载体分离，Na^+ 被基底侧膜的 Na^+ 泵泵入组织液，使细胞内 Na^+ 浓度降低，造成管腔膜内外 Na^+ 的浓度差，使小管液中的 Na^+ 顺浓度差易化扩散至上皮细胞内；而葡萄糖则与 Na^+ 同向协同转运进入上皮细胞内。当上皮细胞内的葡萄糖浓度升高以后，葡萄糖顺浓度差经管周膜上的载体蛋白（一种与 Na^+ 无关的载体蛋白）易化扩散至管周组织液而入血（图 7-12）。因此，葡萄糖的重吸收是与 Na^+ 相耦联的继发性主动重吸收。

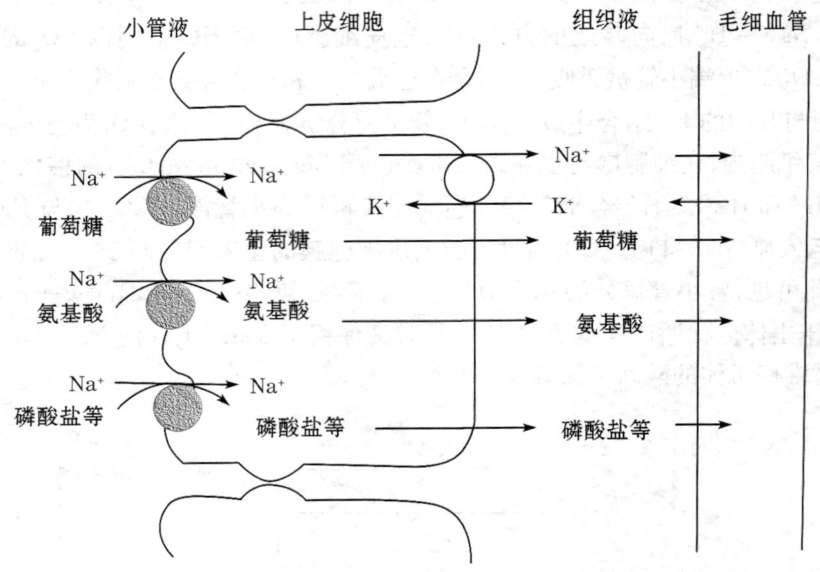

图 7-12　近端小管对葡萄糖、氨基酸和磷酸盐的重吸收示意图

实心圆表示转运体，空心圆表示钠泵

近端小管对葡萄糖的重吸收有一定的限度。在正常血糖浓度时，近端小管可将葡萄糖全部重吸收入血。当血糖浓度过高，葡萄糖的滤过量过大，超过近端小管重吸收葡萄糖的极限时，终尿中即出现葡萄糖，称为糖尿（glucosuria）。因此，将终尿中不出现葡萄糖时的最高血糖浓度称为肾糖阈（renal glucose threshold），其正常值为 9.0～10.0 mmol/L（1.6～1.8 g/L），此时葡萄糖滤过量为 1.11～1.28 mmol/L（0.2～0.23 g/min）。肾糖阈反映了肾小管对葡萄糖的重吸收能力。肾糖阈愈高，说明肾小管对葡萄糖的重吸收能力愈大，反之则愈小。

当血糖浓度超过肾糖阈后，随着血糖浓度的升高，葡萄糖滤过量进一步增大，肾小管对葡萄糖的重吸收达到极限，尿糖排出量进一步增多。两肾全部近端小管在单位时间内能重吸收葡萄糖的最大量，称为葡萄糖重吸收极限量。在体表面积为 1.73 m^2 的正常个体，男性葡萄糖重吸收极限量为

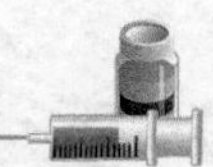

375 mg/min(20.95 mmol/min),女性为300 mg/min(16.78 mmol/min)。此时,两肾所有近端小管上皮细胞对葡萄糖的重吸收能力均达饱和,尿糖排出量将随血糖浓度的升高而平行增加。肾小管对葡萄糖的重吸收存在极限量,可能是因为肾小管上皮细胞膜上的载体蛋白数量有限。

6. 其他物质的重吸收　小管液中的氨基酸、HPO_4^{2-}、SO_4^{2-}等的重吸收与葡萄糖的重吸收机制基本相同,也是与Na^+一起经载体同向协同转运,均为继发性主动转运,但转运的载体蛋白可能不同,即载体蛋白具有特异性。部分尿酸在近端小管被重吸收。大部分的Ca^{2+}和Mg^{2+}在近端小管和髓襻升支粗段被重吸收。正常时进入小管液中的微量蛋白质,则通过肾小管上皮细胞的吞饮作用而被重吸收。

知识链接

糖 尿 病

糖尿病是胰岛功能减退、胰岛素抵抗等而引发的糖、脂肪、蛋白质等一系列代谢紊乱综合征。发病原因主要与自身免疫系统缺陷、遗传、肥胖、年龄等因素有关,临床上以高血糖为主要特点,典型病例可出现多饮、多食、多尿和体重减轻等"三多一少"的表现。但在临床实践中,典型的"三多一少"表现者很少见,常出现4个症状中的1~2个,其中又以口干多饮为常见。此外,糖尿病的不典型表现还有餐前出现低血糖,皮肤瘙痒、疲乏无力、白内障、小儿遗尿、阳痿、足部溃疡等。当出现以上临床征象怀疑糖尿病后,应当常规检查尿糖、空腹及餐后2 h血糖;若尿糖阴性,空腹血糖正常,为排除本病,还需做葡萄糖耐量试验方能下结论。

(五)影响肾小管和集合管重吸收的因素

1. 小管液中溶质的浓度　小管液中的水是在小管液溶质重吸收所形成的渗透压差的驱动下而被动重吸收的。如果小管液中某种溶质含量增加,其渗透压将升高,就会阻碍肾小管特别是近端小管对水的重吸收而使终尿量增多。这种由于小管液中渗透压升高而对抗水的重吸收所引起的尿量增多现象,称为渗透性利尿(osmotic diuresis)。如糖尿病患者的多尿,就是由于血糖浓度过高,超过肾糖阈,葡萄糖不能被近端小管全部重吸收,而未被重吸收的葡萄糖使小管液的渗透压增高,使水的重吸收减少,导致尿量增多。根据渗透性利尿的原理,临床上给某些患者使用一些能经肾小球滤过而不被肾小管重吸收的药物(如甘露醇、山梨醇等),来提高小管液中的溶质浓度,增加小管液的渗透压,使尿量增多,达到利尿消肿的目的。

2. 球—管平衡　在正常情况下,近端小管的重吸收率与肾小球滤过率之间有密切的联系。即不论肾小球滤过率增加或减少,近端小管对Na^+和水的重吸收量始终占肾小球滤过率的65%~70%,这一现象称为球—管平衡(glomerulo－tubular balance)。其生理意义在于使终尿量不致因肾小球滤过率的增减而发生大幅度的变动。

球—管平衡现象与近端小管对Na^+的定比重吸收有关。近端小管对Na^+的重吸收量是滤过量的65%~70%,从而决定对滤液的重吸收率也总是占肾小球滤过率的65%~70%。定比重吸收与管周毛细血管的血浆胶体渗透压的变化有关。当肾血浆流量不变,肾小球滤过率增加时,进入近端小管周围毛细血管的血量减少和血浆蛋白浓度相对增大,导致毛细血管中血压降低而胶体渗透压升高,于是小管周围的组织液加速进入毛细血管,使组织间隙的静水压下降,有利于肾小管对Na^+和水的重吸收,使重吸收的量仍达肾小球滤过率的65%~70%;如果肾小球滤过率减少,则发生相反的变化,但重吸收率仍保持在相应范围内。

球—管平衡在某些情况下也可能被打破。如在渗透性利尿时,近端小管的重吸收率减少,而肾小球滤过率不受影响,此时的重吸收率小于65%~70%,排出的Na^+和水都会明显增多。又如在充血性心力衰竭时,肾灌注压和血流量可明显下降,但由于出球小动脉发生代偿性收缩,使肾小球滤过率仍保持在原有水平，此时近端小管周围毛细血管血压下降而血浆胶体渗透压升高，导致重吸收率大于65%，于是体内钠盐潴留、细胞外液量增加而出现或加重水肿。

三、肾小管和集合管的分泌功能

肾小管和集合管的分泌功能是指肾小管和集合管的上皮细胞将自身代谢所产生的物质排入小管液中的过程；排泄功能则是指肾小管和集合管的上皮细胞将血液中的某些物质转运至小管液中的过程。因两者都是将物质排入小管液中，通常不作严格区分，统称为肾小管和集合管的分泌。肾小管和集合管分泌的主要物质是 H^+、K^+ 和 NH_3。

（一）H^+ 的分泌

正常人血浆的 pH 值保持在 7.35～7.45 之间，而尿液 pH 一般介于 5.0～7.0 之间，说明肾具有排酸保碱的作用。超滤液中的 pH 值与血浆中的相同，而在流经肾小管各段和集合管以后 pH 值发生显著变化，这一变化主要是通过肾小管和集合管分泌 H^+ 来实现的。肾小管各段和集合管上皮细胞均有分泌 H^+ 的功能，但主要在近端小管。

近端小管分泌 H^+ 是通过 H^+-Na^+ 交换实现的（见图 7-11）。由细胞代谢产生或由小管液进入细胞的 CO_2，在 CA 的催化下，与 H_2O 生成 H_2CO_3，H_2CO_3 再解离成 H^+ 和 HCO_3^-。细胞内的 H^+ 和小管液中 Na^+ 与管腔膜上的逆向转运体结合成复合体后，H^+ 被分泌到小管液中，而小管液中的 Na^+ 则被重吸收入细胞，即通过 H^+-Na^+ 交换的方式主动分泌 H^+，该过程称为 H^+-Na^+ 交换。在细胞内生成的 HCO_3^- 扩散至管周组织液，与其中的 Na^+ 生成 $NaHCO_3$ 而入血。分泌入小管液中的 H^+ 与 HCO_3^- 生成 H_2CO_3，再分解为 CO_2 和 H_2O，CO_2 扩散入细胞内，与细胞内的 H_2O 在 CA 的催化下生成 H_2CO_3。如此循环，每分泌 1 个 H^+，可重吸收 1 个 Na^+ 和 1 个 HCO_3^- 回到血液。$NaHCO_3$ 是体内重要的碱储备，因此肾小管和集合管分泌 H^+ 是肾排酸保碱的过程，对维持机体的酸碱平衡具有重要意义。

远曲小管和集合管分泌 H^+ 的机制与近端小管略有不同，是一个逆电—化学梯度进行的主动转运过程。远曲小管后段和集合管含有两类细胞，即主细胞和闰细胞。主细胞重吸收水和 Na^+，分泌 K^+；闰细胞主要分泌 H^+。有学者认为闰细胞管腔膜有上 H^+ 泵，能将细胞内的 H^+ 泵入小管腔内，与小管液中的 $HPO_4{}^{2-}$、NH_3 分别结合成 $H_2PO_4{}^-$、$NH_4{}^+$ 随尿排出。另外，远曲小管和集合管除 H^+-Na^+ 交换外，还存在 K^+-Na^+ 交换，两者存在竞争性抑制。

（二）K^+ 的分泌

肾小囊超滤液中的 K^+ 绝大部分已在近端小管被重吸收，而尿液中的 K^+ 主要是由远曲小管和集合管分泌的，且与 Na^+ 的主动重吸收密切相关。远曲小管和集合管基底侧膜上的 Na^+ 泵将细胞内的 Na^+ 泵入管周组织液，同时将管周组织液中的 K^+ 转运至细胞内，形成细胞内、外 K^+ 的浓度差，因 Na^+ 的主动重吸收形成小管腔内为负、小管外为正的电位差，两者形成 K^+ 分泌的动力，于是细胞内的 K^+ 便顺电—化学梯度经管腔膜上的钾通道易化扩散至小管液中。因此，K^+ 的分泌是被动过程。这种 K^+ 的分泌与 Na^+ 的重吸收相关联的现象，称为 K^+-Na^+ 交换。

远曲小管和集合管除 K^+-Na^+ 交换外，还存在 H^+-Na^+ 交换，两者存在竞争性抑制（见图 7-13）。即 H^+-Na^+ 交换增多时，K^+-Na^+ 交换减少；当 K^+-Na^+ 交换增多时，H^+-Na^+ 交换减少。例如，在酸中毒的情况下，小管细胞内的 CA 活性增强，H^+ 生成量增加，导致 H^+-Na^+ 交换增多，K^+-Na^+ 交换减少，终尿中 H^+ 浓度增加而血清 K^+ 浓度升高。如果用乙酰唑胺抑制 CA 的活性，则 H^+ 的分泌减少，从而 H^+-Na^+ 交换减少，而 K^+-Na^+ 交换增多，将导致尿 K^+ 排出量增加而血中 H^+ 浓度增高而出现酸中毒。

机体内的 K^+ 主要由肾排泄。正常情况下，机体摄入的 K^+ 和排出的 K^+ 保持动态平衡。肾排 K^+

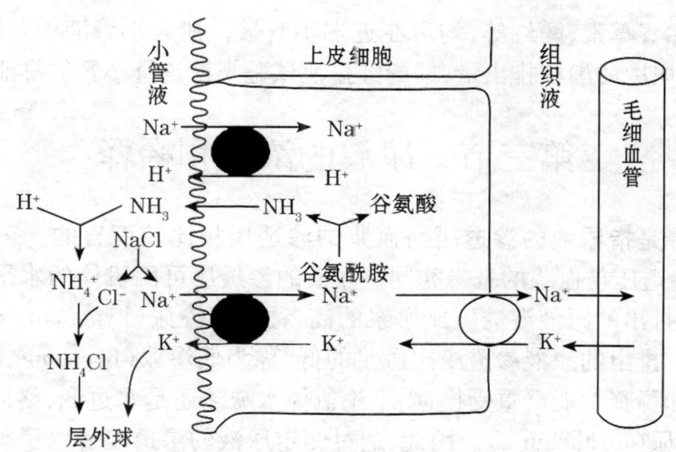

图 7-13 H^+、NH_3 和 K^+ 分泌关系示意图

实心圆表示转运体;空心圆表示钠泵

的特点是多吃多排,少吃少排,不吃也排,故临床上,低钾血症比高钾血症更为多见。为维持体内的 K^+ 平衡,应对长期禁食的患者适当地补充 K^+,以免引起低钾血症。另外,肾功能不全的患者,排 K^+ 功能障碍,可发生高钾血症。血清 K^+ 过高或过低,都会对神经和肌肉的兴奋性产生影响,尤其是血清升高 K^+ 可使心肌兴奋性降低,甚至使心脏停搏于舒张期。

知识链接

低 钾 血 症

正常血清 K^+ 浓度为 3.5~5.5 mmol/L,平均约 4.2 mmol/L。通常将血清 K^+ 浓度低于 3.5 mmol/L 时称为低钾血症。低钾血症时,患者体内 K^+ 的总量并不一定减少,只表示细胞外液中 K^+ 的浓度降低,如细胞外液中的 K^+ 向细胞内转移。其常见原因如下:

1. 饮食中钾的摄入减少 如消化道梗阻、昏迷及手术后较长时间禁食的患者。

2. 钾的排出过多 ①经皮肤丢失 K^+,持续大量出汗可丢失较多的钾;②经胃肠道失 K^+,是小儿发生低钾血症的重要原因,常见于频繁呕吐、严重腹泻等伴有消化液大量丧失的患者;③经肾失 K^+,是成人失 K^+ 的重要原因,见于长期大量使用排钾利尿剂、原发性或继发性高醛固酮血症、肾功能障碍所致的尿 K^+ 增多等。

(三) NH_3 的分泌

正常情况下,NH_3 主要由远曲小管和集合管分泌,但在酸中毒时,近端小管也可分泌 NH_3。这些 NH_3 主要由细胞内的谷氨酰胺脱氨而来,其次也可由其他氨基酸氧化脱氨形成。NH_3 属脂溶性物质,能向管周组织液和小管液中自由扩散,扩散的方向取决于两种液体的 pH 值。NH_3 容易向 pH 值较低的液体扩散,由于 H^+ 的分泌使小管液 pH 值较低,故 NH_3 易向小管液中扩散。由于进入小管液中的 NH_3 能与其中的 H^+ 结合成 NH_4^+,使小管液中的 H^+ 和 NH_3 的浓度降低,有利于 H^+ 的继续分泌,也有利于 NH_3 继续向小管液中扩散(图 7-13)。NH_4^+ 生成后又进一步与小管液中强酸盐(如 NaCl、Na_2SO_4)的负离子结合生成酸性铵盐随尿排出。而强酸盐的正离子(如 Na^+)则通过 H^+-Na^+ 交换而进入小管细胞内,然后与细胞内的 HCO_3^- 一起被转运入血。因此,肾小管和集合管在分泌 H^+ 和 NH_3 形成铵盐而排出的同时,也促进了 $NaHCO_3$ 的重吸收,起到了排酸保碱,维持机体酸碱平衡的作用。

(四) 其他物质的排泄

肾小管还可将血浆中的某些物质,如肌酐、对氨基马尿酸等,通过排泄功能直接排入小管液中。

进入体内的某些物质如青霉素、酚红等,均可在近端小管被排泄入小管液中。因此,临床上常采用静脉注射酚红,然后测定尿中的酚红排出量,即酚红排泄试验来检查肾小管的排泄功能是否正常。

第三节 尿液的浓缩和稀释

尿液的浓缩和稀释是指尿液的渗透压与血浆的渗透压相比较而言的。正常血浆的渗透压约为300 mOsm/L,原尿的渗透压与血浆的基本相同。尿液的渗透压可因机体的水平衡状况而出现较大的波动。如果机体缺水,排出的尿液渗透压比血浆的高,称为高渗尿(hypertonic urine),即尿液被浓缩;相反,如果机体水过剩,排出的尿液渗透压比血浆的低,称为低渗尿(hypotonic urine),即尿液被稀释。如果肾对尿液的浓缩和稀释功能严重受损,则不论机体水缺乏还是水过剩,终尿的渗透压与血浆渗透压几乎相等,称为等渗尿(isosthenuria)。因此,通过测定尿液的渗透压可以了解肾对尿液的浓缩和稀释能力,而肾对尿液的浓缩和稀释功能,对维持机体的体液平衡和渗透压稳定起重要作用。

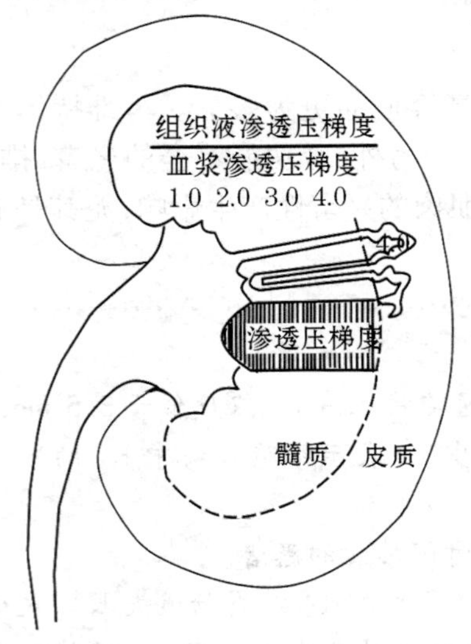

图 7-14 肾髓质高渗透梯度示意图

一、肾髓质高渗梯度的形成和维持

将大鼠的肾从皮质向髓质进行分层切片,用冰点降低法测定各切片组织液的渗透压。与血浆的渗透压进行比较后,发现肾皮质组织液的渗透压与血浆渗透压的比值为1.0,说明肾皮质组织液渗透压与血浆等渗;当由皮质向髓质逐渐深入时,两者比值逐渐升高,肾皮质组织液渗透压分别是血浆的2倍、3倍,甚至4倍,这种现象称为肾髓质高渗梯度(图7-14),表明肾髓质的组织液为高渗状态,且由外向内,越靠近肾乳头处,其渗透压越高。

肾对尿液的浓缩主要发生在肾髓质,髓质内层越发达、髓襻越长,对尿液的浓缩能力也越强。肾对尿液的浓缩、稀释与肾髓质保持高渗状态和肾髓质渗透压梯度有密切关系。例如,沙鼠的肾髓质特别厚,其肾能产生20倍于血浆渗透压的高渗尿;猪的肾髓质比较薄,只能产生1.5倍于血浆渗透压的高渗尿;而人的肾髓质具有中等厚度,最多能产生4~5倍于血浆渗透压的高渗尿,即终尿渗透压最高可达1200~1400 mOsm/L。

(一)肾髓质高渗梯度的形成原理

肾髓质渗透压梯度的形成与肾小管各段和集合管对水、NaCl和尿素的通透性不同存在着直接的关系(表7-4)。

表 7-4 兔肾小管各段和集合管对不同物质的通透性

	水	Na^+	尿素
髓襻降支细段	易通透	不易通透	不易通透
髓襻升支细段	不易通透	易通透	中等通透
髓襻升支粗段	不易通透	Na^+主动重吸收 Cl^-继发性主动重吸收	不易通透
远曲小管	有ADH时易通透	泌K^+、K^+-Na^+交换	不易通透
集合管	有ADH时易通透	易通透	皮质和外髓部不易通透,内髓部易通透

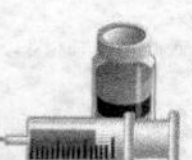

1. 外髓部高渗梯度的形成　肾小管的髓襻升支粗段位于外髓部，该段对水不易通透，但能主动重吸收 NaCl。升支粗段内的小管液流向皮质时，由于 NaCl 不断地被重吸收，导致管腔内的 NaCl 浓度逐渐降低，小管液的渗透压梯度逐渐下降；而升支粗段外周的组织液则因重吸收 NaCl 而变成高渗，且愈靠近皮质部，渗透压愈低，愈靠近内髓部，渗透压愈高，故外髓部组织液的渗透压梯度主要由升支粗段对 NaCl 的主动重吸收形成的（图 7-15）。

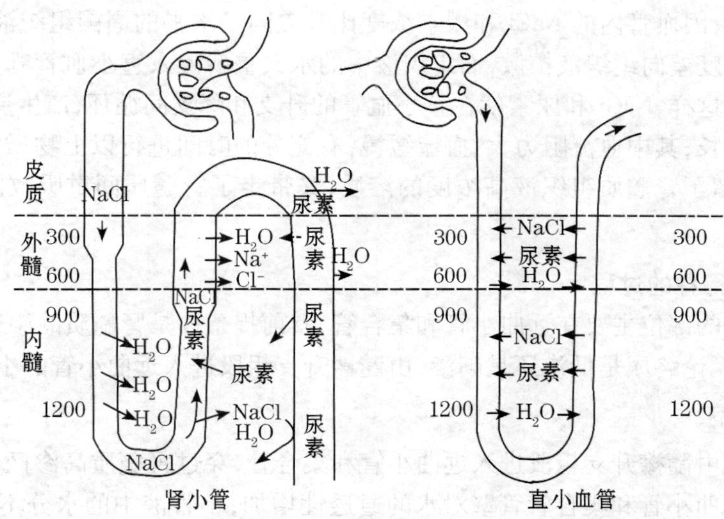

图 7-15　肾髓质高渗梯度形成和维持示意图

2. 内髓部高渗梯度的形成　内髓部的渗透压梯度是由尿素再循环和 NaCl 的重吸收共同形成的（图 7-15）。

髓襻降支细段对 NaCl 和尿素不易通透，而对水易通透。当小管液流经此段时，在渗透压差的驱动下，水不断地进入内髓部组织液，使该段小管液中的 NaCl 逐渐被浓缩，其所形成的渗透压也逐渐升高，至髓襻降支顶端时，NaCl 的浓度达最高；当其中液体折反流向升支细段时，因该段对 NaCl 和尿素易通透，而对水不通透，所以 NaCl 便顺着浓度差进入内髓部组织液，使内髓部组织液的渗透压进一步升高，形成内髓部的渗透压梯度，且越向乳头部深入，渗透压越高。小管液在升支细段上升的过程中，由于 NaCl 扩散到组织间液，导致该段小管液中 NaCl 的浓度逐渐下降，其所形成的渗透压梯度也逐渐降低。所以，髓襻降支细段与升支细段就构成一个逆流倍增系统，使内髓部组织液形成渗透压梯度。

远曲小管及皮质、外髓部的集合管对尿素不易通透。当小管液流经此段时，在 ADH 的作用下，对水的通透性增加，且因外髓部组织液高渗，水被重吸收而小管液中的尿素浓度逐渐升高；当小管液流入内髓部集合管时，因管壁对尿素易通透，使小管液中的尿素顺浓度差迅速向内髓部组织液扩散，造成内髓部组织液的渗透压升高。由于髓襻升支细段对尿素具有中等程度的通透性，于是从内髓部集合管扩散到组织液的尿素再部分扩散到升支细段，并随小管液通过髓襻升支粗段、远曲小管及皮质、外髓部集合管，到达内髓部集合管时，再扩散到内髓部组织液中，如此形成尿素再循环（urea recir culation）。

从髓质高渗梯度形成的全过程来看，肾小管各段和集合管对水、NaCl 和尿素的通透性不同是肾髓质高渗梯度形成的前提条件，髓襻升支粗段对 NaCl 的主动重吸收是髓质高渗梯度形成的始动因素，而近端小管基本上不参与肾髓质高渗梯度的形成。

（二）肾髓质渗透压梯度的保持

肾髓质高渗梯度的维持，有赖于直小血管的逆流交换作用。直小血管由近髓肾单位的出球小动

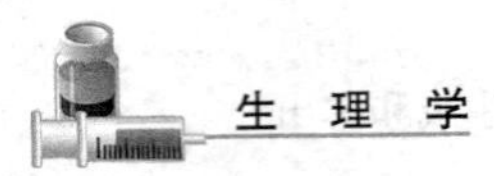

脉分支形成，与近髓肾单位的髓襻平行，呈“U”型，其中血流阻力较大，血流缓慢，且其升支和降支的血流方向相反，形成逆流交换系统（见图 7-15）。生理情况下，直小血管壁对水和溶质（NaCl 和尿素等）具有通透性，当血液沿直小血管降支向下流动过程中，因周围组织液呈逐渐递增的高渗状态，使 NaCl 和尿素顺浓度差扩散入直小血管降支，而其中的水则渗出到组织液中。愈深入内髓部，直小血管血液中的 NaCl 和尿素浓度愈高，至直小血管底部达到最高，可达 1200 mOsm/L。当血液从直小血管降支折反流向升支时，因血管内的 NaCl 和尿素浓度比升支同一水平的周围组织液高，所以 NaCl 和尿素又顺着管内外的浓度差向组织液扩散，而组织液中的水又重新渗入直小血管升支，使重吸收的水能随血流返回体循环。这样，NaCl 和尿素就在直小血管的升支和降支间循环，产生逆流交换作用。

由于直小血管细长，其中血流阻力大、血流缓慢，有充分的时间进行以上物质的逆流交换。所以，通过直小血管，既保留了肾髓质组织液高浓度的溶质，又带走了肾髓质间重吸收的水，从而使肾髓质的高渗梯度得以保持。

二、尿液浓缩和稀释的过程

尿液浓缩和稀释的部位主要在远曲小管和集合管，其前提条件是肾髓质的渗透压梯度，并受 ADH 的调节。实验证明，无论终尿是低渗还是高渗，由髓襻升支粗段进入远曲小管的小管液总是低渗的。

（一）尿液的浓缩

当低渗的小管液由髓襻升支粗段进入远曲小管和集合管，穿过肾髓质高渗区流向肾乳头方向时，在 ADH 的作用下，远曲小管和集合管管壁对水的通透性增加，小管液中的水分不断地被“抽吸”到组织液而后入血，使管腔中溶质浓度越来越高，其所形成的渗透压也越来越高，进而尿液被浓缩为高渗尿，尿量减少。当机体缺水时，ADH 释放量增多，尤其如此，机体出现少尿，甚至无尿现象。

（二）尿液的稀释

当机体 ADH 的分泌和释放减少时，远曲小管和集合管管壁对水的通透性降低甚至不通透，导致水的重吸收减少，甚至不能被重吸收，而 Na^+ 等的主动重吸收仍然不变，使低渗的小管液渗透压进一步降低，最后形成大量的低渗尿，尿液被稀释，尿量增多。患有尿崩症的患者，就是因为 ADH 分泌不足，导致患者每日尿量可达 10～20 L，而其尿液的渗透压只有血浆渗透压的 10% 左右。

由此可见，肾对尿液的浓缩和稀释功能与远曲小管和集合管对水的重吸收关系密切，且两者同时进行。肾髓质渗透压梯度的存在是尿液浓缩和稀释的前提，ADH 对水重吸收的调控是尿液浓缩和稀释的关键因素。

三、影响尿液浓缩和稀释的因素

1. 肾髓质组织结构的改变　肾髓质组织结构是决定尿液浓缩能力的重要原因之一，髓质越发达，髓襻越长，则尿液的浓缩能力越强，反之则弱。人类肾的髓襻长度随个体发育而逐渐延长。婴儿时期由于髓襻尚未发育完全，对尿液浓缩能力较弱，所以不能排出较高的浓缩尿。此外，肾病患者损害到髓质内部，特别是损及肾乳头部组织时，就会使尿的浓缩能力下降。例如，慢性肾盂肾炎引起肾髓质纤维化，肾囊肿引起肾髓质萎缩、血 Ca^{2+} 过高和尿 Ca^{2+} 过多引起钙盐在肾髓质组织间隙沉积等，均会不同程度损坏肾髓质的逆流系统，因而降低肾浓缩尿液的能力。

2. 肾小管和集合管对 Na^+ 及尿素重吸收的改变　肾上腺皮质分泌醛固酮增多时，能促进远曲小管和集合管对 Na^+ 的重吸收，同时伴随水的重吸收增多，使尿液的浓缩增强，故可排出浓缩尿。髓襻升支粗段对 Na^+ 和 Cl^- 有主动重吸收的作用，如果该部位 Na^+ 和 Cl^- 的主动重吸收作用被抑制，尿液的浓缩能力就降低，则排出大量低渗尿。某些利尿药，如呋塞米、依他尼酸等，因能抑制髓襻升支粗段对 Na^+ 和 Cl^- 的主动重吸收，阻碍肾髓质高渗梯度的形成，故有强大的利尿作用。

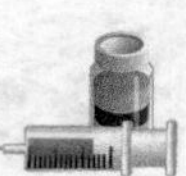

尿素是内髓部高渗梯度形成的重要溶质，对尿液的浓缩和稀释起到一定的作用。如因缺乏蛋白质造成营养不良时，尿素生成量减少，内髓部渗透压梯度将降低，肾对尿液的浓缩能力就会减弱而排出低渗尿。实验证明，给予尿素可提高缺乏蛋白质食物大鼠肾对尿液的浓缩能力。对尿液浓缩能力显著减弱的老年人，可以通过增加食物中蛋白质的摄入量来提高肾对尿液的浓缩能力。

3. 直小血管逆流交换作用的改变　当直小血管中血流过快时，将会过多地带走肾髓质组织液中的溶质，主要是 NaCl，以致肾髓质组织液不能保持高渗状态，使尿液的浓缩能力降低。如失血性休克发展到一定程度时，由于交感神经兴奋，引起肾内血流量重新分布，肾皮质血管收缩，血流量减少；而肾髓质受神经影响较小，故直小血管血流量相对较多，水分不能被血液及时带走，渗透压梯度也不易保持，则肾浓缩尿液的能力降低。

4. 集合管上皮细胞对水通透性的改变　当集合管管壁对水的通透性增加时，集合管内的水向髓质组织间隙扩散量增多，使尿液浓缩，而排出浓缩尿；反之，则排出稀释尿。在临床上，某些肿瘤患者及部分肺结核患者，其血液中 ADH 或类似 ADH 的生物活性物质异常增多，而排出浓缩尿。

第四节　尿生成的调节

尿的生成过程由肾小球的滤过、肾小管和集合管的重吸收与分泌三个相互联系的环节构成。机体对尿生成的调节也是通过对滤过、重吸收与分泌来实现的。影响肾小球滤过的因素和肾内自身调节前文已述，本节主要论述肾小管和集合管重吸收与分泌的神经、体液调节。

一、肾交感神经

支配肾的交感神经，主要分布在入球小动脉、部分出球小动脉、球旁细胞和肾小管上皮细胞。交感神经不但影响肾小球滤过、肾小管和集合重吸收与分泌，还能通过影响体液环节，间接影响尿的生成过程。交感神经兴奋可通过以下三个方面调节尿的生成：① 使入球小动脉和出球小动脉收缩，特别是入球小动脉收缩更明显，使肾小球毛细胞血管的血流量减少，有效滤过压下降，肾小球滤过率降低。② 刺激近球细胞释放肾素，增强肾素—血管紧张素—醛固酮系统的活动，促进肾小管对 NaCl 和水的重吸收。③ 末梢释放去甲肾上腺素与近端小管和髓襻细胞膜上的肾上腺素受体结合，促进近端小管和髓襻上皮细胞对 Na^+、Cl^- 和水的重吸收。

二、体液调节

（一）抗利尿激素

1. ADH 的合成、释放部位及生理作用　ADH 是含有 9 个氨基酸的肽类激素，由下丘脑视上核和室旁核神经元胞体合成，沿下丘脑—垂体束神经纤维运输到神经垂体贮存。当视上核神经细胞受到刺激发生兴奋时，冲动沿下丘脑—垂体束神经纤维专到末梢，引起 ADH 的合成、释放。

ADH 的生理作用是提高远曲小管和集合管上皮细胞对水的通透性，促进水的重吸收，使尿液浓缩，尿量减少，从而发挥抗利尿作用。此外，ADH 还可增加内髓部集合管对尿素的通透性及促进髓襻升支粗段对 NaCl 的主动重吸收，以提高肾髓质组织液的渗透压梯度，有利于尿液的浓缩。

2. ADH 的作用机制　目前认为，ADH 能与远由小管和集合管上皮细胞管周膜上的 V_2 受体结合，通过兴奋性 G 蛋白激活膜内的腺苷酸环化酶（aderylate cyclase，AC），使细胞内 cAMP 生成增多，进而激活细胞内的蛋白激酶 A，使管腔膜上的膜蛋白磷酸化而发生构型改变，促进含水通道蛋白小泡向管腔膜上镶嵌，水通道增加，并使水通道蛋白开放，从而提高管周膜对水的通透性，使水的重吸收增多，尿液被浓缩，尿量减少。当 ADH 分泌不足或障碍而缺乏时，管腔膜上的水通道蛋白形成吞饮小泡进入胞质，因此管腔膜的水通道蛋白消失，对水不通透。这种含水通道蛋白的小泡通过镶嵌在管腔膜上或从管腔膜内移进入细胞内，来调节管腔膜对水的通透性（图 7-16）。病理情况下，如下丘脑病变累及视上核和室旁核或下后脑—垂体束时，ADH 的合成和释放障碍，使尿量明显增多，每日可达 10 L 以上，称为尿崩症（diabetes insipindus）。

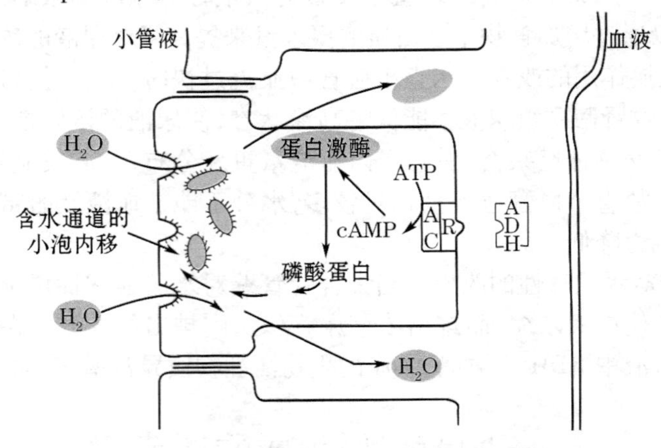

图 7-16　抗利尿激素作用机制示意图

知识链接

尿崩症

尿崩症（diabetes insipindus）是指抗利尿激素分泌不足（又称中枢性或垂体性尿崩症），或肾对 ADH 反应缺陷（又称肾性尿崩症）而引起的一组综合征。主要是由于下丘脑—神经垂体的病变所致，但部分病例无明显病因。本病可发生于任何年龄，但以青年多见。尿崩症的主要临床表现为烦渴多饮、多尿、低比重尿和低渗尿，常起病较急。24 h 尿量可多达 5 ~ 10 L，但最多不超过 18 L。如果长期多尿，可导致膀胱容量增大，排尿次数相应减少。尿液的比重常在 1.005 以下，尿渗透压常为 50 ~ 200 mOsm/（kg · H_2O），尿色淡如清水。而部分患者症状较轻，24 h 尿量仅为 2.5 ~ 5 L。

3. ADH 合成和释放的调节　调节 ADH 合成和释放的有效刺激是血浆晶体渗透压、循环血量和动脉血压的改变。

（1）血浆晶体渗透压的改变　血浆晶体渗透压是生理情况下调节 ADH 合成和释放的最重要刺激因素。在下丘脑的视上核及其周围区域存在渗透压感受器（osmoreceptor），对血浆晶体渗透压的改变非常敏感，只要血浆晶体渗透压有 1% ~ 2% 的变化即可兴奋，引起 ADH 的合成和释放增多。当机体大量出汗、严重呕吐或腹泻等情况造成体内水分不足时，血浆晶体渗透压则升高，对渗透压感受器的刺激增强，使下丘脑—神经垂体系统合成、释放的 ADH 增多，促进远曲小管和集合管对水的重吸收，导致尿量减少，从而保留了体内的水分，有利于血浆晶体渗透压的恢复。反之，当在短时间内饮用大量清水后，体内水分增加，血液被稀释，血浆晶体渗透压降低，对渗透压感受器的刺激作用减弱，使 ADH 的合成和释放减少，远曲小管和集合管对水的重吸收减少，导致尿量增多，从而排出体内过剩的水分。这种由于一次大量饮清水引起尿量明显增多的现象称为水利尿（water diuresis）。正常人一次快速饮用 1000 ml 清水后，在 15 ~ 30 min 内尿量便开始增多，第 1 h 末尿量达最大值，随后逐渐减少，通常 2 ~ 3 h 后尿量可恢复至饮水前水平。水利尿发生的机制是由于大量饮用清水，使血浆晶体渗透压降低，抑制 ADH 的合成和释放，导致水的重吸收减少，尿量增多。如饮用等量生理盐水，则血浆晶体渗透压基本不变，不会出现饮用清水后的尿量明显增多现象，只是在饮水半小时后尿量稍有增多（见图 7-17）。

（2）循环血量的改变　在左心房和胸腔大静脉处存在容量感受器（volume receptor），可感受循环血量的变化，反射性地调节 ADH 的合成和释放。当循环血量增多时（如静脉输液过多），对左心房和

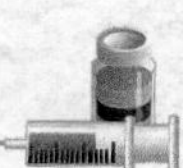

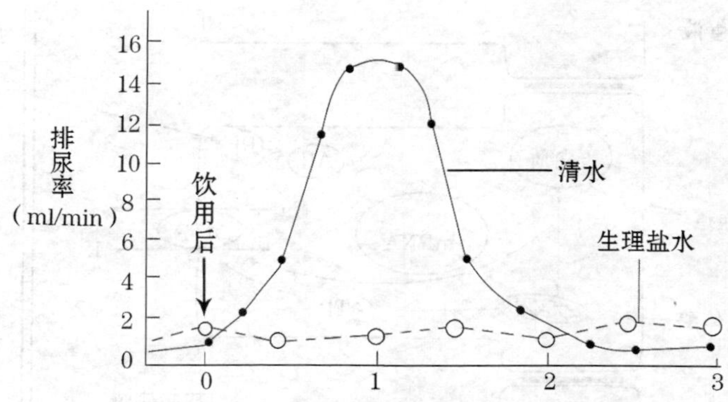

图 7-17　饮用清水与等量生理盐水后排尿量的变化

大静脉容量感受器的刺激增强，冲动沿迷走神经传入下丘脑，反射性地抑制 ADH 的合成和释放，水的重吸收减少，从而引起尿量增加，排出机体多余的水分，使循环血量得以恢复正常。反之，当机体严重失血导致循环血量减少时，对左心房和大静脉容量感受器的刺激减弱，迷走神经传入冲动减少，ADH 的合成和释放增多，水的重吸收增加，进而尿量减少，有利于循环血量恢复至正常。当动脉血压升高时，对颈动脉窦压力感受器的刺激增强，可以反射性地抑制 ADH 的合成和释放，引起尿量增加；反之，动脉血压下降时则引起尿量减少。此外，强烈的疼痛刺激和高度的精神紧张、低血糖、缺 O_2 以及血管紧张素Ⅱ等，均可促进 ADH 的合成和释放，而弱的冷刺激、心房钠尿肽和乙醇等可抑制其合成和释放。

综上所述，当血浆晶体渗透压、循环血量和动脉血压发生变化时，都可调节 ADH 的合成和释放，通过调节水的重吸收量影响终尿量，维持机体的血浆晶体渗透压和血容量的稳定。

（二）醛固酮

1. 醛固酮的合成、释放部位和生理作用　醛固酮(aldosterone)是肾上腺皮质球状带细胞分泌的一种重要的盐皮质激素。主要生理作用是促进远曲小管和集合管上皮细胞对 Na^+ 的主动重吸收，同时伴随 Cl^- 和水的重吸收以及促进 K^+ 的分泌，所以醛固酮具有保 Na^+、保水和排 K^+ 的作用。此外，醛固酮还可促进远曲小管 H^+ 的分泌及 Na^+ 和 HCO_3^- 的重吸收。

2. 醛固酮的作用机制　醛固酮脂溶性高、相对分子质量小，可扩散进入远曲小管和集合管上皮细胞，与胞质受体结合，形成激素—胞质受体复合物，然后通过核膜，与核受体结合成激素—核受体复合物，促进 mRNA 的合成，进而诱导合成多种醛固酮诱导蛋白(aldosterone - induced protein)。醛固酮诱导蛋白则可通过：①改变管腔膜的钠通道蛋白构型，从而增加管腔膜的钠通道激活的数量；②增加线粒体合成 ATP 的酶，为上皮细胞的 Na^+ 泵活动提供更多的能量；③增强基底侧膜的 Na^+ 泵活性，促进细胞内的 Na^+ 转运入血和 K^+ 进入细胞，提高细胞内的 K^+ 浓度，有利于 K^+ 的分泌(见图 7-18)。

由于 Na^+ 的重吸收增加，造成了小管腔内的负电位，促进 K^+ 的分泌和 Cl^- 的重吸收。结果，在醛固酮的作用下，远曲小管和集合管对 Na^+ 重吸收增强的同时，Cl^- 和水的重吸收也增加，导致细胞外液量增加。

3. 醛固酮分泌的调节　醛固酮的分泌主要受肾素—血管紧张素—醛固酮系统(renin - angiotensin - aldosterone system，RAAS)和血清 K^+、Na^+ 浓度的调节。

(1) 肾素—血管紧张素—醛固酮系统　肾素主要由球旁细胞分泌，是一种蛋白水解酶，由肝灭活。肾素能水解血浆中的血管紧张素原(即血浆中无活性的 α_2 - 球蛋白，由肝合成)，生成 10 肽的血管紧张素Ⅰ，血管紧张素Ⅰ可刺激肾上腺髓质激素的分泌，但缩血管的作用较弱。在血液和组织中，尤其是肺组织中存在着丰富的血管紧张素转换酶，可使血管紧张素Ⅰ水解成 8 肽的血管紧张素Ⅱ，血

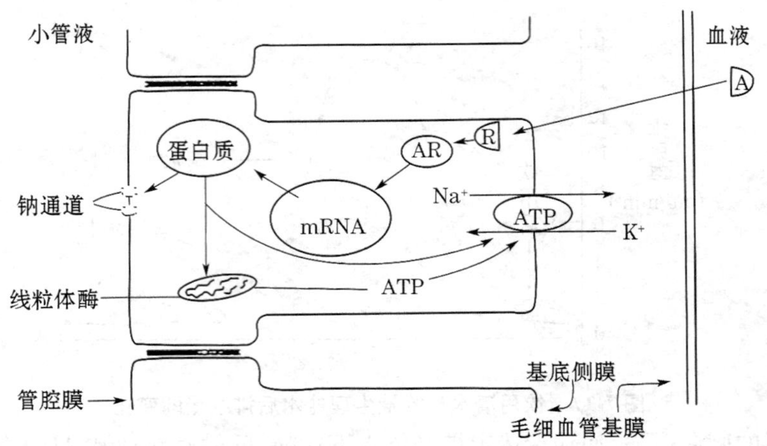

图 7-18 醛固酮作用机制示意图

A:醛固酮; R:受体

管紧张素Ⅱ在氨基肽酶作用下进一步水解成 7 肽的血管紧张素Ⅲ。血管紧张素Ⅱ的生理作用主要有:①直接收缩阻力血管和容量血管,升高血压;②刺激肾上腺皮质球状带,促进醛固酮的合成与分泌;③直接刺激肾近端小管对 NaCl 的重吸收,促进 ADH 的分泌,提高远曲小管和集合管对水的重吸收。血管紧张素Ⅲ也能刺激肾上腺皮质球状带合成和分泌醛固酮,但因在血液中浓度较低,作用也较血管紧张素Ⅱ为弱。所以,机体内刺激醛固酮合成和分泌的主要因素是血管紧张素Ⅱ。

综上所述,血管紧张素的生成取决肾素,而肾素的释放量决定着血浆中血管紧张素的浓度。当血中肾素—血管紧张素的浓度升高或降低时,醛固酮的浓度也随之发生相应的变化。可见,肾素、血管紧张素、醛固酮三者在血浆中的水平波动是保持一致的,构成一个相互关联的功能系统,称为肾素—血管紧张素—醛固酮系统(RAAS,图 7-19)。

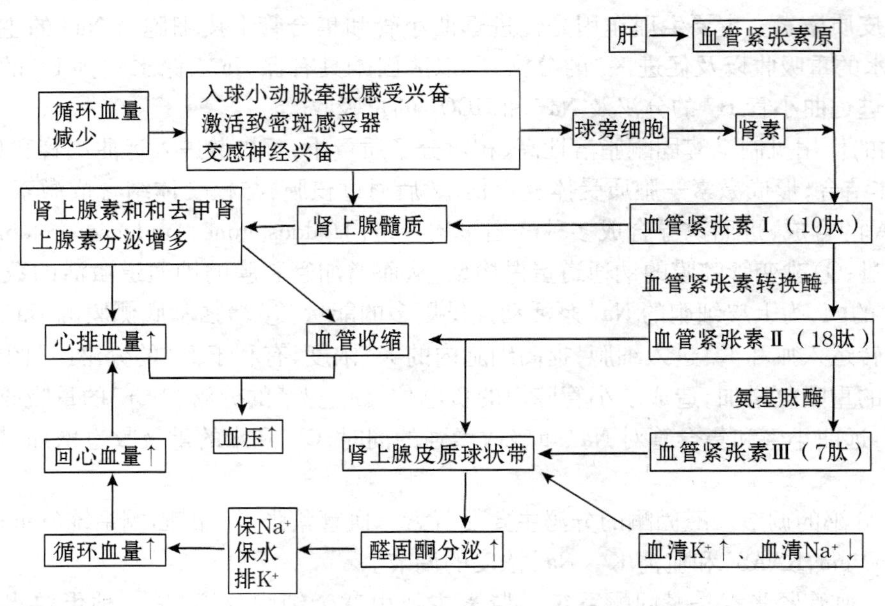

图 7-19 肾素—血管紧张素—醛固酮系统作用示意图

肾素释放量的多少受多方面因素的调节。①肾内的两种感受器与肾素分泌的调节有关:即入球小动脉的牵张感受器和近球小体的致密斑感受器。牵张感受器在入球小动脉内血流减少时兴奋,而

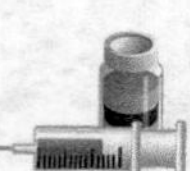

致密斑感受器在远曲小管液中 Na^+ 含量减少时兴奋。因此，当机体失血动脉血压下降，循环血量减少，超过肾血流量的自身调节范围时，肾血流量必然减少，入球小动脉的压力随之下降，于是入球小动脉受到的牵张刺激减弱，引起牵张感受器兴奋，促使球旁细胞肾素释放增加；同时，由于入球小动脉的压力降低和血流量减少，肾小球滤过率降低，滤出的 Na^+ 量也减少，通过致密斑的小管液流量和 Na^+ 量均减少，引起致密斑感受器兴奋，并将信息传递给球旁细胞，促进肾素的释放。②交感神经的作用：在球旁细胞外的小动脉壁内有交感神经末梢分布，当交感神经兴奋时，末梢释放的去甲肾上腺素可与球旁细胞上的 $β_1$ 受体结合，使肾素释放量增加。此外，肾上腺髓质分泌的肾上腺素和去甲肾上腺素也可直接刺激球旁细胞分泌肾素。

(2) 血清 K^+ 和血清 Na^+ 的浓度　血清 K^+ 浓度升高或血清 Na^+ 浓度降低，均可直接刺激肾上腺皮质球状带合成、分泌醛固酮，保 Na^+ 排 K^+，维持血清 K^+、Na^+ 浓度的稳定；反之，血清 K^+ 浓度降低或血清 Na^+ 浓度升高，则使醛固酮的分泌减少。一般认为，肾上腺皮质球状带对血清 K^+ 浓度的变化比血清 Na^+ 浓度更为敏感，在血清 K^+ 仅升高 0.5 mmol/L 时，即可刺激醛固酮的分泌，而血清 Na^+ 浓度则需更大程度降低时，才能引起醛固酮的分泌。

(三) 心房钠尿肽

心房钠尿肽(atrial natriuretic peptide, ANP)是心房肌合成分泌的激素，能明显促进 NaCl 和水的排出，具有利钠、利尿效应，使血容量减少，血压降低。其机制可能是：①与集合管上皮细胞管周膜上的 ANP 受体结合，激活鸟苷酸环化酶，使细胞内的 cGMP 含量增加，后者使管周膜上的钠通道关闭，抑制 Na^+ 的重吸收，促进 NaCl 的排出；②抑制肾素和醛固酮的分泌，使 Na^+ 的重吸收减少；③使入球小动脉和出球小动脉舒张，尤其是入球小动脉舒张明显，增加肾血浆流量和肾小球滤过率；④抑制 ADH 的分泌，使水的重吸收减少。所以，ANP 是体内调节水盐代谢、维持血容量和内环境相对稳定的重要激素之一。

(四) 其他因素

由甲状旁腺分泌的甲状旁腺素，具有促进远曲小管和集合管对 Ca^{2+} 重吸收的作用，因而能减少尿 Ca^{2+} 的排出量，还可抑制近端小管对磷酸盐的重吸收，从而增加尿中磷酸盐的排出量。另外，体内产生的 ADH、前列腺素等，对肾小管的重吸收也有调节作用。其中利尿钠激素主要是通过抑制管周膜的钠泵活动而减少 Na^+ 的重吸收；前列腺素作为肾内的一种局部激素，主要是通过促进肾素释放，影响肾小管对 Na^+ 的重吸收而起作用的。

第五节　尿液及其排放

一、尿量及尿液的组成和理化特性

(一) 正常尿液的组成

尿液的成分主要来自于血浆，也有少部分来自于肾本身，由水和溶于其中的溶质所组成，其中水分占 95% ~97%，溶质占 3% ~5%。正常情况下，尿液中的溶质主要包括有机物和无机物。有机物主要是蛋白质的代谢产物，如尿素、肌酐、马尿酸、尿胆素等；无机物主要是 Na^+、K^+、Ca^{2+}、Cl^-、草酸盐及磷酸盐等成分。此外，正常情况下尿液中还含有微量蛋白质、酮体等成分，但因含量极少，一般忽略不计。

(二) 尿量

正常成人排尿量为 1.0 ~2.0 L/d，平均为 1.5 L/d，由于摄入的水量和通过其他途径排出的水量对尿量有直接影响，所以尿量在短时间内可由较大幅度的变动。病理情况下，如果24 h尿量长期多于2.5 L，称为多尿(polyuria)；24 h尿量介于0.1～0.5 L，称为少尿(oliguria)；24 h尿量少于0.1 L，称为无尿(anuria)。无论多尿、少尿或无尿均属异常。长期多尿，会引起机体缺水而导致脱水；少尿或无尿，可造成机体代谢终产物(尿素氮、肌酐等)难以排出而在体内蓄积。一般认为，正常成年人每日约产生35 g固体代谢产物，它们在尿液中的溶解度为7%，故至少需要0.5 L尿液，才能将其完全溶解并排出体外。故少尿会使代谢终产物在体内蓄积，从而给机体带来不良影响，而无尿的后果则更为严重。

(三) 尿液的理化特性

一般情况下尿液呈淡黄色，正常成年人在普通膳食情况下的尿液比重介于1.015～1.025，尿液的渗透压一般比血浆高，但受饮水量、出汗等因素的影响较大。当尿量增多时，尿液被稀释，颜色变浅，比重和渗透压都降低；反之，尿量减少时，尿液被浓缩，颜色变深，比重和渗透压都升高。另外，尿液的颜色还受药物的影响，如服用呋喃唑酮后尿液的颜色呈深黄色。

正常尿液一般呈弱酸性，pH值介于5.0～7.0，最大变动范围为4.5～8.0。尿液的酸碱度也受疾病、饮食等因素的影响。如食用富含蛋白质食物者，尿液为酸性，这是因为蛋白质分解后产生的磷酸盐、硫酸盐等随尿排出所致；而素食者，因植物中的酒石酸、苹果酸在体内氧化，酸性产物较少，从而使尿液偏碱性。

尿比重和渗透压都能反映肾的浓缩和稀释功能。但尿比重易受尿中溶质颗粒的大小和相对分子质量的影响，而尿渗透压只取决于尿液中溶质颗粒的数目，故尿渗透压较尿比重能更好地反映肾的浓缩和稀释功能。

二、尿液的排放

尿液的生成是连续不断的过程。生成的尿液经集合管流出汇入乳头管，再进入肾盂，经输尿管进入膀胱暂时贮存。当贮存在膀胱内的尿液达到一定量时，引起排尿反射，将尿液经尿道排出体外。因此，排尿是间歇性的。

(一) 膀胱与尿道的神经支配及其作用

膀胱属中空器官，主要由平滑肌构成，大部分形成逼尿肌。膀胱与尿道连接处有两道括约肌，紧连膀胱者为内括约肌，属于平滑肌；其外部为外括约肌，属于骨骼肌。

膀胱逼尿肌和尿道内括约肌受腹下神经(交感神经)和盆神经(副交感神经)的双重支配，尿道外括约肌受阴部神经(躯体神经)支配，受意识控制(见图7-20)。

1. 盆神经　起自脊髓S_2～S_4节的灰质侧角，传出纤维属副交感神经。当该神经兴奋时，其传出冲动使膀胱逼尿肌收缩，尿道内括约肌松弛，从而促进排尿。

2. 腹下神经　起自脊髓T_{11}～L_2灰质侧角，传出纤维属交感神经。该神经兴奋时，其传出冲动使膀胱逼尿肌松弛，尿道内括约肌收缩，从而抑制排尿。但在排尿活动中，腹下神经作用较弱。

3. 阴部神经　起自脊髓S_2～S_4灰质前角，属躯体运动神经，受意识控制。该神经兴奋时，其传出冲动使尿道外括约肌收缩，从而抑制排尿。

以上三对神经均属混合神经，既有传出纤维，也含有传入纤维。其中盆神经的传入纤维将膀胱胀满感传入中枢；腹下神经的传入纤维主要传导膀胱痛觉；而尿道感觉的传入纤维走行在阴部神经中。

(二) 排尿反射

排尿反射(micturition reflex)是一种脊髓反射活动，初级中枢在脊髓骶段，受脑的高级中枢控制。生理情况下，当膀胱内尿量达400～500 ml时，膀胱内压明显升高，膀胱壁牵张感受器受刺激而兴奋，

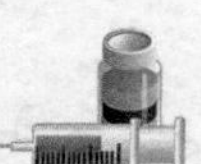

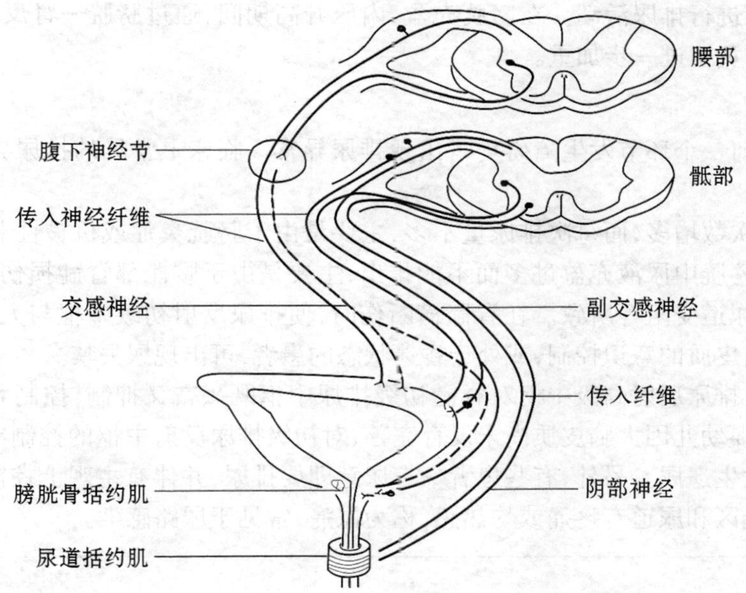

图 7-20　膀胱和尿道的神经支配示意图

冲动沿盆神经传入脊髓初级排尿反射中枢，同时冲动也上传到大脑皮质高级排尿反射中枢，产生尿意。如条件不许可，则高级中枢对骶髓初级中枢起抑制作用，阻止排尿。高级排尿中枢也可解除抑制作用，并发出冲动加强初级中枢的兴奋，经盆神经传出冲动增多，引起逼尿肌收缩，内括约肌松弛，将尿液排入尿道。进入尿道的尿液刺激尿道感受器，冲动沿阴部神经传入脊髓初级排尿中枢，使其活动进一步增强，并反射性地抑制阴部神经的活动，使外括约肌松弛。于是尿液在强大的膀胱内压下被驱出体外（图 7-21）。这种由尿液刺激尿道感受器反射性加强排尿中枢的活动，属于正反馈调节，其意义是使排尿反射活动反复加强，直至尿液排完为止。排尿后残留于尿道内的尿液，在男性可通过球海绵体肌肉的收缩将其排尽；而在女性则依靠尿液的重力而排尽。

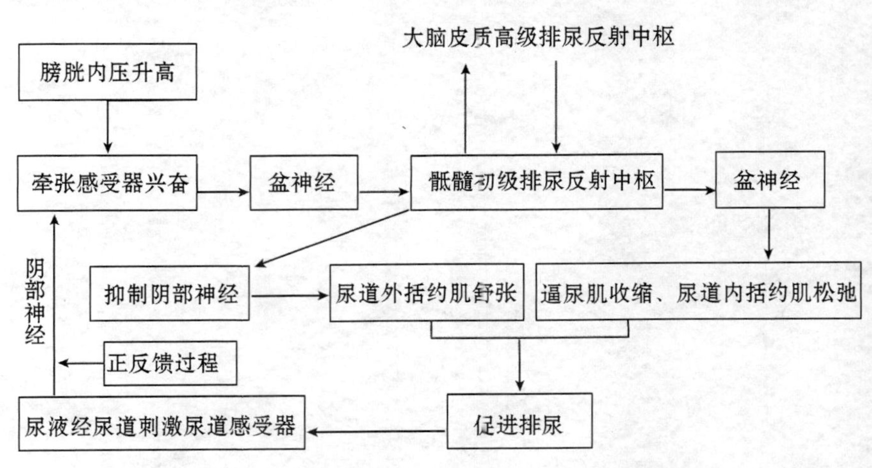

图 7-21　排尿反射过程示意图

机体在一定范围内，可有意识地控制排尿。但随着尿液不断生成，膀胱内尿液继续增多，当达到 700 ml 以上时，由于膀胱内牵张感受器不断传入冲动，使尿意明显增强，但此时还可由意识控制排尿。如果膀胱内尿液继续增加，膀胱内压达到 70 cmH_2O（1 cmH_2O = 98 Pa）甚至更高时，便会出现明显的痛感，以至于不得不进行排尿活动。在膀胱充盈、内压升高期间，通过膀胱—肾反射可使肾生成尿液减少，以避免膀胱的负担进一步加重。

（三）排尿异常

排尿或贮尿任何一个环节发生障碍均可出现排尿异常。临床上常见的排尿异常主要包括尿频、尿潴留和尿失禁等。

尿频是指排尿次数增多，而每次排尿量不多，主要是由于膀胱炎症或机械性刺激，如膀胱结石等引起。尿潴留是指膀胱中尿液充盈过多而不能排出，主要是由于腰骶部脊髓损伤使排尿反射初级中枢活动发生障碍和尿道受阻等所致。在脊髓横断伤时，使排尿反射初级中枢与大脑皮质失去功能联系，排尿则失去大脑皮质的意识控制，或处于昏迷状态的患者，可出现尿失禁。

此外，大脑皮质排尿反射高级中枢对脊髓初级排尿中枢既兴奋又抑制，控制着排尿活动，但以抑制作用占优势。如婴幼儿因大脑皮质尚未发育完善，对初级排尿反射中枢的控制能力较弱，故排尿次数多，且常在夜间发生遗尿。另外，有些患者一有尿意即要排尿，并伴有主观上控制不住的感觉，称为尿急；在排尿时膀胱区和尿道有疼痛或灼热感，称为尿痛，常见于尿路感染。

思考题

1. 简述尿生成的过程。
2. 简述影响肾小球滤过的因素。
3. 机体发生酸中毒时，血清 K^+ 浓度有何变化？为什么？
4. 糖尿病患者为什么会出现糖尿和尿量增多？
5. 简述影响肾小管重吸收的因素。
6. 简述 ADH 分泌的调节。
7. 大量饮清水后，尿量有何变化？为什么？
8. 简述醛固酮的来源、生理作用和分泌的调节。

（王艳辉）

第八章 感觉器官的功能

⊙学习目标

掌握：眼的调节；视网膜的感光换能功能；鼓膜和听骨链的增压效应。

熟悉：暗适应、明适应、视野的概念；声波传导的途径；行波学说。

了解：眼的折光成像原理；眼的折光异常；视锥细胞的感光原理和双眼视觉。

第一节 概 述

一、感受器与感觉器官的概念和分类

（一）感受器

感受器(receptor)是分布于体表或组织器官内专门感受机体内外环境变化的特殊结构或装置。机体有多种多样的感受器，可从不同的角度进行分类。根据感受器所在机体部位不同可分为两大类：一类存在于机体内部的器官和组织，感受体内环境各种变化，称为内感受器，如动脉压力感受器、化学感受器、骨骼肌的本体感受器、下丘脑的渗透压感受器等；另一类位于体表，感受外环境的各种变化，称为外感受器，如视网膜中的视锥细胞和视杆细胞是光感受细胞，耳蜗中的毛细胞是声感受细胞，分布于体表的神经末梢可感受触觉、痛觉、温度觉，是触觉、痛觉及温度觉的感受细胞。此外根据感受器所接受刺激的性质不同，感受器又可分为机械感受器、化学感受器、温度感受器、光觉感受器、声觉感受器和伤害性感受器等。

虽然由内感受器、外感受器传入中枢神经系统的冲动，都能引起感觉和调节性反应，但它们对机体有不同的生理意义。内感受器的传入冲动在主观意识上并不引起特定的感觉，主要是唤起某些内脏反射和躯体反射，使各器官系统的活动达到新的平衡与协调。例如，使动脉血压维持相对稳定。而外感受器的传入冲动，不仅能引起迅速而精确的反应，以适应千变万化的外环境，同时能对外界刺激产生清楚的感觉。这种感觉在人们认识客观世界中起着重要的作用。因此，从这个角度来说，外感受器有更特殊的意义。感觉的产生不仅依靠感受器的作用，还依靠传入通路和中枢神经系统的参与。

（二）感觉器官

感受器连同他们的非神经性附属结构合称感觉器官(sense organ)。在进化过程中，有些感受器除具有高度分化的感受细胞，还产生有利于感受刺激的非神经性附属装置，如视觉器官、听觉器官、位置觉器官、嗅觉器官、味觉器官等。

二、感受器的生理特性

（一）感受器的适宜刺激

感受器对不同的刺激敏感性差距很大，一般一种感受器只对一种刺激最敏感，即当这种敏感刺激

作用于相应的感受器时，只需极小的刺激强度就可引起相应的感觉。这种敏感性最高的刺激，就是它的适宜刺激(adequate stimulus)。例如，380～760 nm 的电磁波就是视网膜感光细胞的适宜刺激；20～20 000 Hz 的声波是耳蜗毛细胞的适宜刺激。感受器对适宜刺激的高度敏感性是生物长期进化的结果，它有利于机体对环境作出精确的反应。感受器对非适宜刺激一般不引起反应，但有些非适宜刺激也可以引起反应，如重压眼球可以产生火花样感觉等。

(二) 感受器的换能作用

各种感受器在功能上的一个共同特征是把他们感受到的各种刺激能量转换为生物电形式的能量，最终以神经冲动的形式传入中枢，这种能量转化过程称为感受器的换能作用(transduction of receptor)。关于感受器如何把刺激能量转变为相应的神经冲动是一个复杂的问题。实验研究表明，当刺激作用于感受器时，一般是先在感受末梢或感受细胞上产生一个局部电位，称为感受器电位(receptor potential)。感受器电位属于局部兴奋，如终板电位，在一定范围内它的大小和刺激强度成比例，发生时间性和空间性总和现象，能以电紧张的形式在细胞膜上扩布一定的距离，但不能远传。当感受器电位达一定强度时，则使感觉神经终末去极化，并以神经冲动的形式传布。

(三) 感受器的编码作用

感受器在进行换能作用的同时，更重要的是把刺激所包含的信息转移到传入神经动作电位的序列中传入中枢，这就是感受器的编码(coding)作用。感觉中枢根据这些电信号的特定排列组合进行分析综合，就可以获得对外界的各种主观感觉。如视网膜细胞接受光刺激时，不但能将光波所包含的能量转换成生物电沿传入神经传入中枢，还能将光波所包含的外界物体的大小、颜色、形状、位置等信息蕴涵在神经冲动中，编排成不同序列。不过，感受器的编码作用是一种十分复杂的生理现象，不同性质和数量的外界刺激如何在神经动作电位序列中编码，目前尚不清楚。

(四) 感受器的适应现象

当一定强度的刺激持续作用于感受器时，传入神经纤维上的冲动频率随着刺激时间延长而逐渐减少，机体的主观感觉减弱或消失的现象称为感受器的适应(adaptation)现象。各种感受器都可产生适应现象，但出现的快慢不同，嗅觉、触觉感受器适应最快，称为快适应感受器，如机体主观感觉方面出现的“入芝兰之室，久而不闻其香”就与嗅黏膜快适应感受器有关，快适应感受器有利于机体再次接受新的刺激。肌梭和颈动脉窦的压力感受器、痛觉感受器等很难产生适应现象，称为慢适应感受器。如只要伤害性刺激作用于感受器，痛觉则持续产生。慢适应感受器不断向中枢报告某种刺激的存在，有利于机体对某些生理功能进行经常性的调节。

感受器发生适应现象的机制尚不清楚，不同种类的感受器产生适应过程的原因也可能不同。

第二节 视 觉 器 官

视觉是客观物体在人脑的主观感觉，人类视觉高度发达，人脑所接受的外界信息，绝大多数来源于视觉器官。所以说，视觉是人类最重要的感觉之一。

执行视觉的器官称为视觉器官，人的视觉器官是眼，由折光系统和感光系统组成，具有折光成像和感光换能两种功能。视觉感受器是视网膜上的视锥细胞和视杆细胞，它们的适宜刺激是波长在380～760 nm 的电磁波。外界物体反射过来的光线，经过眼折光系统的折射后，在视网膜上形成清晰的物像，视网膜上的感光细胞接受物像电磁波的刺激，把它转变成包含物体形状、大小、颜色、位置、表面细节等信息的动作电位，沿视神经传到视觉中枢，产生视觉。

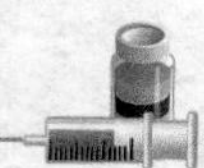

一、眼的折光功能

（一）眼的折光与成像

眼的折光系统的功能在于使外界物体能清晰地成像在视网膜上。眼的折光系统由前向后包括角膜、房水、晶状体和玻璃体四部分组成，光线由外界进入眼内，要经过几次折射，其中折射能力最强的是角膜，折光率最大的是晶状体，晶状体在睫状肌的作用下可以改变凸度。因此，晶状体对成像调节过程起着非常重要的作用。

眼的折光成像的原理与凸透镜的成像原理基本相似，但复杂很多。生理学上，为研究和应用的方便，通常将复杂的折光系统设计成与正常眼折光效果相同，但结构更为简单的等效光学模型，称为简化眼（reduced eye）。简化眼假定眼球的前后径为 20 mm，内容物是均匀的折光体，折光率 1.33，外界光线进入眼时，只在角膜折射 1 次，角膜曲率半径 5 mm，节点（n）在角膜后方 5 mm 处，后主焦点在节点后方 15 mm 处的视网膜上。此模型与正常安静时的人眼一样，使 6 m 以外物体发射来的光线在视网膜上聚焦，形成清晰的缩小的倒立的实像（图 8-1）。视网膜物像的大小可按下列公式求出：

$$\frac{AB(\text{物体的大小})}{Bn(\text{物体到节点的距离})}=\frac{ab(\text{物像的大小})}{bn(\text{节点到视网膜的距离})}$$

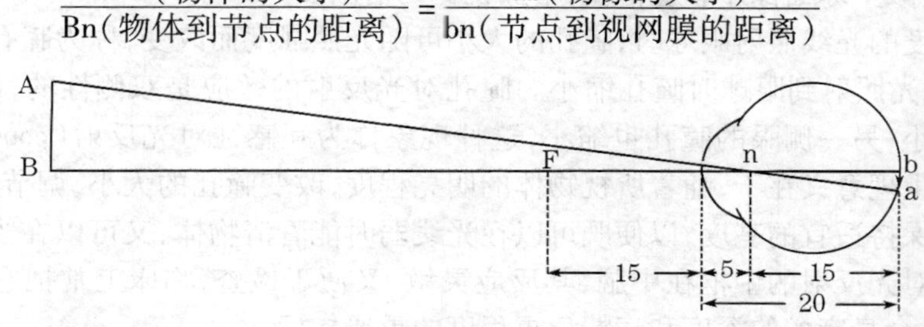

图 8-1　简化眼成像示意图

n 为节点；nb 为 15 mm，固定不变；AnB 和 anb 是两个相似三角形

（二）眼的调节

来自 6 m 以外物体表面的光线都可以近似地认为是平行的，因而可以成像在视网膜上。从理论上说，任何远处的物体都可成像在视网膜上。正常眼不需任何调节就能将远处物体发出的平行光经折射后恰好聚焦在视网膜上，形成清晰的物像。视近物时，如果眼不作调节，近物发出的散射光线，经折射后成像于视网膜之后，在视网膜上形成的是模糊不清的物像。但是，正常眼能看清一定近距离的物体。这是因为视近物时，眼进行了调节的结果。眼的调节包括晶状体调节、瞳孔调节以及双眼会聚三个方面，其中以晶状体的调节最为重要。

1. 晶状体的调节　晶状体是一个富有弹性的组织，形似双凸透镜。晶状体四周附着于睫状体上，因此晶状体四周受悬韧带的牵张而改变其曲率。当看近物时引起睫状肌收缩，悬韧带松弛，晶状体靠自身弹性变凸，使眼的折光能力增大，近物发出的辐散光线就能聚焦成像于视网膜上。视物距离愈近，到达眼的光线的辐散程度愈大，睫状肌收缩幅度就愈大，晶状体变凸程度也愈大（见图 8-2）。人眼看近物时的调节能力，主要取决于晶状体变凸的最大限度，也就是取决于晶状体弹性的大小，一般常用近点来表示。所谓近点，是指人眼能看清眼前物体的最近距离。近点越近，表示晶状体的弹性越好，眼的调节能力越强。儿童时期过久地注视近物可引起睫状肌疲劳而影响眼的调节能力。随着年龄增加，晶状体弹性逐渐减弱，眼的调节能力也越弱。一般人在 40 岁后眼的调节能力显著减退，表现为近点远移，视远物正常，而视近物不清楚，称为老视（presbyopia）。

2. 瞳孔的调节　一般人瞳孔的直径在 1.5 ~ 8.0 mm 进行调节，引起瞳孔调节的情况有两种，一种是由所视物体的远近引起的调节，另一种是由进入眼内光线的强弱引起的调节。

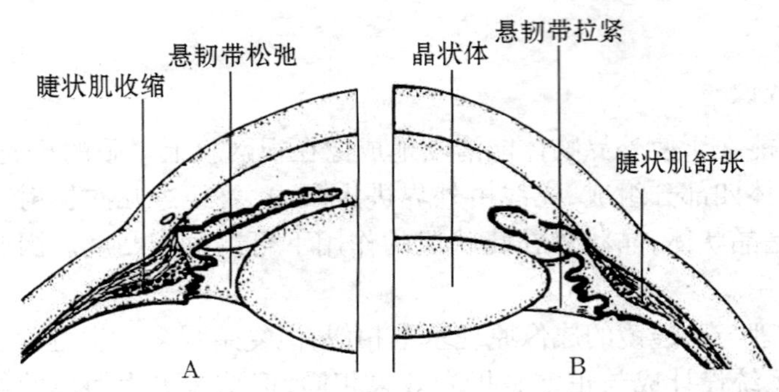

图 8-2 视近物与视远物时晶状体调节

A. 视近物；B. 视远物

视近物时，动眼神经中副交感神经纤维兴奋引起睫状肌收缩的同时，还引起瞳孔括约肌收缩，使瞳孔缩小，这种现象称为瞳孔近反射（near reflex）。这种反射的意义是视近物时，减少射入眼内光量，保护视网膜，并可减少球面像差和色像差，增加视觉的清晰度。

当用不同强度的光线照射眼球时，瞳孔的大小可随光照强度而改变，称为瞳孔对光反射（papillary light reflex），当强光照射到眼球时瞳孔缩小。瞳孔对光反射的效应是双侧性的，即一侧眼被照射时，照射眼的瞳孔缩小，另一侧眼的瞳孔也缩小，这种现象称为互感性对光反射（consensual light reflex）。瞳孔对光反射的生理意义在于，随着所视物体的明亮程度，改变瞳孔的大小，调节进入眼内的光线，使视网膜上的物像保持适宜的亮度，以便既可以在光线弱时能看清物体，又可以在光线强时使眼睛不致受到损伤。瞳孔对光反射的中枢在中脑，其反应灵敏，又便于检查，临床上常把它作为判断中枢神经系统病变的部位、全身麻醉的深度和病情危重程度的重要指标。

3. 双眼会聚　当两眼凝视一个移近的物体时，双侧眼球同时向鼻侧靠拢，称双眼会聚。这种反射可使双眼看近物时，物体成像于两眼视网膜的对称点上，避免复视。

（三）眼的折光异常

正常人的眼，在视远物时，折光系统不需要进行调节，就可以使来自远处的平行光线聚焦在视网膜上；视近物时，如果物体离眼的距离不小于近点，经过调节也可以看清，这种眼称为正视眼。若眼的折光能力异常或眼球的形态异常，使光线不能聚焦在视网膜上，则称为折光异常或屈光不正，包括近视、远视和散光（图 8-3）。

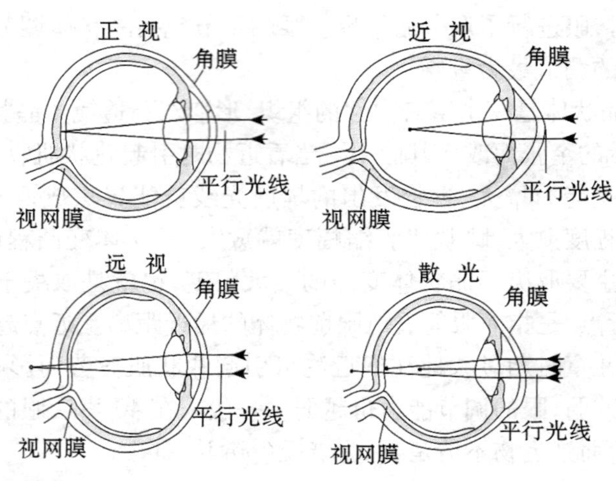

图 8-3 眼的折光情况分析

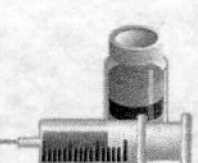

1. 近视(myopia)　是指看远物时不清楚,其发生多数是由于眼球前后径过长或折光系统的折光力过强。近视眼看远物时,因远物发出的平行光线聚焦在视网膜之前,故物像模糊。但看近物时,由于物体发出的是辐散光线,眼不需要调节或只进行较小程度的调节就可在视网膜上成像。近视眼的近点比正视眼近。近视可佩戴凹透镜加以矫正。

2. 远视(hypermetropia)　远视眼的发生是由于眼球的前后径过短或折光系统的折光力太弱,使物像聚焦在视网膜之后。看近物时,需要进行更大程度的调节才能看清物体。由于晶状体的调节能力有一定限度,所以远视眼的近点比正视眼远。远视可佩戴凸透镜加以矫正。

3. 散光(astigmatism)　正常眼折光系统的折光面都是由球面构成的,折光面的每一个经线、纬线的曲度都是一致的,因而从整个折光面折射来的光线都聚焦于视网膜上。散光眼多由于角膜表面的经线和纬线曲度不一致,部分也可因晶状体的曲度异常所致。这样,由不同的经线、纬线射入的光线经折射后,曲度过大的部分将聚焦于视网膜前,曲度正常的部分将聚焦于视网膜上。因此,视网膜上所成的像将不清晰或与物体原形不符。散光可用柱面透镜矫正。

二、眼的感光功能

视网膜是眼的感光系统,它的功能是感受物像光能的刺激,并把物像刺激转变成神经冲动传入视觉中枢。视网膜结构十分复杂,细胞种类很多,但具有感光换能作用的是视锥细胞和视杆细胞。它们分别与双极细胞构成突触联系,双极细胞再与神经节细胞形成突触联系。神经节细胞发出的轴突构成视神经(图8-4)。在视神经穿过视网膜时形成视神经乳头,由于视神经乳头处不存在感光细胞,因而没有感光功能,即此处的物像不能引起视觉,称为生理性盲点(blind spot)。人视网膜上存在两种感光换能系统。一种是视锥系统,另一种是视杆系统。

(一)视锥系统和视杆系统

视锥系统由视锥细胞和与它有关的传递细胞如双极细胞及神经节细胞等组成。视锥细胞主要分布在视网膜的中心部分,愈向视网膜的周边分布愈少。而且视锥细胞与双极细胞、双极细胞与神经节细胞之间的联系是单线式突触联系,形成了视锥细胞到大脑的专线。视锥细胞对光的敏感性较低,只感受强光刺激,能分辨颜色,且对物体的分辨能力高。其主要功能是白昼视物,引起昼光觉。以白昼活动为主的动物,如鸡、鸽,其视网膜的感光细胞几乎全是视锥细胞。

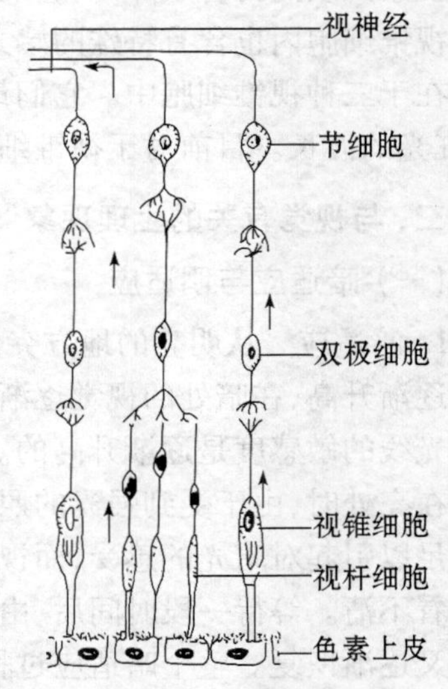

图8-4　视网膜细胞联系模式图

视杆系统由视杆细胞和与它有关的传递细胞如双极细胞和神经节细胞组成。视杆细胞主要分布在视网膜的周边部分,它与双极细胞、神经节细胞之间形成聚合式联系。视杆细胞对光的敏感度高,能在昏暗的环境中感受弱光刺激引起暗光觉。由于视杆细胞不能分辨颜色,只能区别明暗,而且分辨能力低,所以在弱光下视物只能看见物体的大致轮廓。以夜间活动为主的动物,如鼠、猫头鹰,其视网膜的感光细胞以视杆细胞为主。

(二)视网膜的光化学反应

视杆细胞的感光色素是视紫红质(rhodopsin)。它是由视蛋白和11－顺型视黄醛组成的结合蛋白质。当视紫红质受到光线照射时,它迅速分解成全反型视黄醛和视蛋白,在异构酶的作用下,全反型视黄醛转变成11－顺型视黄醛,再与视蛋白重新合成视紫红质。

人在暗光条件下视物时,既有视紫红质的分解,又有它的合成。总的来说,是合成多于分解。光线越暗，合成过程就越强，视杆细胞内的视紫红质就越多，视网膜对弱光的敏感性越高；相反，人在光亮处视物时，视紫红质的分解过程大于合成过程，光线越强，视紫红质的分解越多，合成越少，视杆细胞内视紫红质的量越少，视网膜对光的敏感性越低，几乎没有感受光刺激的能力。事实上，在光亮处的视觉是由视锥细胞的感光色素来完成的（图 8-5）。

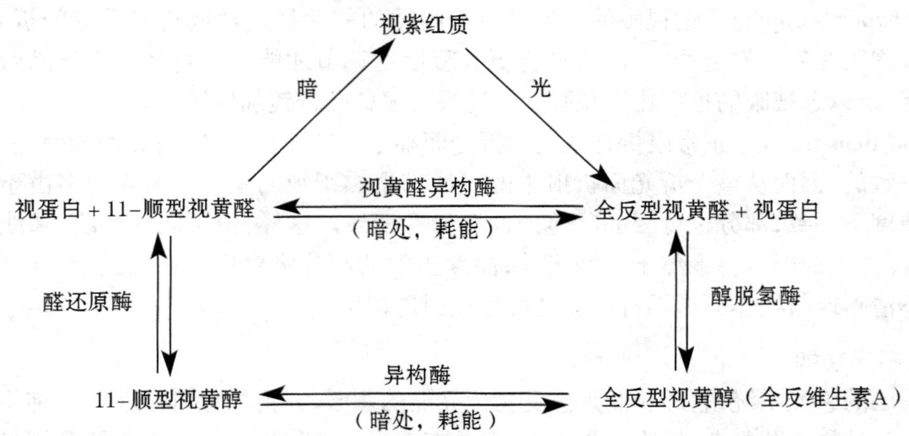

图 8-5 视紫红质光化学反应

在视紫红质的分解与再合成过程中，有一部分视黄醛被消耗，需要由血液中的维生素 A 来补充。维生素 A 与视黄醛的化学结构相似，经氧化脱氢可转变成视黄醛。如果摄入的维生素 A 长期不足，将导致视紫红质的再合成障碍，影响人在暗光下的视觉，引起夜盲症。

视锥细胞内也含有特殊的感光物质。近来有人发现，在人的视网膜中有三种不同的感光色素，分别存在于三种视锥细胞中。它们最敏感的波长分别为 445 nm、535 nm 和 570 nm，分别相当于蓝光、绿光、红光的波长。目前对于视锥细胞的光化学反应有许多问题尚未弄清。

三、与视觉有关的生理现象

（一）暗适应与明适应

1. 暗适应　从明亮的地方突然进入暗处，最初对任何东西都看不清楚，经过一段时间后，视觉敏感度逐渐升高，在暗处的视觉逐渐恢复，这种现象称为暗适应（dark adaptation）。在暗适应过程中，人眼对光线的敏感度是逐渐升高的。暗适应的过程主要决定于视杆细胞的视紫红质在暗处再合成的速度。在亮处时，由于受到强光的照射，视杆细胞中的视紫红质大量分解，视紫红质的存量减少，到暗处后不足以引起对暗光的感受；而视锥细胞又只感受强光不感受弱光。所以，进入暗环境的开始阶段什么也看不清。等待一段时间后，由于视紫红质的再合成增多，对暗光的感受能力增强，于是在暗处的视力又逐渐恢复。整个暗适应过程约需 30 min。

2. 明适应　从暗处突然来到亮处，最初只感到耀眼的光亮，看不清物体，需经一段时间后才能恢复视觉，这种现象称为明适应（light adaptation）。明适应较快，约需 1 min 即可完成。其产生机制是在暗处视杆细胞内蓄积了大量视紫红质，到亮处时遇强光迅速分解，因而产生耀眼的光感。待视紫红质大量分解后，视锥细胞在亮光下才得以发挥作用。

（二）色觉和色觉障碍

辨别颜色是视锥细胞的重要功能。人眼可区分波长在 380 ~ 760 nm 之间的约 150 种颜色。有关色觉的形成，最早提出的是三原色学说，并得到许多实验的证实。三原色学说认为，视网膜中有三种视锥细胞，分别含有对红、绿、蓝三种色光敏感的感光色素，因此，它们吸收光谱的范围各不相同。当

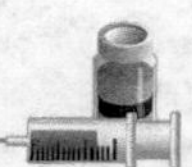

某一种颜色的光线作用于视网膜上时，会使三种视锥细胞以一定的比例兴奋，这样的信息传到中枢，就会产生某一种颜色感觉。当三种视锥细胞受到同等程度的三色光刺激时，将引起白色的感觉。

三原色学说可以较好地解释色盲或色弱的发病机制。如临床上常见的红绿色盲，可能是因为缺乏相应的感受红光或绿光的视锥细胞，因而不能分辨红色或绿色。色盲患者绝大多数是由遗传引起的，也有极少数是由于视网膜病变所引起的。有些人对某种颜色的识别能力较差称为色弱。色弱多由健康或营养不佳引起的。

(三) 视敏度

视敏度(visual acuity)又称视力，是指眼能分辨物体两点间最小距离的能力，它表明眼对物体细微结构的分辨能力。通常以视角的大小来衡量视力是否正常。视角是指物体上两点的光线投射入眼内时，通过节点相交时所形成的夹角。视角越小，表明视力越好。国际视力表就是根据这一原理设计的。在良好的光照条件下，人眼能看清 5 m 远处视力表上第 10 行 E 字形符号的缺口方向时，说明该眼具有正常视力，以 1.0 表示，此时视角为 1′。若在同样条件下，只能看清视力表上第 1 行 E 字形符号时，其视力仅为正常眼的 1/10，以 0.1 表示。当视角为 1′时，在视网膜上所形成的物像大致相当于视网膜上一个视锥细胞的平均直径，这样两条光线分别刺激两个视锥细胞，而两点间刚好间隔有一个未被刺激的视锥细胞，冲动传入中枢后可形成清晰的视觉。

(四) 视野

单眼固定不动注视正前方某一点时，该眼所能看到的空间范围，称为视野(visual field)，视野可用视野计测量。正常人的视野受面部结构的影响，由于鼻和额部的阻挡，鼻侧和上侧视野较小，颞侧和下侧视野较大。在同一光照条件下，各种颜色的视野大小也不一致，白色视野最大，其次是黄色、蓝色，再次是红色，绿色视野最小(图 8-6)。临床上检查视野，有助于对某些视网膜、视觉传导通路病变的诊断。

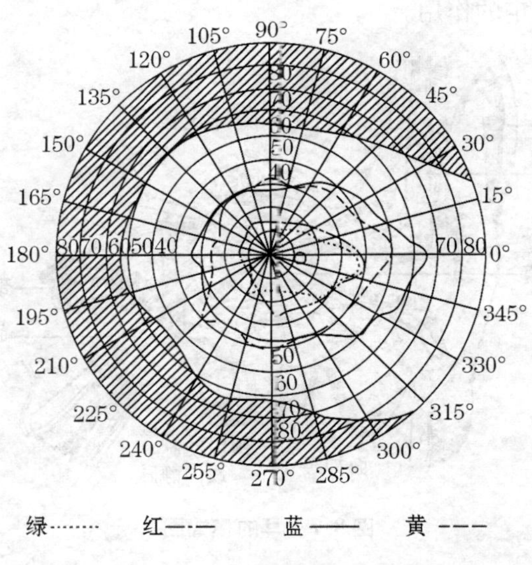

图 8-6　正常人右眼视野图

知识链接 ……………………………………………………………

近视的激光治疗

近视的激光治疗一般指准分子激光治疗近视手术，准分子激光手术就是用准分子激光通过对角膜瓣下基质层进行屈光性切削，从而降低瞳孔区的角膜曲率，达到矫正近视的目的(通俗来说就是把角膜当成一种透明材料,通过切削做成一副镜片)。可矫正 200°~2000°的近视,从目前临床结果观察,此手术是矫正高度近视眼常用的术式。

准分子激光手术经过近 20 年的发展已经达到相当高的水平,全球上千万近视患者通过准分子激光手术摘掉了眼镜。该手术对角膜厚度的要求较高,只适合近视度数稳定两年以上的成年人。常见的并发症有角膜瓣移位、脱失,上皮植入,角膜新生血管,层间异物残留,欠矫、过矫和回退,感染等。

(五) 双眼视觉

双眼同时看同一物体的视觉称双眼视觉。双眼视觉显然优于单眼视觉,它可以补充视野中盲点的缺陷,扩大单眼视觉时的视野;在形成立体视觉中,可增强对物体的大小和距离判断的准确性。双眼视物物体成像于两眼视网膜的相称点上,分别由两眼的视神经传至中枢,在主观感觉上产生一个物体的感觉。两眼黄斑互为相称点,在黄斑以外,一眼的颞侧视网膜与另一眼的鼻侧视网膜互相对称。如果两侧视网膜上的物象不在相称部位,就会产生两个物体的感觉,即复视。

双眼视物不仅可看到物体的高度、宽度,而且可看到物体的深度,故双眼视物有立体感觉。立体感觉的产生主要由于同一物体在双眼视网膜形成的物像并不完全相同。右眼看到物体的右侧面较多,左眼看到物体的左侧面较多,由两眼传入的这些信息通过中枢部位的综合,则产生立体视觉。

第三节 听 觉 器 官

耳又称前庭蜗器。耳按位置可分为外耳、中耳和内耳三部分(图 8-7)。外耳、中耳是收集和传导声波的装置,内耳有听觉感受器和位觉感受器。其中外耳、中耳和内耳的耳蜗构成了听觉器官,分别传导和感受 20~20 000 Hz 的声波,并将声波转变成神经冲动,由蜗神经传入听觉中枢,产生听觉。内耳的前庭和半规管组成前庭器官,由它们传到中枢的信息,能引起位置觉,并引起前庭反应和前庭感觉,从而对维持身体平衡起一定的作用。

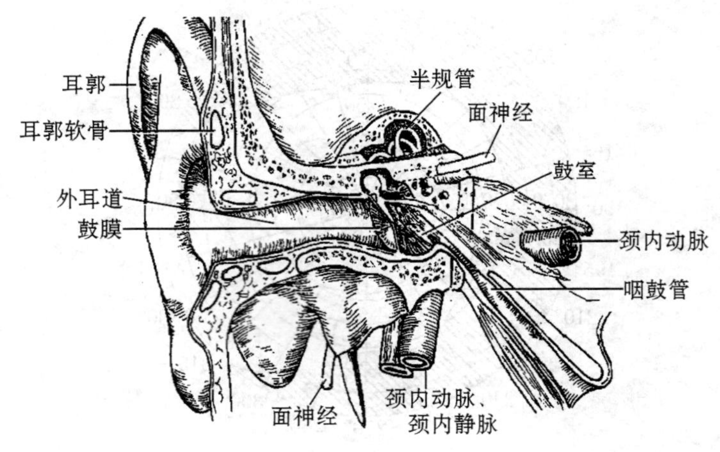

图 8-7 耳的模式图

一、外耳和中耳的功能

(一) 外耳

外耳包括耳郭和外耳道。耳郭的形状有利于收集声波,通过头部运动,对声源方向的判断起一定作用。外耳道是声波传导的通路。可作为一个共鸣腔,其最佳共振频率约为 3800 Hz,当这样的声音由外耳道到鼓膜时,作用于鼓膜上的声压可增强约 10 倍。

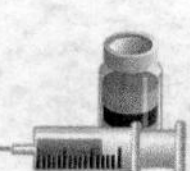

（二）中耳

中耳包括鼓膜、听小骨和咽鼓管等结构。其主要作用是将声波振动的能量高效率地传递到内耳淋巴液中去，其中鼓膜和听骨链在传音过程中起着重要作用。

鼓膜呈椭圆形，面积 50～90 mm^2，厚度约 0.1 mm，它不是一个平面膜而像一个浅漏斗，其顶点朝向中耳，内侧与锤骨柄相连。具有较好的频率响应和较小的失真度，因此能将声音如实地传到内耳，而且声波振动同始同终，很少有残余振动。听骨链从外向内依次由锤骨、砧骨和镫骨相连组成。锤骨柄附着于鼓膜，镫骨底与卵圆窗膜相连。听骨链构成一个有固定角度的杠杆，锤骨柄为长臂，砧骨长突为短臂，两臂长度之比为 1.3∶1，杠杆的支点刚好在听骨链的重心上，因此在能量传递过程中惰性最小，效率最高（图 8-8）。

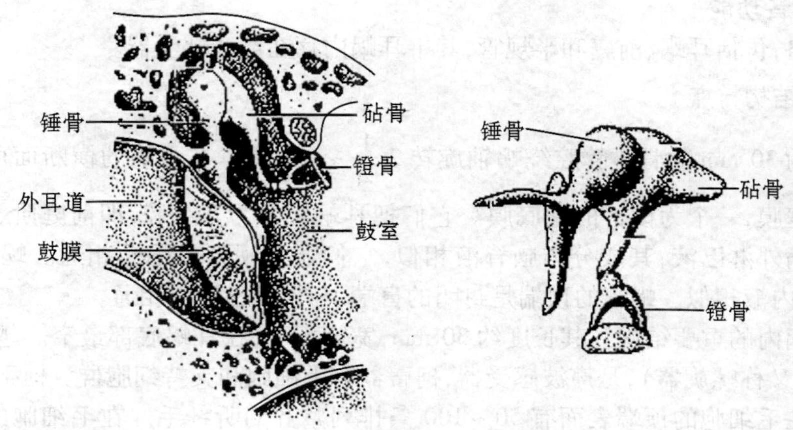

图 8-8 听骨链模式图

声波由鼓膜经听骨链传至卵圆窗膜时，其振幅减小，而振动的压强增大，发生中耳的增压作用，这样不仅可提高传音效率，还可避免对内耳造成损伤，增压作用的产生和两个因素有关。一个因素是由于鼓膜实际发生振动的面积为 55 mm^2，而卵圆窗的面积仅有 3.2 mm^2，两者之比约为 17.2∶1。若听骨链传递时总压力不变，则作用卵圆窗上压强将增大 17.2 倍。另一个因素是听骨链杠杆长臂与短臂之比为 1.3∶1，经杠杆作用后，在短臂一侧的压力将增大到原来的 1.3 倍。由于上述两方面因素的作用，声波在整个中耳传递过程中的增压效应为 $17.2 \times 1.3 \approx 22.4$ 倍，极大地提高了传递声波的效率。

咽鼓管是连通鼓室和鼻咽部的小管道，借此鼓室内的空气与大气相通。在通常情况下，其鼻咽部的开口处于闭合状态。在吞咽、打哈欠或打喷嚏时，由于鼻咽部某些肌肉的收缩，可使管口开放。咽鼓管的主要功能是调节鼓室内空气的压力，使之与外界大气压保持平衡，这对于维持鼓膜的正常位置、形状和振动性能都具有重要意义。如果咽鼓管发生阻塞，鼓室内的空气将由于被组织吸收而使压力降低，引起鼓膜内陷。日常生活中，有时外界空气的压力可快速升高或降低，如乘飞机时的升降过程，如果此时咽鼓管鼻咽部的开口不能及时开放，也会引起鼓室内外空气压力的不平衡。

（三）声波传入内耳的途径

声波必须传入内耳的耳蜗，才能刺激听觉感受器，进而引起听觉。声波传入内耳的途径有两种，即气导和骨导。

1. 气导　声波经外耳道空气传导引起鼓膜振动，再经听骨链和前庭窗传入耳蜗，这种传导方式称为气导（air conduction），又称气传导。气导是引起正常听觉的主要途径。

在前庭窗的下方有一蜗窗，其正常生理作用是缓冲内耳淋巴液的压力变化，有利于耳蜗对声波的感受。但是，当生理性气导途径遭到破坏时，如鼓膜或听骨链严重受损，声波也可通过外耳道和鼓室内的空气传至蜗窗，经蜗窗传至耳蜗，使听觉功能得到部分代偿。

2. 骨导 声波直接引起颅骨的振动，从而引起耳蜗内淋巴的振动，这种传导方式称为骨导(bone conduction)，又称骨传导。在正常情况下，骨导的效率比气导的效率低得多，所以，人们几乎感觉不到它的存在。在平时，我们接触到的一般声音不足以引起颅骨的振动，只有较强的声波，或者是自己的说话声，才能引起颅骨较明显的振动。

在临床工作中，常用音叉检查患者气导和骨导的情况，帮助诊断听觉障碍的病变部位和性质。例如，当外耳道或中耳发生病变时，气导途径受损，引起的听力障碍称为传音性耳聋，此时气导作用减弱而骨导作用相对增强；当耳蜗发生病变时所引起的听力障碍称为感音性耳聋，此时气导和骨导的作用均减弱。蜗神经或听觉中枢病变时所引起的听力障碍称为中枢性耳聋。

二、内耳的感音功能

内耳又叫迷路，包括耳蜗、前庭和半规管，其中耳蜗内存在声音感受器。

(一) 耳蜗的结构特点

耳蜗是由长约 30 mm 的骨质管腔绕蜗轴旋转 $2\frac{1}{2} \sim 2\frac{3}{4}$周。在耳蜗的横断面可见两个分界膜，一个为斜行的前庭膜，一个为横行的基底膜。它们把耳蜗管分为 3 个腔，即前庭阶、鼓阶及蜗管。前庭阶和鼓阶内充满外淋巴液，其成分与脑脊液相似，它们通过蜗顶的蜗孔相通。蜗管内充满内淋巴液，其成分与细胞内液相似。蜗管的顶端是封闭的盲端，与外淋巴液不相通。

基底膜是耳蜗内的重要结构。其长度约 30 mm，宽度不一，在耳蜗底部最窄。越往顶部越宽。基底膜上有柯蒂器(又称螺旋器)，是声波感受器，柯蒂器有毛细胞和支持细胞群。柯蒂器内的毛细胞是声音感受细胞。在毛细胞的顶端表面有 50 ~ 100 条排列整齐的听纤毛。在毛细胞的底部，有耳蜗神经末梢与之形成的突触联系(图 8-9)。

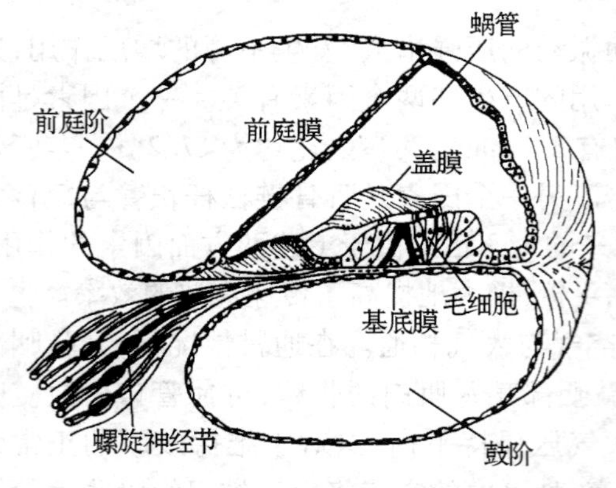

图 8-9 耳蜗的横断面示意图

(二) 耳蜗的感音换能作用

耳蜗的功能是把传入耳蜗的机械振动转变成蜗神经纤维的动作电位。在这一换能过程中，基底膜的振动是关键因素。声波经外耳道到达鼓膜，引起鼓膜振动。鼓膜振动又主要通过听骨链而传至卵圆窗，使外淋巴和内淋巴振动，造成基底膜的振动。当基底膜向上或向下移位时，使毛细胞顶端和盖膜之间发生交错的移行运动，引起毛细胞纤毛的摆动。毛细胞的弯曲或摆动使毛细胞兴奋，并将机械能转变为电能，可使耳蜗内发生一系列过渡性电变化，最后引起位于毛细胞底部的神经纤维产生动作电位。

当耳蜗受到声音刺激时，在耳蜗及其附近结构可记录到一种特殊的电位变化，此电位变化的波形和频率与作用于耳蜗的声波的波形和频率相似，称为耳蜗微音器电位(cochlear microphonic potential)。这种电位在一定强度范围内，其振幅与刺激强度呈线性关系。微音器电位潜伏期极短(小于 0.1 ms)，没有不应期，对缺氧和深麻醉相对不敏感，不易疲劳和适应。目前认为，微音器电位是引发蜗神经纤维动作电位的基础。

(三) 耳蜗对声音频率和强度的分析

基底膜的振动是以所谓行波的方式进行的。即振动最先发生在靠近前庭窗处的基底膜，随后以行波的方式沿基底膜向耳蜗顶部传播，就像有人在有规律地抖动一条绸带，形成的波浪向远端播一

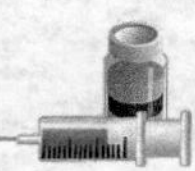

样。声波频率不同时，行波传播的远近和最大振幅出现的部位也不同。声波振动频率越高，行波传播越近，引起最大振幅出现的部位越靠近底部；反之，声波频率越低，则行波传播越远，最大振幅出现的部位越靠近蜗顶部，这是行波学说的主要论点，也是被认为耳蜗能区分不同声音频率的基础，即耳蜗的底部感受高频声波，耳蜗的顶部感受低频声波。动物实验也得到证实，如破坏动物耳蜗底部时，对高频音的感受发生障碍，破坏耳蜗顶部时，则对低频音的感受发生障碍。临床上对于不同性质耳聋原因的研究也得到类似的结果。

人耳听觉的强度决定于耳蜗神经传入冲动频率。声音刺激强度愈强，传入冲动的频率就愈高，对声音产生的感受愈强。另外，不同强度的声音刺激引起兴奋的神经纤维数量不同。声音刺激愈强，参与反应的神经纤维的数量也愈多，因此主观上产生的听觉愈强。

知识链接 ……………………………………………………………………

人 工 耳 蜗

人工耳蜗，又称人造耳蜗、电子耳蜗。人工耳蜗是一种替代人耳功能的电子装置，它可以帮助患有重度、极重度耳聋的成人和儿童恢复或提供听的感觉。这里的重度、极重度耳聋患者是指双耳听阈大于 90 dB 听力级以上，佩戴大功率助听器无效的人，成为目前全聋患者恢复听觉的唯一有效的治疗方法。

1978 年 Clark 教授最早研制出人工耳蜗植入体的原型并随后用于人体测试。澳大利亚人 Rod Saunder 先生当初由于交通事故丧失听力，自愿接受人工耳蜗植入实验，成为第一例该项技术的受试者。我国对人工耳蜗的研究始于 1979 年，1980 年开始临床应用。

目前，全世界已有十万余名聋儿和成人接受人工耳蜗植入并重回有声世界。接受人工耳蜗植入的婴儿中最小的仅 6 个月。现在人工耳蜗植入的适应证范围已经从极重度聋以上患者扩大到重度聋以上。人工耳蜗也由最初采用的单电极发展到现在利用多电极来传导声音，从而能更好地帮助重度听力损失患者获得声音和语言。

三、听阈和听域

只有一定频率范围和一定强度的声波作用于耳时才能引起听觉。人耳所能感受的声波振动频率为 20～20 000 Hz。听阈（auditory threshold）指每种频率的声波，都有一个能引起听觉的最小振动强度。如果振动频率不变，随着强度在听阈以上增加时，听觉的感受也相应增强，但当强度增大到某一限度时，除引起听觉外，还有鼓膜的疼痛感，称这个强度为最大可听阈。听阈与最大可听阈曲线包绕的面积称为听域，它显示人耳对声频和声强的感觉范围。正常人在声音频率为 1000～3000 Hz 时听阈最低，即低于或者高于这个范围，听阈都会升高。

声音强度通常以分贝（dB）为相对单位。一般讲话的声音强度在 30～70 dB 之间，大声高喊时，声音可达到 100 dB。长期生活在 90 dB 以上声音环境下，对人体的健康有很大危害，通常可引起神经、内分泌等系统功能失调，诱发神经衰弱、头痛、高血压等疾病。

知识链接 ……………………………………………………………………

噪声对人体的危害

噪声是指杂乱无章非周期性振动产生的、干扰正常生活、令人主观感觉不愉快的声音。一般认为 40 dB 是人类正常的环境声音，高于这个值就有可能会产生一些危害，包括以下四个方面：

1. 影响睡眠质量　睡眠时出现呼吸频率加快、脉搏加速、神经兴奋等现象，第 2 日出现疲劳、体力和精力下降，长期下去可出现记忆下降、衰退等症状。

2. 损伤听力　85 dB 以下噪声不至于危害听觉，而超过 85 dB 可能对听力造成损伤，但是这种伤害只是暂时的，只要不是长期生活在这种高噪声条件下还是可以恢复的。

3. 对人体的生理影响　噪声会刺激肾上腺的分泌，引起心率改变和血压上升，我国对城市噪声与居民健康的调查指出：噪声每升高 1 dB，高血压患病率就增加 3%。

噪声还可使人的唾液、胃液分泌减少，胃酸降低，从而易患胃十二指肠溃疡。

4. 对儿童和胎儿的发育的影响　噪声可使儿童智力发育缓慢。噪声还会对孕妇产生反应，引起子宫血管收缩，以致影响供给胎儿发育所必需的养料和氧气。

第四节　前庭器官

前庭器官(vestibular apparatus)由椭圆囊、球囊和三个半规管组成。从结构上讲，前庭器官是属于内耳迷路的一部分，但不是听觉器官，它们主要感受人体的空间位置及运动情况，它是头部位置觉与运动觉的感受器，在调节肌紧张和维持身体平衡中占重要地位。

一、前庭器官的感受细胞

前庭器官的感受细胞都是毛细胞，每个毛细胞顶端都有 60～100 条纤毛，按一定规律排列，其中最长的一条叫动毛，位于细胞顶端的一侧边缘部，其余的纤毛较短，称为静毛。实验证明，当纤毛由动毛侧倒向静毛一侧时，毛细胞出现超极化，传入神经发放的神经冲动减少，表现为抑制效应；当纤毛由静毛侧倒向动毛一侧时，毛细胞出现去极化，传入神经发放的神经冲动增多，表现为兴奋效应(图 8-10)。

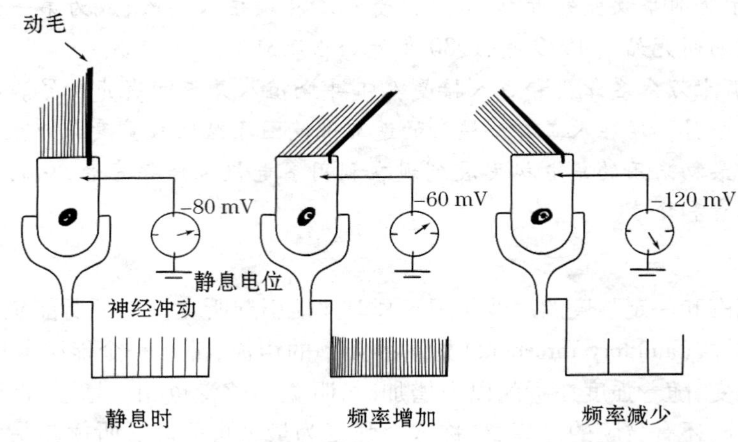

图 8-10　前庭中毛细胞纤毛受力侧弯时对静息电位和神经冲动频率的影响

二、半规管的功能

人体两侧内耳中各有三条形状相似的半规管，三条半规管相互垂直，分别代表空间的三个平面。半规管内充满内淋巴，与椭圆囊相连处相对膨大，称为壶腹。两耳的水平半规管在同一平面上，当人在直立时头向前倾 30°时，水平半规管的平面与地平面平行，其余的两个半规管分别与地平面垂直。壶腹内有一种隆起的特殊结构称壶腹嵴，它的位置与半规管的长轴垂直。在壶腹嵴中有一排毛细胞，面对管腔，毛细胞顶部的纤毛较长，互相黏集成束，包埋在一种胶质性的圆顶形状的终帽结构之内，前庭神经末梢分布于嵴的底部(见图 8-11)。

壶腹嵴的适宜刺激是身体旋转时的速度变化，即正负角加速度。当人体直立时，沿水平方向旋转，主要刺激水平半规管。当人体向左旋转时，由于内淋巴的惯性作用，左侧水平半规管中内淋巴将压向壶腹方向，而右侧水平半规管中的内淋巴压力作用方向是离开壶腹。内淋巴压力作用于壶腹时，该处的毛细胞兴奋。旋转停止时，左右两侧水平半规管壶腹受内淋巴压力的作用方向与旋转开始时

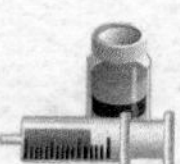

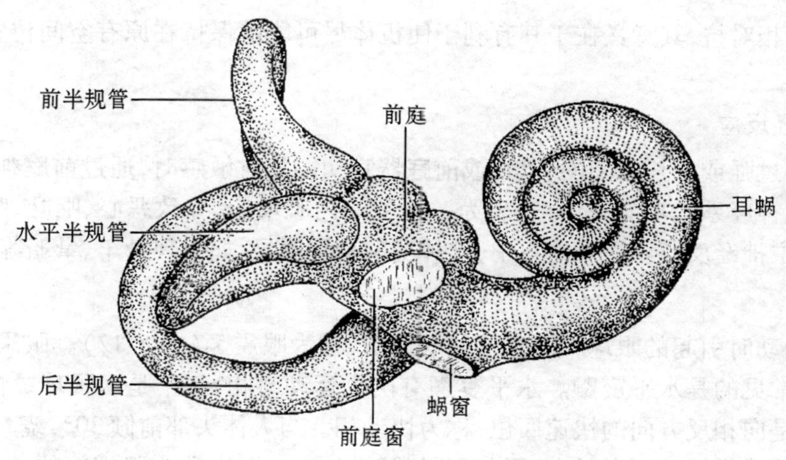

图 8-11　半规管模式图

相反。人脑通过对来自两耳水平半规管传入信息的不同判断旋转运动的方向和状态。人体的两耳中各三条半规管互相垂直,因此它们可以接受人体在不同平面和不同方向的旋转变速运动的刺激,产生不同的运动觉和位置觉引起姿势反射,维持身体平衡。

三、椭圆囊和球囊的功能

椭圆囊和球囊是膜质的小囊,内部充满内淋巴液,囊内各有一个特殊的结构,分别称为椭圆囊斑和球囊斑。囊斑中含有感受性毛细胞,其纤毛常伸入耳石膜的胶质中。耳石膜内含有许多微细的耳石,主要由碳酸钙组成,其比重大于内淋巴。椭圆囊和球囊中的囊斑与人体的相对位置是不一样的。当人体直立时,椭圆囊的囊斑处于水平位,毛细胞的顶部朝上,耳石膜在纤毛的上方;球囊的囊斑则处于垂直位,毛细胞的纵轴与地面平行,耳石膜悬在纤毛外侧。

椭圆囊和球囊的功能是感受头部的空间位置和直线变速运动。当头部的空间位置发生改变时,由于重力的作用,耳石膜与毛细胞的相对位置将发生改变;或者躯体作直线变速运动时,由于惯性的作用,耳石膜与毛细胞的相对位置也将发生改变。以上两种情况均可使纤毛发生弯曲,倒向某一方向,从而使传入神经纤维发放的冲动发生变化,这种信息传入中枢后,可产生头部空间位置的感觉或直线变速运动的感觉,同时引起姿势反射,以维持身体平衡。

四、前庭反应

当前庭器官受刺激而兴奋时,其传入冲动到达神经中枢后,除引起一定的位置觉、运动觉以外,还能引起各种不同的骨骼肌和内脏功能的改变,这种现象称为前庭反应。包括姿势反射、自主神经反应和眼震颤。

(一) 姿势反射

当进行直线变速运动时,可刺激椭圆囊和球囊,反射性地改变颈部和四肢肌紧张的强度。例如,猫由高处跳下时,头部常后仰而四肢伸直,做准备着地的姿势;当着地时,则头前倾,四肢屈曲。又如,当人乘坐电梯时,常头前倾,四肢屈曲;而上升停止后,则头后仰,四肢伸直。这些都是直线变速运动引起的前庭器官的姿势反射。同样,在做旋转变速运动时,也可刺激半规管,反射性地改变颈部和四肢肌紧张的强度,以维持姿势的平衡。例如,当人体向左侧旋转时,可反射性地引起左侧上下肢伸肌和右侧屈肌的肌紧张加强,使躯干向右侧偏移,以防歪倒;而旋转停止时可使肌紧张发生反方向的变化,使躯干向左侧偏移。

从上述例子可以看到,当发生直线变速运动或旋转变速运动时,产生的姿势反射的结果,常同发

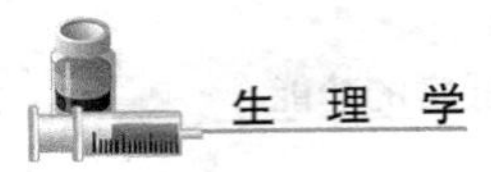

动这些反射的刺激相对抗，其意义在于其有利于使机体尽可能地保持在原有空间位置上，以维持一定的姿势和平衡。

（二）自主神经反应

前庭器官受到过强或过长时间的刺激，或前庭器官功能相对敏感时，通过前庭神经核与网状结构的联系而引起自主神经系统功能失调，表现为一系列的内脏反应，导致恶心、呕吐、眩晕、皮肤苍白等现象，称为前庭自主神经反应。在有些人中，这种现象特别明显，如出现晕车、晕船等病态。

（三）眼震颤

躯体做旋转运动时引起的眼球不随意地往返运动，称为眼震颤（图 8-12）。眼震颤主要是半规管受刺激引起的，最常见的是水平震颤。水平震颤有两个运动时相，一个是两眼球缓慢向一侧移动，称为慢动相；另一个是向相反方向的快速回位，称为快动相。当人体头部前倾 30°，绕人体垂直轴向左旋转时，水平半规管的感受器受刺激最大，引起两眼球缓慢向右移动，称为眼震颤的慢动相，当眼球移动到向右侧顶端不能再继续移动时，突然返回到眼裂正中，称为眼震颤的快动相。此后又出现新的慢动相和快动相，反复不已。当旋转变成匀速旋转时，眼球居于眼裂正中不再震颤；旋转停止时，出现与旋转开始时方向相反的慢动相和快动相眼震颤，临床上常用快动相代表眼震颤的方向，正常人眼震颤持续的时间为 15～40 s。检查眼震颤的情况，有助于判断前庭功能是否正常。

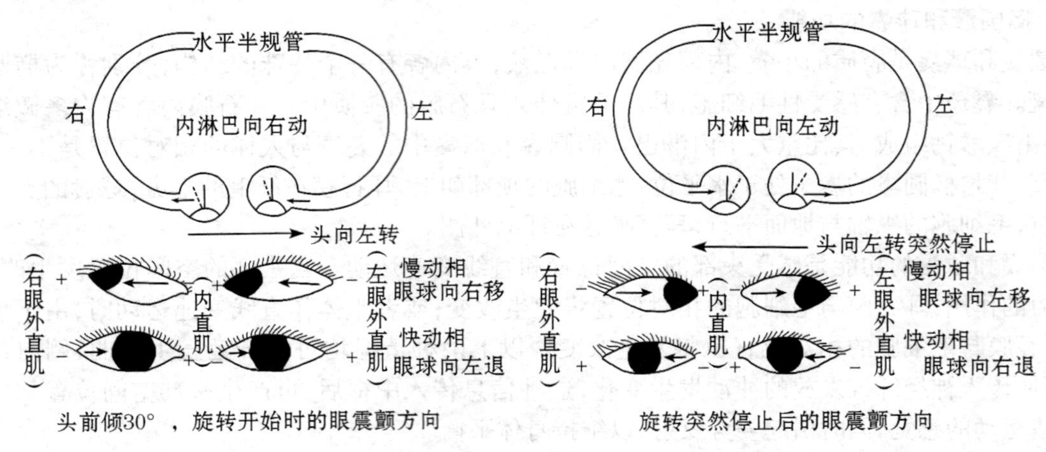

图 8-12　旋转变速运动时水平半规管壶腹嵴毛细胞受刺激情况和眼震颤方向示意图

第五节　其他感觉器官

人类的感觉器官除了上述提到的以外，还有嗅觉、味觉和皮肤的感觉等，这些器官都属于多功能器官，感觉功能只属于他们的功能之一。

一、嗅觉器官

人类的嗅觉器官是鼻，感受器是嗅细胞，嗅细胞位于上鼻道及鼻中隔后上部的嗅上皮中，两侧的总面积约为 5 cm^2。嗅细胞顶部由 6～8 条短而细的纤毛，底部有无髓纤维的嗅丝，穿过筛骨直接进入嗅球。

嗅觉感受器的适宜刺激是空气中的有机化学物质，通过呼吸，这些物质被嗅黏膜上的黏液所吸附，并扩散到嗅纤毛，从而引起嗅细胞产生神经冲动沿着轴突传向嗅球，进而传向更高的嗅觉中枢而产生嗅觉。

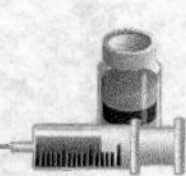

人类能够感觉多种嗅觉,能够明确辨别的气味有2000~4000种,目前认为,嗅觉是由七种基本气味组合而成,这七种基本气味是:樟脑味、麝香味、花草味、乙醚味、薄荷味、辛辣味和腐腥味。研究发现,每个嗅细胞只对其中的一种或者两种气味有反应,而且嗅球中不同部位的细胞也只对某种特殊的气味起反应。

嗅觉的一大特点是适应快,属于快适应感受器,当某种性质的气味突然出现时,可以引起明显的嗅觉,如果这种性质的气味持续存在,嗅觉会逐渐减弱甚至消失。不同动物的嗅觉敏感度差异很大,如狗对乙酸的敏感度比人要高1000万倍,即使同一种动物,对某一性质的气味敏感度也有差异。

二、味觉器官

人类的味觉的主要感觉器官是舌,感受器是味蕾。味蕾主要分布在舌背、舌缘两侧,口腔和咽部的黏膜内也有少量的味蕾存在。分布在人舌部的味蕾平均为5235个,儿童味蕾的数量较多,而老年人因味蕾逐渐萎缩而减少,每个味蕾都有味细胞、支持细胞和基底细胞组成。味细胞的顶端有纤毛,称为味毛,是味觉感受的关键部位。

味觉的适宜刺激是溶于水的物质,众多的味觉由四种基本味觉混合而成,四种基本味觉是酸、甜、苦、咸。不同物质的分子结构不相同,也是引起味觉的关键因素,通常 NaCl 能引起典型的咸味,H^+ 能引起酸味,葡萄糖能引起甜味,一些有毒植物的生物碱和奎宁能引起苦味。另外,即使同一物质,因物质的浓度不同,也可能引起不同的味觉,如0.01~0.03 mol/L 食盐溶液呈微弱的甜味,0.04 mol/L 食盐溶液呈甜咸味,浓度大于0.04 mol/L 食盐溶液时呈现纯粹的咸味。舌对四种基本味觉的敏感部位也不相同,一般舌尖部对甜敏感,舌两侧对酸敏感,舌两侧前部对咸敏感,舌根和软腭对苦敏感。

味觉也是一种快适应感受器,和嗅觉相同,但是味觉可以通过舌的运动,使适应变慢。

三、皮肤的感觉功能

皮肤内分布着多种感受器,能够产生多种感觉,一般认为皮肤感觉主要有四种,即触压觉、冷觉、热觉和痛觉。

给皮肤施以触、压等机械刺激所引起的感觉,分别成为触觉和压觉。由于两者在性质上类似,可统称为触压觉。触压点在皮肤上分布密度与该部位的触压觉成正比,如鼻、唇、指尖处密度最高,胸腹部次之,手腕和足部最少,与之相对应的触觉的敏感度是鼻、唇、指尖最高,胸腹部次之,手腕和足部最低。

冷觉和热觉统称为温度觉,分别由冷热两种感受器兴奋所引起。皮肤上分布的冷点和热点的密度远远低于触压觉,且冷点和热点的分布也不等,冷点的数目是热点的4~10倍。冷觉和热觉感受器感受的温度范围不同,冷感受器在温度低于30℃时开始起作用,27℃时冲动频率最高。热感受器在皮肤温度超过30℃时开始起作用,40℃时冲动频率最高。虽然冷热感受器的适宜刺激是温度,但是有些化学物质也可以引起温度觉。如薄荷油可以引起冷感觉,钙离子注入静脉、碳酸和辛辣物质刺激时可以引起热觉。

痛觉(pain sensation)是由伤害性刺激引起的感觉,常伴有情绪变化和防卫反应,感受器是神经末梢。

思考题

1. 试述感受器的一般生理特性。
2. 视近物时眼要做哪些调节?
3. 眼的折光异常有哪些?怎样矫正?
4. 试述声波传入内耳的主要途径。

(范亚敏)

第九章　神经系统的功能

⊙学习目标

掌握：突触的概念和传递过程；感觉投射系统的路径、特点和功能；牵张反射的概念、类型及生理意义；脑干对肌紧张的调节；自主神经的主要功能。

熟悉：神经纤维传导的特征；中枢抑制的类型；兴奋在中枢传播的特征；主要的神经递质；皮肤痛和内脏痛的特点；大脑皮质感觉区和运动区的特点；小脑的功能；条件反射的形成和两个信号系统。

了解：神经元的基本结构和功能；神经纤维的分类、功能和轴浆运输；脊髓和脑干的感觉传导功能；丘脑的核团；屈肌反射与对侧伸肌反射；各级中枢对内脏活动的调节；大脑皮质的优势半球和语言中枢；脑电波形成的机制；诱发电位形成的机制，睡眠的时相。

神经系统（nervous system）是人体内最重要的调节系统。神经调节在人体生理功能调节中起主导作用，体内各系统和器官的功能活动都是在神经系统的调控下完成的。神经系统一般分为中枢神经系统（central nervous system）和周围神经系统（peripheral nervous system）两大部分，中枢神经系统是指脑和脊髓部分，周围神经系统则为脑和脊髓以外的部分。

第一节　神经元及反射活动的一般规律

神经系统内主要含神经细胞和神经胶质细胞两类细胞。神经细胞（neurocyte）又称神经元（neuron），是一种高度分化的细胞，它们通过突触联系形成复杂的神经网络，完成神经系统的各种功能性活动，因而是构成神经系统结构和功能的基本单位。神经胶质细胞（neuroglia）简称胶质细胞（glia），具有支持、保护和营养神经元的功能。

一、神经元和神经纤维

（一）神经元的一般结构和功能

人类中枢神经系统内约含1000亿个神经元，尽管其形态和大小有很大差别，但都有细胞体和突起两部分，突起可分为树突（dendrite）和轴突（axon）两类（见图9-1）。胞体和树突在功能上主要是接受信息的传入，而轴突主要是传出信息。胞体发出轴突的部位称为轴丘（axon hillock）。轴突的起始部分称为始段（initial segment）；轴突的末端有许多分支，每个分支末梢的膨大部分称为突触小体（synaptic knob），它与另一个神经元相接触而形成突触（synapse）。轴突外面包有髓鞘或神经膜便成为神经纤维（nerve fiber）。神经纤维可分为有髓鞘神经纤维（myelinated nerve fiber）和无髓鞘神经纤维（unmyelinated nerve fiber）。神经纤维末端称为神经末梢（nerve terminal）。

神经元的主要功能是接受和传递信息。此外，有些神经元还能分泌激素，将神经信号转变为体液信号。

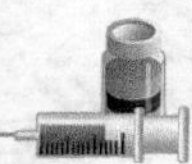

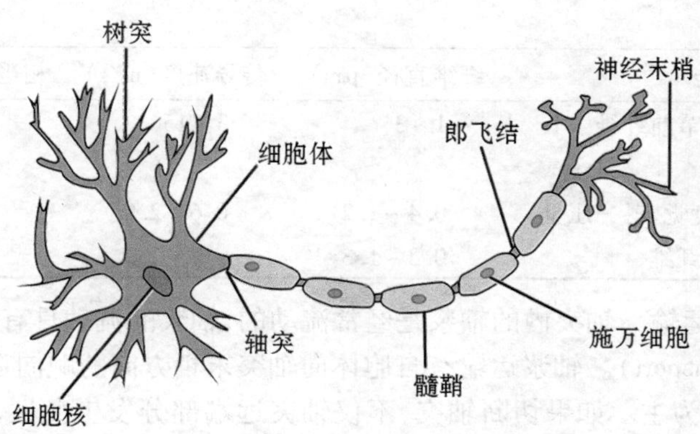

图 9-1 神经细胞模式图

（二）神经纤维的功能和分类

1. 神经纤维的功能 神经纤维的主要功能是传导兴奋。在神经纤维上传导的兴奋或动作电位称为神经冲动（nerve impulse），简称冲动。冲动的传导速度受以下因素的影响：

（1）直径 神经纤维直径越粗，传导速度越快。

（2）髓鞘有无 有髓鞘神经纤维以跳跃式传导的方式传导兴奋，因而其传导速度远比无髓鞘神经纤维快。

（3）髓鞘厚度 有髓鞘神经纤维的髓鞘在一定范围内增厚，传导速度将随之增快。

（4）温度 在一定范围内温度升高也可加快传导速度。神经传导速度的测定有助于诊断神经纤维的疾病和估计神经损伤的预后。

2. 神经纤维传导兴奋的特征

（1）完整性 神经纤维只有在其结构和功能上都完整时才能传导兴奋；如果神经纤维受损或被切断，或局部应用麻醉剂，兴奋传导将受阻。

（2）绝缘性 一根神经干内含有许多神经纤维，但神经纤维传导兴奋时基本上互不干扰。

（3）双向性 刺激神经纤维上任何一点，只要刺激强度足够大，引起的兴奋可沿纤维向两端传播。

（4）相对不疲劳性 连续电刺激神经数小时至十几小时，神经纤维始终能保持其传导兴奋的能力，表现为不易发生疲劳。

3. 神经纤维的分类

（1）根据电生理特性分类 根据神经纤维兴奋传导速度的差异，将哺乳动物的周围神经纤维分为 A、B、C 三类，其中 A 类纤维再分为 α、β、γ、δ 四个亚类。

（2）根据纤维的直径和来源分类 分为Ⅰ、Ⅱ、Ⅲ、Ⅳ四类，其中Ⅰ类纤维再分为Ⅰa 和Ⅰb 两个亚类。

目前，前一种分类法多用于传出纤维，后一种分类法则常用于传入纤维（表 9-1）。

表 9-1 哺乳动物周围神经纤维的类型

纤维类型	功能	纤维直径（μm）	传导速度（m/s）	相当于传入纤维的类型
A（有髓鞘）				
α	本体感觉、躯体运动	13 ~ 22	70 ~ 120	Ⅰa、Ⅰb
β	触—压觉	8 ~ 13	30 ~ 70	Ⅱ
γ	支配梭内肌	4 ~ 8	15 ~ 30	
δ	痛觉、温度觉、触—压觉	1 ~ 4	12 ~ 30	Ⅲ

续 表

纤维类型	功能	纤维直径(μm)	传导速度(m/s)	相当于传入纤维的类型
B(有髓鞘)	自主神经节前纤维	1~3	3~15	
C(无髓鞘)				
后根	痛觉、温度觉、触—压觉	0.4~1.2	0.6~2.0	Ⅳ
交感	交感节后纤维	0.3~1.3	0.7~2.3	

4. 神经纤维的轴浆运输　轴突内的轴浆是经常流动的，轴浆的流动具有物质运输的作用，故称为轴浆运输(axoplasmic transport)。轴浆运输有自胞体向轴突末梢方向的顺向运输和自末梢向胞体方向的逆向运输，以顺向运输为主。如果切断轴突，不仅轴突远端部分发生变性，而且近端部分甚至胞体也将发生变性。可见，轴浆运输对维持神经元的结构和功能的完整性具有重要意义。

5. 神经的营养性作用　神经对所支配的组织除具有调节作用外，神经末梢还经常释放某些营养性因子，持续地调整所支配组织的内在代谢活动，影响其持久性的结构、生化和生理的变化，这一作用称为神经的营养性作用(trophic action)。例如，脊髓灰质炎患者一旦前角运动神经元变性，它所支配的肌肉将发生萎缩。

知识链接

神经的营养性作用

神经的营养性作用可使其支配组织维持正常的代谢和功能；反过来，神经元也需要其支配组织或其他组织的营养性支持。神经营养因子(neurotrophin，NT)是一类由神经所支配的组织(如肌肉)和星形胶质细胞产生的且为神经元生长与存活所必需的蛋白质分子。神经营养因子通常在神经末梢以受体介导式入胞的方式进入末梢，再经逆向轴浆运输抵达胞体，促进胞体合成有关的蛋白质，从而发挥其支持神经元生长、发育和功能完整性的作用。

目前，已被确定的神经营养因子有神经生长因子(nerve growth factor，NGF)、脑源神经营养因子(brain－derived neurotrophic factor，BDNF)、神经营养因子3(NT－3)和神经营养因子4/5(NT－4/5)，可能还有神经营养因子6(NT－6)。

二、突触传递

人类中枢神经元数量巨大，神经通路十分复杂，神经元之间信息传递、相互作用的最普遍、最基本的方式是突触传递。根据突触传递媒介物性质的不同，可将突触分为化学性突触(chemical synapse)和电突触(electrical synapse)两大类。根据突触前、突触后成分之间有无紧密的解剖学关系，可分为定向突触(directed synapse)和非定向突触(non－directed synapse)。以下主要介绍经典的突触传递。

(一) 经典的突触传递

1. 突触的基本结构　经典的化学性突触由突触前膜、突触后膜和突触间隙三部分组成(见图9-2)。在电子显微镜下，突触前膜和突触后膜较一般神经元膜稍有增厚，约7.5 nm，突触间隙宽20～40 nm。在突触前膜内侧的轴浆内，含有较多的线粒体和大量的囊泡，后者称为突触囊泡或突触小泡(synaptic vesicle)，其直径为20～80 nm，内含高浓度的神经递质。

2. 突触的分类　根据神经元互相接触的部位，通常将经典的突触分为三类(见图9-3)。

(1) 轴突—树突式突触　由前一神经元的轴突与后一神经元的树突相接触而形成的突触。这类突触最为多见。

(2) 轴突—胞体式突触　为前一神经元的轴突与后一神经元的胞体相接触而形成的突触。这类突触也较常见。

(3) 轴突—轴突式突触　为前一神经元的轴突与另一神经元的轴突相接触而形成的突触。

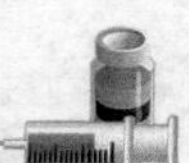

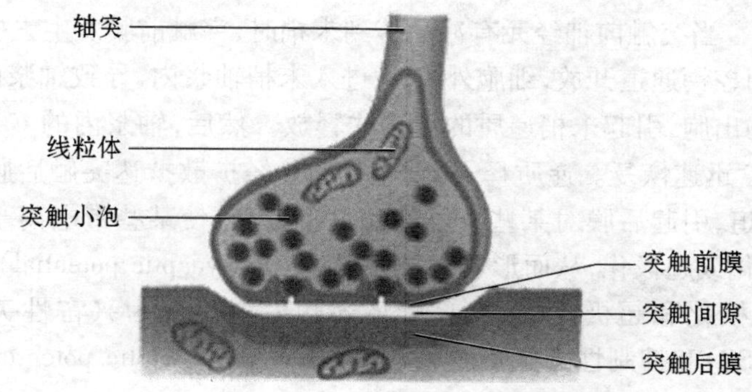

图 9-2　突触基本结构模式图

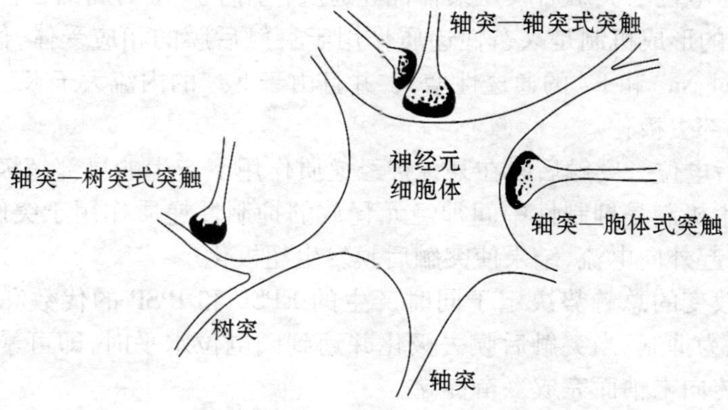

图 9-3　常见的突触类型

此外,还存在树突—树突式突触、树突—胞体式突触、树突—轴突式突触、胞体—树突式突触、胞体—胞体式突触、胞体—轴突式突触,以及两个化学性突触或化学性突触与电突触组合而成的串联性突触(serial synapses)、交互性突触(reciprocal synapses)和混合性突触(mixed synapses)等(图 9-4)。按突触对后一神经元功能活动的影响,可分为兴奋性突触和抑制性突触两种。

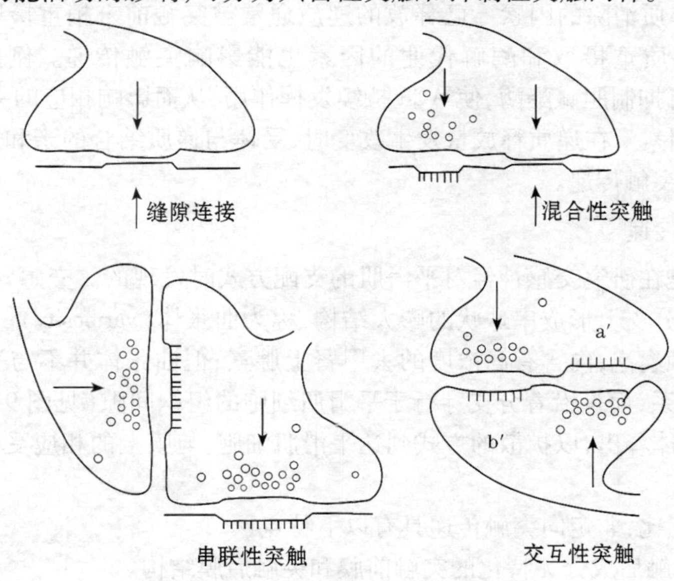

图 9-4　突触的其他类型

3. 突触传递的过程　当突触前神经元有冲动传到末梢时，突触前膜发生去极化，当去极化达到一定水平时，前膜上电压门控钙通道开放，细胞外 Ca^{2+} 进入末梢轴浆内，导致轴浆内 Ca^{2+} 浓度的瞬时升高，由此触发突触囊泡的出胞，引起末梢递质的量子式释放。然后，轴浆内的 Ca^{2+} 通过 $Na^{+}-Ca^{2+}$ 交换迅速外流，使 Ca^{2+} 浓度迅速恢复。递质释入突触间隙后，经扩散抵达突触后膜，作用于后膜上的特异性受体或化学门控通道，引起后膜对某些离子通透性的改变，使某些带电离子进出后膜，突触后膜即发生一定程度的去极化或超极化，从而形成突触后电位（postsynaptic potential）。

根据突触后电位去极化和超极化的方向，可将突触后电位分为兴奋性突触后电位（excitatory postsynaptic potential，EPSP）和抑制性突触后电位（inhibitory postsynaptic potential，IPSP），两者均属于局部电位。

（1）兴奋性突触后电位　突触后膜在某种神经递质作用下产生的局部去极化电位变化称为兴奋性突触后电位。EPSP 的形成机制是兴奋性递质作用于突触后膜的相应受体，使递质门控通道（化学门控通道）开放，后膜对 Na^{+} 和 K^{+} 的通透性增大，并且由于 Na^{+} 的内流大于 K^{+} 的外流，故发生净内向电流，导致细胞膜的局部去极化。

（2）抑制性突触后电位　突触后膜在某种神经递质作用下产生的局部超极化电位变化称为抑制性突触后电位。其产生机制是抑制性中间神经元释放的抑制性递质作用于突触后膜，使后膜上的递质门控氯通道开放，引起外向电流，结果使突触后膜发生超极化。

突触后膜上电位改变的总趋势决定于同时产生的 EPSP 和 IPSP 的代数和。当总趋势为超极化时，突触后神经元表现为抑制；当突触后膜去极化并达到阈电位水平时，即可暴发动作电位。动作电位一旦暴发可沿轴突传向末梢而完成兴奋传导。

4. 影响突触传递的因素

（1）影响递质释放的因素　递质的释放量主要取决于进入末梢的 Ca^{2+} 量。因此，凡能影响末梢处 Ca^{2+} 内流的因素都能改变递质的释放量。例如，细胞外 Ca^{2+} 浓度升高和（或）Mg^{2+} 浓度降低能使递质释放增多；反之，则递质释放减少。到达突触前膜末梢动作电位的频率或幅度增加，也可使进入末梢的 Ca^{2+} 量增加。

（2）影响已释放递质消除的因素　已释放的递质通常被突触前末梢重摄取，或被酶分解代谢而消除，因此凡能影响递质重摄取和酶解代谢的因素也能影响突触传递。例如，新斯的明（neostigmine）、有机磷农药等可抑制胆碱酯酶，使 ACh 持续发挥作用，从而影响相应的突触传递。

（3）影响受体的因素　在递质释放量发生改变时，受体与递质结合的亲和力，以及受体的数量均可发生改变，从而影响突触传递。

（二）非定向突触传递

非定向突触传递是在研究交感神经对平滑肌的支配方式时发现的。交感肾上腺素能神经元的轴突末梢有许多分支，在分支上形成串珠状的膨大结构，称为曲张体（varicosity）。曲张体内含有大量小而具有致密中心的突触囊泡，内含有高浓度的去甲肾上腺素；但曲张体并不与平滑肌细胞（突触后成分）形成经典的突触联系，而是沿着分支穿行于平滑肌细胞的组织间隙（见图 9-5）。当神经冲动到达曲张体时，递质从曲张体释出，以扩散的方式到达平滑肌细胞，与膜上的相应受体结合，从而产生一定的效应。

与定向突触传递相比，非定向突触传递具有以下特点：

1. 突触前成分、突触后成分无特化的突触前膜和突触后膜结构。

2. 曲张体与突触后成分不一一对应，一个曲张体释放的递质可作用于较多的突触后成分，即无特定的靶点；释放的递质能否产生效应，决定于突触后成分上有无相应的受体。

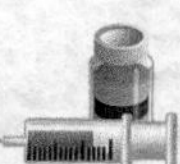

3. 曲张体与突触后成分的间距一般大于 20 nm,有的可超过 400 nm,因而递质扩散距离较远,且远近不等;突触传递时间较长,且长短不一。

（三）电突触传递

电突触传递的结构基础是缝隙连接(gap junction)。电突触传递一般为双向传递,由于其电阻低,因而传递速度快,几乎不存在潜伏期。电突触传递广泛存在于中枢神经系统和视网膜中,主要发生在同类神经元之间,具有促进同步化活动的功能。

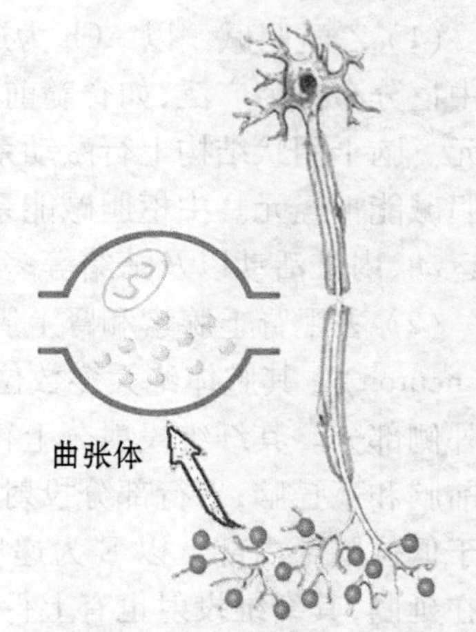

图 9-5　非定向突触结构模式图

三、神经递质和受体

（一）神经递质的代谢

神经递质(neurotransmitter)是指由神经元合成,并在末梢释放,能特异性作用于突触后膜受体,并产生突触后电位的信息传递物质。分为外周神经递质与中枢神经递质。

1. 递质的鉴定　一般认为,经典的神经递质应符合以下条件:① 突触前神经元应具有合成递质的前体和系统,并能合成该递质;② 递质储存于突触囊泡内,当兴奋冲动抵达末梢时,囊泡内的递质能释放入突触间隙;③ 递质释出后经突触间隙作用于突触后膜上的特异受体而发挥其生理作用,人为施加递质至突触后神经元或效应器细胞旁,应能引起相同的生理效应;④ 存在使该递质失活的酶或其他失活方式(如重摄取);⑤ 有特异的受体激动药和拮抗药,能分别模拟或阻断相应递质的突触传递作用。

2. 递质的代谢　包括递质的合成、储存、释放、降解、重摄取和再合成等步骤。ACh 和胺类递质都在有关合成酶的催化下,且多在胞质中合成,然后储存于突触囊泡内。肽类递质则在基因调控下,通过核糖体的翻译和翻译后的酶切加工等过程而形成。递质作用于受体产生效应后很快被消除。消除的方式主要有酶促降解、被突触前末梢和突触囊泡重摄取(reuptake)等。如 ACh 的消除依靠突触间隙中的胆碱酯酶,胆碱酯酶能迅速水解 ACh 为胆碱和乙酸,胆碱则被重摄取回末梢内,用于递质的再合成;去甲肾上腺素主要通过末梢的重摄取及少量通过酶解失活而被消除;肽类递质的消除主要依靠酶促降解。

（二）主要的神经递质

1. 外周神经递质

(1) 乙酰胆碱(acetylcholine,ACh)　是胆碱的乙酰酯。以 ACh 为递质的神经纤维称为胆碱能纤维(cholinergic fiber)。支配骨骼肌的运动神经纤维、所有自主神经节前纤维、大多数副交感节后纤维、少数交感节后纤维(支配温热性汗腺的纤维和支配骨骼肌血管的交感舒血管纤维)都属于胆碱能纤维。

(2) 去甲肾上腺素(norepinephrine,NE 或 noradrenaline,NA)和肾上腺素(epinephrine,E 或 adrenaline,A)　均属儿茶酚胺(cate - cholarnine)类物质,即含邻苯二酚结构的胺类。以 NE 为递质的神经纤维称为肾上腺素能纤维(adrenergic fiber)。在外周,多数交感节后纤维(除支配汗腺和骨髓肌血管的交感胆碱能纤维外)释放的递质是 NE,尚未发现以 E 为递质的神经纤维。

2. 中枢神经递质　中枢神经递质种类多,作用复杂,大致可归纳为 ACh、胺类、氨基酸类和肽类四大类,此外还有嘌呤类。近年来认为,某些气体分子如一氧化氮(nitric oxide,NO)、一氧化碳(carbon monoxide,CO)也可能作为脑内递质。

（1）乙酰胆碱　以 ACh 为递质的神经元称为胆碱能神经元（cholinergic neuron）。胆碱能神经元在中枢分布极为广泛，如脊髓前角运动神经元、丘脑后腹核的特异感觉投射神经元等，都是胆碱能神经元。脑干网状结构上行激动系统的各个环节、纹状体、边缘系统的梨状区、杏仁核、海马等部位也都有胆碱能神经元。中枢胆碱能系统参与神经系统几乎所有功能，包括学习和记忆、觉醒与睡眠、感觉与运动、内脏活动以及情绪等多方面的调节活动。

（2）去甲肾上腺素和肾上腺素　以 NE 为递质的神经元称为去甲肾上腺素能神经元（noradrenergic neuron）。其胞体绝大多数位于低位脑干，尤其是中脑网状结构、脑桥的蓝斑以及延髓网状结构的腹外侧部分。其纤维投射分上行部分、下行部分和支配低位脑干部分。上行部分投射到大脑皮质、边缘前脑和下丘脑；下行部分投射至脊髓后角的胶质区、侧角和前角；而支配低位脑干部分的纤维则分布于低位脑干内部。以 E 为递质的神经元称为肾上腺素能神经元（adrenergic neuron），其胞体主要分布在延髓，其纤维投射也有上行和下行部分。中枢去甲肾上腺素能神经元的功能主要涉及心血管活动、情绪、体温、摄食和觉醒等方面的调节；而肾上腺素能神经元的功能则主要参与心血管活动的调节。

（3）多巴胺（dopamine，DA）　也属于儿茶酚胺类物质。脑内的 DA 主要由中脑黑质产生，储存于纹状体，其中以尾核的含量最高。中枢多巴胺系统主要参与对躯体运动、精神情绪活动、垂体内分泌功能以及心血管活动等的调节。

（4）氨基酸类递质

1）兴奋性氨基酸：主要包括谷氨酸和门冬氨酸。谷氨酸（glutamic acid 或 glutamate，Glu）是脑和脊髓内主要的兴奋性递质，在大脑皮质和脊髓背侧部分含量相对较高；门冬氨酸（aspartic acid 或 aspartate，Asp）则多见于视皮质的锥体细胞和多棘星状细胞。

2）抑制性氨基酸：主要包括 γ－氨基丁酸和甘氨酸。γ－氨基丁酸（γ－aminobutyric acid，GABA）是脑内主要的抑制性递质，在大脑皮质浅层和小脑皮质浦肯野细胞层含量较高，也存在于纹状体及其投射纤维中。甘氨酸（glycine，Gly）主要分布于脊髓和脑干中。

（5）神经肽（neuropeptide）　是指分布于神经系统起递质作用的肽类物质。它们主要有速激肽、阿片肽、下丘脑调节肽、神经垂体肽和脑—肠肽等几类。

1）阿片肽（opioid peptide）：目前已被鉴定有活性的阿片肽有 20 多个，其中最主要的是 β－内啡肽（β－endorphin）、脑啡肽（enkephalin）和强啡肽（dynorphin）三类。β－内啡肽主要分布于腺垂体、下丘脑、杏仁核、丘脑、脑干和脊髓等处，在缓解机体应激反应中具有重要作用。脑啡肽在脑内分布广泛，在纹状体、下丘脑、苍白球、杏仁核、延髓和脊髓中浓度较高。强啡肽在脑内的分布与脑啡肽有较多重叠，但其浓度低于脑啡肽。阿片肽的生理作用极为广泛，在调节感觉（主要是痛觉）、运动、内脏活动、免疫、内分泌、体温、摄食行为等方面都有重要作用。

2）脑—肠肽（brain－gut peptide）：是指在胃肠道和脑内双重分布的肽类物质，主要有缩胆囊素（CCK）、血管活性肠肽（VIP）、促胃液素等。CCK 在脑内具有抑制摄食行为等多种作用。

（三）受体

受体（receptor）是指位于细胞膜上或细胞内能与某些化学物质（如递质、调质、激素等）特异结合并诱发特定生物学效应的特殊生物分子。能与受体特异结合，结合后能产生特定效应的化学物质，称为受体的激动药（agonist）；能与受体特异结合，但结合后本身不产生效应，反因占据受体而产生对抗激动药效应的化学物质，则称为受体的拮抗药（antagonist）或阻断药（blocker）。激动药和拮抗药两者统称为配体（ligand），但在多数情况下配体主要是指激动药。

1. 胆碱受体　能与 ACh 特异结合的受体称为胆碱受体（cholinergic receptor）。根据药理学特性，

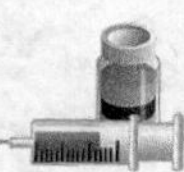

胆碱受体可分成两类：一类能与天然植物中的毒蕈碱结合，称为毒蕈碱受体（muscarinic receptor），简称 M 受体；另一类能与天然植物中的烟碱结合，称为烟碱受体（nicotinic receptor），简称 N 受体。两类受体与 ACh 结合后产生不同的生物学效应。

（1）M 受体　在外周，M 受体分布于大多数副交感节后纤维（除少数释放肽类或嘌呤类递质的纤维外）支配的效应器细胞、交感节后纤维支配的汗腺和骨骼肌血管的平滑肌。M 受体激活后可产生一系列自主神经效应，包括心脏活动抑制、支气管和胃肠平滑肌、膀胱逼尿肌、虹膜环行肌收缩，消化腺、汗腺分泌增加和骨骼肌血管舒张等。这些作用统称为毒蕈碱样作用（muscarine - like action），简称 M 样作用。M 样作用可被 M 受体拮抗药阿托品（atropine）阻断。

（2）N 受体　小剂量 ACh 作用于 N 受体后，能兴奋自主神经节后神经元，也能收缩骨骼肌；而大剂量 ACh 作用于 N 受体后，则可阻断自主神经节的突触传递，这些作用统称为烟碱样作用（nicotine - like action），简称 N 样作用。N 样作用不能被阿托品阻断，但能被筒箭毒碱（tubocurarine）阻断。N 受体有 N_1 和 N_2 两种亚型。N_1 受体分布于自主神经节突触后膜和中枢神经系统，故又称神经元型烟碱受体（neuron - type nicotinic receptor）。N_2 受体位于神经—骨骼肌接头的终板膜上，故又称肌肉型烟碱受体（muscle - type nicotinic receptor）。神经元型烟碱受体可被六烃季铵（hexamethonium）特异阻断；而肌肉型烟碱受体则能被十烃季铵（decamethoniurn）特异阻断。

2. 肾上腺素受体　能与 NE 或 E 结合的受体称为肾上腺素受体（adrenergic receptor），主要分为 α 受体和 β 受体两种。NE 对 α 受体的作用较强，而对 β 受体的作用则较弱。α 受体又有 α_1 和 α_2 受体两种亚型，β 受体则可分为 β_1、β_2、β_3 受体三种亚型。

（1）α 受体　一般认为，α_1 受体分布于肾上腺素能神经所支配的效应器细胞膜上。在外周 α_1 受体主要位于平滑肌。NE 与 α_1 受体结合后产生的平滑肌效应主要是兴奋性的，包括血管、子宫、虹膜辐射状肌等的收缩，但也有抑制性的，如小肠舒张；α_2 受体主要存在于突触前膜，属于突触前受体，对突触前 NE 的释放进行反馈抑制性调节。

酚妥拉明（phentolamine）能阻断 α 受体，包括 α_1 和 α_2 受体，但主要是 α_1 受体。哌唑嗪（prazosin）和育亨宾（yohimbine）可分别选择性阻断 α_1 和 α_2 受体。由于 α_2 受体多为突触前受体，故临床上用 α_2 受体激动药可乐定可治疗高血压。

（2）β 受体　NE 与 β 受体（主要是 β_2 受体）结合所产生的平滑肌效应是抑制性的，包括血管、子宫、小肠、支气管等的舒张，但与心肌 β_1 受体结合产生的效应却是兴奋性的。β_3 受体主要分布于脂肪组织，与脂肪分解有关。普萘洛尔（propranolol）能阻断 β 受体，但对 β_1 受体和 β_2 受体无选择性。阿替洛尔（atenolol）和美托洛尔（metoprolol）主要阻断 β_1 受体，而丁氧胺（butoxamine）则主要阻断 β_2 受体。临床上治疗心绞痛伴有肺通气不畅的患者时，应选用选择性 β_1 受体拮抗药，而不能选用非选择性拮抗药。

四、反射中枢

反射的基本过程是信息经感受器、传入神经、中枢、传出神经和效应器五个环节顺序传递的过程。中枢是反射弧中最为复杂的部位。不同的反射，其中枢的范围相差很大。在中枢只经过1 次突触传递的反射，称为单突触反射（monosynaptic reflex），是最简单的反射。体内唯一的单突触反射是腱反射。在中枢经过多次突触传递的反射，则称为多突触反射（polysynaptic reflex）。人和高等动物体内的大部分反射都属于多突触反射。

（一）中枢神经元的联系方式

中枢神经元的数量十分巨大，尤以中间神经元为最多。在多突触反射中，神经元之间存在的联系方式主要有以下三种：

1. 单线式联系（single line connection）　是指一个突触前神经元仅与一个突触后神经元发生突触

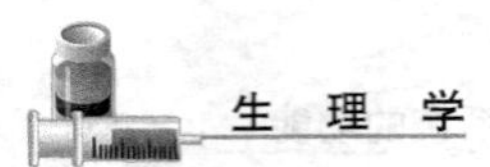

联系（图 9-6A）。例如，视网膜中央凹处的一个视锥细胞通常只与一个双极细胞形成突触联系，而该双极细胞也只与一个神经节细胞形成突触联系，这种联系方式可使视锥系统具有较高的分辨能力。

2. 辐散式和聚合式联系　辐散式联系（divergent connection）是指一个神经元可通过其轴突末梢分支与多个神经元形成突触联系（图 9-6B），从而使与之相联的许多神经元同时兴奋或抑制。这种联系方式在传入通路中较多见。聚合式联系（convergent connection）是指一个神经元可接受来自许多神经元的轴突末梢而建立突触联系（图 9-6C），因而有可能使来源于不同神经元的兴奋和抑制在同一神经元上发生整合，导致后者兴奋或抑制。这种联系方式在传出通路中较为多见。

3. 链锁式和环式联系　在中间神经元之间，由于辐散与聚合式联系同时存在而形成链锁式联系（chain connection，图 9-6D）或环式联系（recurrent connection，图 9-6E）。神经冲动通过链锁式联系，在空间上可扩大其作用范围；神经冲动通过环式联系，可因负反馈而使活动及时终止或因正反馈而使兴奋增强和延续。

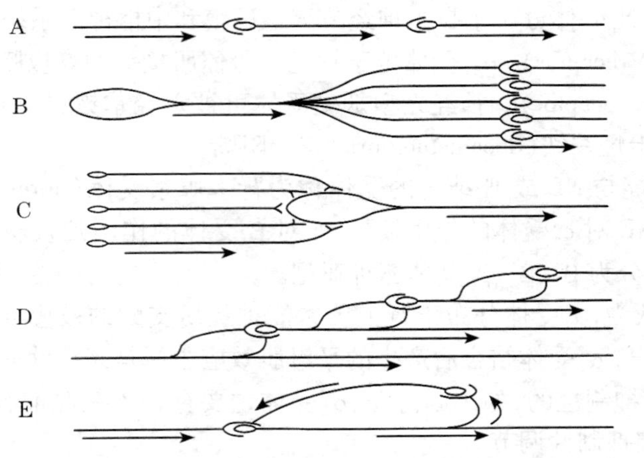

图 9-6　中枢神经元的联系方式

A. 单线式联系；B. 辐散式联系；C. 聚合式联系；D. 链锁式联系；E. 环式联系

（二）中枢兴奋传播的特征

当兴奋通过化学性突触传递时，由于突触结构和化学递质参与等因素的影响，其兴奋传递主要表现为以下特征：

1. 单向传播　在反射活动中，兴奋经化学性突触传递，只能从突触前末梢传向突触后神经元，这一现象称为单向传播（one - way conduction）。化学性突触传递的单向传播具有重要意义，它限定了神经兴奋传导所携带的信息只能沿着指定的路线运行。

2. 中枢延搁　兴奋经中枢传播时较慢，这一现象称为中枢延搁（central delay）。这是由于化学性突触传递须经历递质释放，递质在突触间隙内扩散并与后膜受体结合，以及后膜离子通道开放等多个环节。兴奋通过一个化学性突触通常需要 0.3 ~0.5 ms。反射通路上跨越的突触数目越多，兴奋传递所需的时间越长。

3. 兴奋的总和　EPSP 具有局部兴奋的性质，可发生空间性总和与时间性总和，如果总和达到阈电位即可暴发动作电位。

4. 兴奋节律的改变　某一反射弧的传入神经（突触前神经元）和传出神经（突触后神经元）在兴奋传递过程中的放电频率往往不同。这是因为突触后神经元常同时接受多个突触传递，且其自身功能状态也可能不同，因此最后传出冲动的频率取决于各种影响因素的综合效应。

5. 后发放　在环式联系中，即使最初的刺激已经停止，传出通路上冲动发放仍能继续一段时间，这种现象称为后发放或后放电(after discharge)。后发放现象可见于各种神经反馈活动中。

6. 对内环境变化敏感和易疲劳　由于突触间隙与细胞外液相通,因而内环境理化因素的变化,如缺氧、CO_2过多、麻醉剂以及某些药物等均可影响化学性突触传递。另外,用高频电脉冲连续刺激突触前神经元,突触后神经元的放电频率将逐渐降低,说明突触传递相对容易发生疲劳,其原因可能与神经递质的耗竭有关。

(三) 中枢抑制和中枢易化

兴奋和抑制在时间和空间上的多重复杂组合是中枢神经系统具有各种调节功能的重要基础。中枢抑制(central inhibition)和中枢易化(central facilitation)均为主动过程,且都可发生于突触前和突触后。

1. 突触后抑制(postsynaptic inhibition)　是由抑制性中间神经元释放抑制性递质,使突触后神经元产生 IPSP 而引起。突触后抑制有以下两种形式(图 9-7):

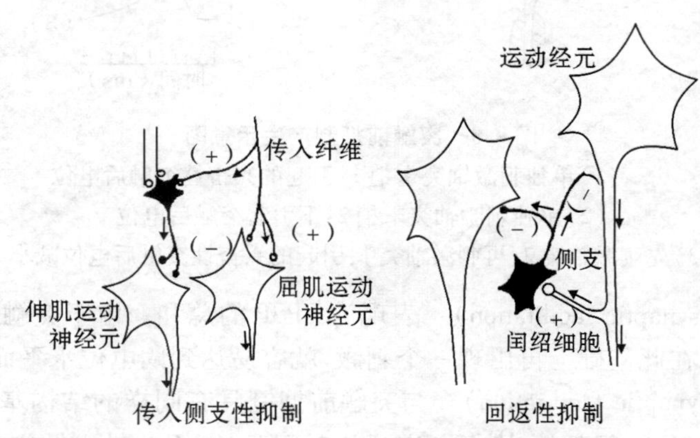

图 9-7　突触后抑制产生模式图

黑色星形细胞为抑制中间神经元;(+)兴奋;(-)抑制

(1) 传入侧支性抑制(afferent collateral inhibition)　传入纤维进入中枢后,一方面通过突触联系兴奋一个中枢神经元;另一方面通过侧支兴奋一个抑制性中间神经元,通过后者的活动再抑制另一个中枢神经元,这种抑制称为传入侧支性抑制或交互抑制(reciprocal inhibition)。例如,伸肌肌梭的传入纤维进入脊髓后,直接兴奋伸肌运动神经元,同时发出侧支兴奋一个抑制性中间神经元,转而抑制屈肌运动神经,导致伸肌收缩而屈肌舒张。这种抑制的生理意义在于能使不同中枢之间的活动协调起来。

(2) 回返性抑制(recurrent inhibition)　中枢神经元兴奋时,传出冲动沿轴突外传,同时又经轴突侧支兴奋一个抑制性中间神经元,后者释放抑制性递质,反过来抑制原先发生兴奋的神经元及同一中枢的其他神经元,这种抑制称为回返性抑制。例如,脊髓前角运动神经元的传出冲动沿轴突到达骨骼肌发动运动,同时,冲动经轴突发出的侧支兴奋与之构成突触的闰绍细胞;后者兴奋时释放甘氨酸,回返性抑制原先发动运动的神经元和其他同类神经元。其生理意义在于及时终止运动神经元的活动,或使同一中枢内许多神经元的活动同步化。

2. 突触前抑制(presynaptic inhibition)　在中枢内广泛存在,见图 9-8 所示,轴突末梢 1 与运动神经元构成轴突—胞体式突触;轴突末梢 2 与末梢 1 构成轴突—轴突式突触,但与运动神经元不直接形成突触。若仅兴奋末梢 1,则引起运动神经元产生一定大小的 EPSP;若仅兴奋末梢 2,则运动神经元不发生反应。若末梢 2 先兴奋,一定时间后末梢 1 兴奋,则运动神经元产生的 EPSP 将明显减小。目前认为可能末梢 2 兴奋时,释放 GABA 作用于末梢 1 上的 GABA 受体,引起末梢 1 的 Cl^- 电导增加,膜发生去极化,使传到末梢 1 的动作电位幅度变小,时程缩短,结果使进入末梢 1 的 Ca^{2+} 减少,由此而使递质的释放量减少，最终导致运动神经元的 EPSP 减小。生理意义是控制从外周传入中枢的感觉信息，对调节感觉传入活动具有重要意义。

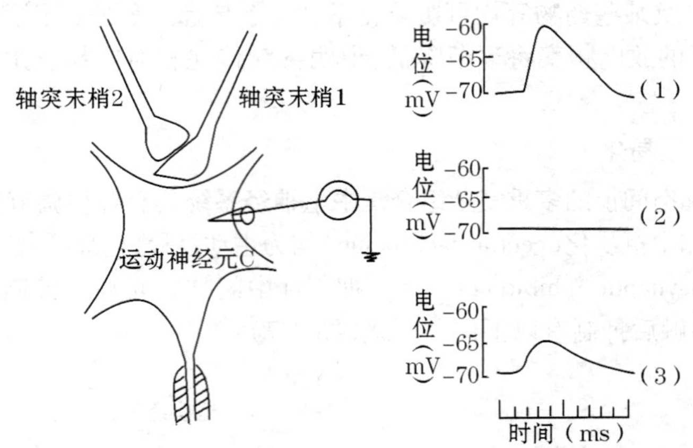

图 9-8 突触前抑制产生示意图

(1)单独刺激轴突末梢 1:引起的兴奋性突触后电位

(2)单独刺激轴突末梢 2:不引起突触后电位

(3)先刺激轴突 2，再刺激轴突 1:引起的兴奋性突触后电位减小

3. 突触后易化(postsynaptic facilitation) 表现为 EPSP 的总和。由于突触后膜的去极化，使膜电位靠近阈电位水平，如果在此基础上再出现一个刺激，就容易达到阈电位水平而暴发动作电位。

4. 突触前易化(presynaptic facilitation) 与突触前抑制具有同样的结构基础。在图 9-8 中，如果到达轴突末梢 1 的动作电位时程延长，则钙通道开放时间延长，因此进入轴突末梢 1 的 Ca^{2+} 量增多，轴突末梢 1 释放递质增多，最终使感觉神经元的 EPSP 增大，即产生突触前易化。

第二节 神经系统的感觉功能

感觉是神经系统的一种重要生理功能。体内外各种刺激，首先由感受器感受，然后被转换成传入神经上的神经冲动，并通过特定的神经通路传向特定的中枢加以分析。因此，各种感觉都是由专门的感受器、特定的传入神经及中枢的特定部位共同活动而完成的。

一、脊髓与脑干的感觉传导功能

躯体感觉包括浅感觉和深感觉两大类，浅感觉又包括痛觉、温度觉和触—压觉；深感觉即为本体感觉，主要包括位置觉和运动觉。

躯体感觉的传入通路一般由三级神经元接替。初级传入神经元的胞体位于后根神经节或脑神经节中，其周围突与感受器相连，中枢突进入脊髓和脑干后发出两类分支，一类在不同水平直接或间接通过中间神经元与运动神经元相连而构成反射弧，完成各种反射，另一类经多级神经元接替后向大脑皮质投射而形成感觉传入通路，产生各种不同感觉(见图 9-9)。

(一) 深感觉传导通路

深感觉的传入纤维进入脊髓后沿后索上行，在延髓下部的薄束核和楔束核更换神经元(简称换元)，换元后的第二级神经元发出纤维交叉至对侧组成内侧丘系，内侧丘系抵达丘脑的特异感觉接替核后外侧腹核，此处存在第三级神经元。这条通路称为后索—内侧丘系传入系统。精细触—压觉的传入纤维也走行于该系统中。

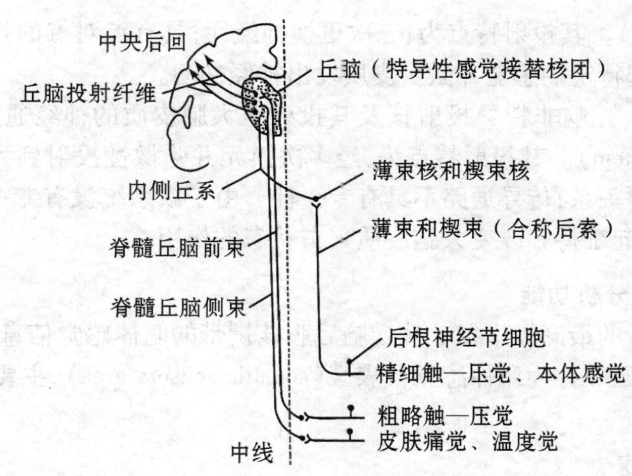

图 9-9 躯干和四肢的感觉传导通路

（二）浅感觉传导通路

浅感觉的传入纤维进入脊髓后在后角换元，第二级神经元发出纤维经白质前连合交叉至对侧，在脊髓前外侧部上行，形成前外侧索传入系统。其中，传导痛觉和温度觉的纤维走行于外侧而形成脊髓丘脑侧束；传导粗略触—压觉的纤维大部分交叉至对侧腹侧，小部分不交叉，形成脊髓丘脑前束。

由于传导痛觉、温度觉和粗略触—压觉的纤维先交叉后上行，而本体感觉和精细触—压觉的纤维则先上行后交叉，所以在脊髓半离断的情况下，离断水平以下的痛觉、温度觉和粗略触—压觉的障碍发生在健侧（离断的对侧），而本体感觉和精细触—压觉障碍则发生在病侧（离断的同侧）。在脊髓空洞症患者，如果较局限地破坏中央管前交叉的感觉传导路径，则影响双侧浅感觉，深感觉不受影响，可出现痛觉、温度觉和粗略触—压觉障碍的分离现象，即出现相应节段双侧皮节的痛觉和温度觉障碍，而粗略触—压觉基本不受影响。

二、丘脑及其感觉投射系统

丘脑是除嗅觉外的各种感觉传入通路的重要中继站，并能对感觉传入进行初步的分析和综合。

（一）丘脑的核团

丘脑的核团或细胞群可分为三大类。

1. 第一类细胞群　这类细胞群称为特异感觉接替核（specific sensory relay nucleus），它们接受第二级感觉投射纤维，换元后投射到大脑皮质感觉区。其中后腹核是躯体感觉的中继站，内侧膝状体和外侧膝状体分别是听觉和视觉传导通路的换元站，发出的纤维分别向听皮质和视皮质投射。

2. 第二类细胞群　这类细胞群称为联络核（asscciated nucleus），它们接受来自特异感觉接替核和其他皮质下中枢的纤维，换元后投射到大脑皮质的特定区域，其功能与各种感觉在丘脑和大脑皮质的联系协调有关，如参与内脏活动调节、参与运动调节和参与各种感觉的联系功能。

3. 第三类细胞群　这类细胞群称为非特异投射核（nonspecific projection nucleus），主要是髓板内核群，包括中央中核、束旁核、中央外侧核等。这些细胞群通过多突触换元接替弥散地投射到整个大脑皮质，具有维持和改变大脑皮质兴奋状态的作用。

（二）丘脑的感觉投射系统

根据丘脑各部分向大脑皮质投射特征的不同，可把丘脑的感觉投射系统（sensory projection system）分为特异投射系统和非特异投射系统。

1. 特异投射系统　丘脑特异感觉接替核及其投射至大脑皮质的神经通路称为特异投射系统

(specific projection system)。其投射特点为:三次更换神经元;具有点对点的投射关系;传导通路具有专一性。生理功能为引起特定的感觉并激发皮质发出神经冲动。

2. 非特异投射系统 丘脑非特异投射核及其投射至大脑皮质的神经通路称为非特异投射系统(nonspecific projection system)。其投射特点为:经多次换元并弥散性投射到大脑皮质的广泛区域;与皮质不具有点对点的投射关系;传导通路不具有专一性。由于该系统没有专一的感觉传导功能,因而不能引起各种特定感觉,起维持和改变大脑皮质兴奋状态的作用。

三、大脑皮质的感觉分析功能

大脑皮质是感觉分析的最高级中枢。从丘脑后腹核携带的躯体感觉信息经特异投射系统投射到大脑皮质的特定区域,该区域称为躯体感觉代表区(somatic sensory area),主要包括体表感觉区和本体感觉区。

(一) 体表感觉代表区

体表感觉代表区有两个感觉区,其中第一感觉区更重要。

1. 第一感觉区 位于中央后回。其感觉投射规律为:① 躯干四肢部分的感觉为交叉性投射,即躯体一侧的传入冲动向对侧皮质投射,但头面部感觉的投射是双侧性的。② 投射区域的大小与感觉分辨精细程度有关,分辨愈精细的部位,代表区愈大。如手,尤其是拇指和示指的代表区面积很大,相反,躯干的代表区则很小。③ 投射区域总体安排是倒置的,但在头面部的代表区内部,其安排是正立的(图 9-10)。

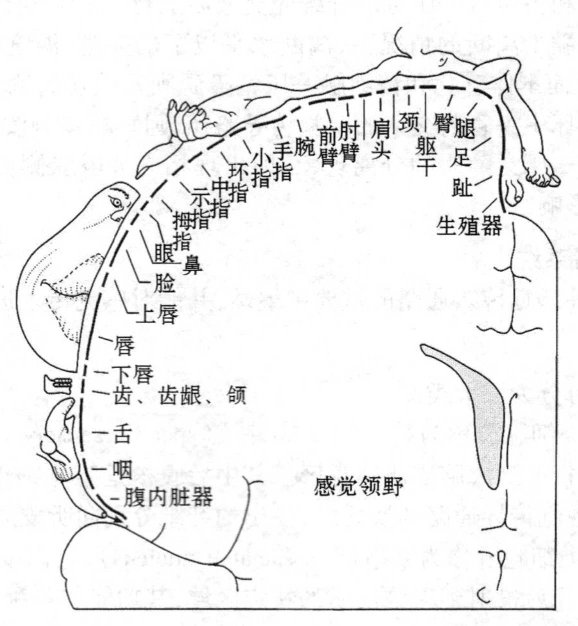

图 9-10 大脑皮质第一感觉代表区投射特点

此外,感觉皮质具有可塑性,表现为感觉区神经元之间的广泛联系可发生较快的改变。例如,盲人在接受触觉和听觉刺激时,其视皮质的代谢活动增加;而聋人对刺激视皮质周边区域的反应比正常人更为迅速而准确。皮质的可塑性表明大脑具有较好的适应能力。

2. 第二感觉区 位于大脑外侧沟的上壁,由中央后回底部延伸到脑岛的区域。其面积远较第一感觉区小。在第二感觉区,身体各部分的定位不如中央后回那么完善和具体。切除人脑第二感觉区并不产生显著的感觉障碍。

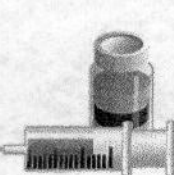

（二）本体感觉代表区

本体感觉是指肌肉、关节等的运动觉与位置觉，主要是对躯体的空间位置、姿势、运动状态和运动方向的感觉。中央前回（4 区）是运动区，也是本体感觉代表区。在猴、猩猩等灵长类动物中，体表感觉区和运动区逐渐分离，体表感觉区位于中央后回，运动区位于中央前回。

（三）视觉

视神经入颅后，来自两眼鼻侧视网膜的视神经纤维交叉而形成视交叉，来自颞侧视网膜的纤维则不交叉。因此，左眼颞侧视网膜和右眼鼻侧视网膜的纤维汇集成左侧视束，投射到左侧外侧膝状体；而右眼颞侧视网膜和左眼鼻侧视网膜的纤维则汇集成右侧视束，投射到右侧外侧膝状体。左外侧膝状体、右外侧膝状体各自经同侧膝状体距状束投射到同侧初级视皮质。初级视皮质位于枕叶皮质内侧面的距状沟的上缘、下缘（17 区，图 9-11）。距状沟上缘接受视网膜上半部的投射，而距状沟下缘则接受视网膜下半部的投射；距状沟后部接受视网膜中央凹黄斑区的投射，而距状沟前部则接受视网膜周边区的投射。

（四）听觉

蜗神经传入纤维首先在同侧脑干的蜗神经核换元，换元后的纤维大部分交叉到对侧上橄榄核，再次换元后形成外侧丘系，小部分不交叉或于同侧上橄榄核换元或不换元并沿同侧外侧丘系上行。外侧丘系的纤维或直接或经下丘换元后抵达内侧膝状体，内侧膝状体再发出听辐射至初级听皮质。由于上橄榄核以上通路为双侧性的，故该水平以上一侧通路损伤，不会产生明显的听觉障碍。

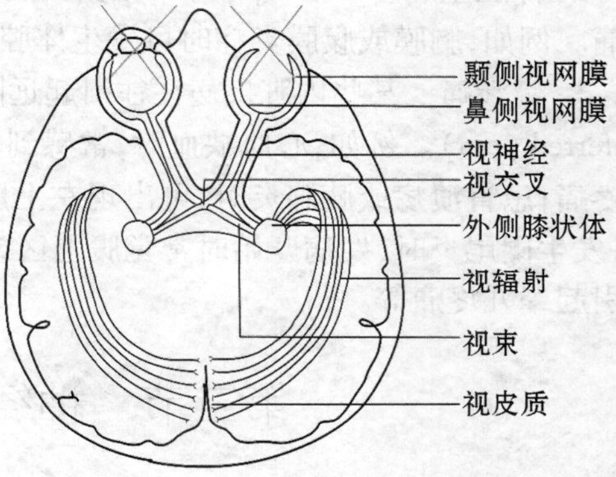

图 9-11　视觉投射通路示意图

（五）嗅觉和味觉

嗅皮质随进化而渐趋缩小，在高等动物仅存在于边缘叶前底部，包括梨状区皮质的前部和杏仁核的一部分。味信息的处理可能在孤束核、丘脑和味皮质等不同区域进行，味皮质位于中央后回底部（43 区）。

（六）平衡感觉

人体的平衡感觉主要与头部的空间方位（spatial orientation）有关。头部的空间方位在很大程度上取决于前庭感受器的传入信息，但视觉的提示作用也很重要，传入信息也来自关节囊本体感受器的躯体传入冲动，它提供了躯体不同部分相对位置的信息.传入信息还包括皮肤的外感受器，尤其是触一压觉感受器的传入冲动。以上四种传入信息在皮质水平进行综合，成为整个躯体的连续的空间方位图像。

四、痛觉

痛觉是指由伤害性刺激引起的感觉，常伴情绪反应和自主神经反应以及防卫性躯体运动反应，如屈肌反射和逃避性行为反射、心率加快、血压升高、烦躁、恐惧等。痛觉分为躯体痛和内脏痛，躯体痛包括体表痛和深部痛。

（一）躯体痛

1. 体表痛　发生在体表某处的痛感称为体表痛。当伤害性刺激作用于皮肤时，可先后出现两种性质不同的痛觉，即快痛和慢痛。快痛是一种尖锐的刺痛，其特点是产生与消失迅速，感觉清楚，定位明确。主要经特异投射系统到达大脑皮质的第一感觉区和第二感觉区；慢痛表现为一种定位不明确的“烧灼痛”,特点是定位不太明确,持续时间较长,刺激消失后还可持续数秒,常伴有不愉快的情绪及心血管和呼吸等方面的改变。主要投射到扣带回。

2. 深部痛　发生在躯体深部,如骨、关节、骨膜、肌膜、韧带和肌肉等处的痛感称为深部痛。深部痛一般表现为慢痛,其特点是定位不明确,可伴有恶心、出汗和血压改变等自主神经反应。

(二) 内脏痛

内脏感觉(visceral sensation)的传入神经为自主神经,包括交感神经和副交感神经。内脏中有痛觉感受器,但无本体感受器,所含温度觉和触—压觉感受器也很少。因此,内脏感觉主要是痛觉。

1. 内脏痛的特点　内脏痛是临床常见症状,常由机械性牵拉、痉挛、缺血和炎症等刺激所致。内脏痛的特点是:①定位不准确,这是内脏痛最为主要的特点。②发生缓慢,持续时间较长,即主要表现为慢痛,常呈渐进性增强。③中空内脏器官(如胃、肠、胆囊和胆管等)壁上的感受器对扩张性刺激和牵拉性刺激十分敏感,而对切割、烧灼等通常易引起皮肤痛的刺激却不敏感。④特别能引起不愉快的情绪活动,并伴有恶心、呕吐和心血管及呼吸活动改变。

2. 体腔壁痛(parietal pain)　是指内脏疾病引起邻近体腔壁浆膜受刺激或骨骼肌痉挛而产生的疼痛。例如,胸膜或腹膜炎症时可发生体腔壁痛。这种疼痛与躯体痛相似。

3. 牵涉痛　某些内脏疾病往往引起远隔的体表部位发生疼痛或痛觉过敏,这种现象称为牵涉痛(referred pain)。例如,心肌缺血时,常感到心前区、左肩和左上臂疼痛;膈中央部受刺激往往引起肩上部疼痛;患胃溃疡或胰腺炎时,可出现左上腹和肩胛间疼痛;胆囊炎、胆石症发作时,可感觉右肩区疼痛;发生阑尾炎时,发病开始时常觉腹上区或脐周疼痛;肾结石时可引起腹股沟区疼痛;输尿管结石则可引起睾丸疼痛等。

第三节　神经系统对躯体运动的调节

运动是人和动物最基本的功能性活动之一,姿势则为运动时的背景或基础。躯体的各种姿势和运动都是在神经系统的控制下进行的。与姿势和运动有关的神经结构包括脊髓、脑干、小脑、基底神经节和大脑皮质。

一、脊髓对躯体运动的调节

(一) 脊髓运动神经元

在脊髓灰质前角存在大量运动神经元,即 α、β 和 γ 运动神经元。

1. α 运动神经元与运动单位　脊髓 α 运动神经元接受从脑干到大脑皮质各级高位中枢发出的下传信息,也接受来自躯干四肢和头面部皮肤、肌肉和关节等处的外周传入信息,产生一定的反射传出冲动,直达所支配的骨骼肌,因此它们是躯体运动反射的最后公路(final common path)。会聚到运动神经元的各种神经冲动可能起以下作用:①引发随意运动;②调节姿势,为运动提供一个合适而又稳定的背景或基础;③协调不同肌群的活动,使运动得以平稳和精确地进行。

α 运动神经元的轴突末梢以 ACh 为递质,支配骨骼肌的梭外肌纤维。由一个 α 运动神经元或脑运动神经元及其所支配的全部肌纤维所组成的功能单位,称运动单位(motor unit)。运动单位的大小可相差很大,如一个眼外肌运动神经元只支配 6 ~ 12 根肌纤维,而一个三角肌运动神经元约可支配 2000根肌纤维。前者有利于肌肉的精细运动,而后者则有利于产生巨大的肌张力(见图 9-12)。

2. γ 运动神经元　与 α 运动神经元相同,γ 运动神经元的轴突末梢也以 ACh 为递质,但它支配骨骼肌的梭内肌纤维。其主要功能是调节肌梭对牵张刺激的敏感性。

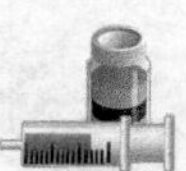

3. β 运动神经元　发出的纤维对骨骼肌的梭内肌和梭外肌都有支配，但其功能尚不十分清楚。

（二）脊髓的运动反射

中枢神经系统可通过调节骨骼肌的紧张度或产生相应的运动，以保持或改正躯体在空间的姿势，称为姿势反射（postural reflex）。有许多反射可在脊髓水平完成，但由于脊髓经常处于高位中枢控制下，故其自身所具有的功能不易表现出来。脊髓能完成的姿势反射有对侧伸肌反射、牵张反射和节间反射等。

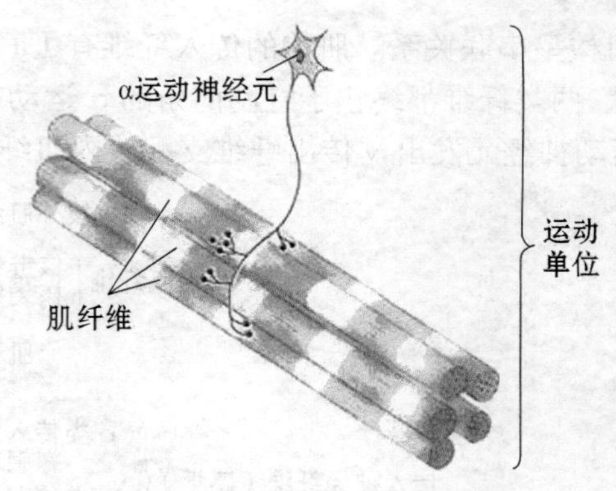

图 9-12　运动单位示意图

1. 屈肌反射和对侧伸肌反射　脊动物在受到伤害性刺激时，受刺激的一侧肢体关节的屈肌收缩而伸肌弛缓，肢体屈曲，称为屈肌反射（flexor reflex）。该反射具有保护意义。但不属于姿势反射。若加大刺激强度，则可在同侧肢体发生屈曲的基础上出现对侧肢体伸展，这一反射称为对侧伸肌反射（crossed extensor reflex）。对侧伸肌反射是一种姿势反射，在保持躯体平衡中具有重要意义（图 9-13）。

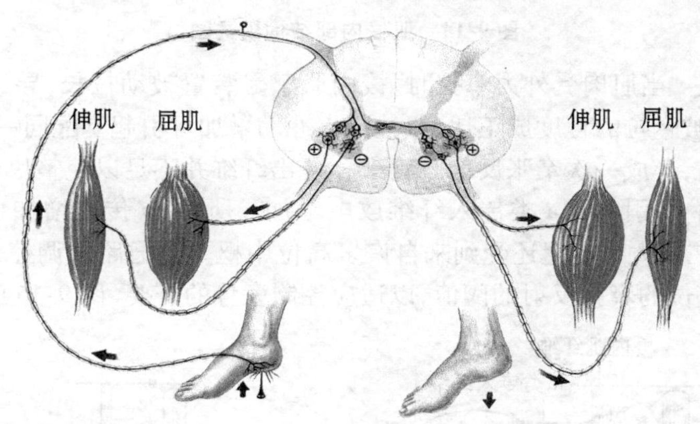

图 9-13　屈肌反射与对侧伸肌反射示意图

2. 牵张反射（stretch reflex）　是指骨骼肌受外力牵拉时引起受牵拉的同一肌肉收缩的反射活动。

（1）牵张反射的类型　牵张反射有腱反射和肌紧张两种类型。

1）腱反射（tendon reflex）：是指快速牵拉肌腱时发生的牵张反射。例如，当叩击髌骨下方的股四头肌肌腱时，可引起股四头肌发生一次收缩，这称为膝反射。属于腱反射的还有跟腱反射和肘反射等。反射的潜伏期很短，约 0.7 ms，只够一次突触接替的时间，因此腱反射是单突触反射。临床上常通过检查腱反射来了解神经系统的功能状态。腱反射减弱或消退提示反射弧损害或中断；而腱反射亢进则提示高位中枢有病变。

2）肌紧张（muscle tonus）：是指缓慢持续牵拉肌腱时发生的牵张反射，表现为受牵拉的肌肉发生紧张性收缩，阻止被拉长。肌紧张的收缩力量并不大，只是抵抗肌肉被牵拉，表现为同一肌肉的不同运动单位进行交替性的收缩，而不是同步收缩，因此不表现为明显的动作，并且能持久地进行而不易发生疲劳，为多突触反射。肌紧张是维持躯体姿势最基本的反射，是姿势反射的基础。

伸肌和屈肌都有牵张反射。对于人类而言，伸肌是抗重力肌，所以脊髓的牵张反射主要表现在伸肌。

（2）牵张反射感受器　腱反射和肌紧张的感受器是肌梭（muscle spindle）。肌梭外有结缔组织囊，囊内所含肌纤维称为梭内肌纤维（intrafusal fiber），囊外的一般肌纤维则称为梭外肌纤维（extralusal fiber）。梭外肌纤维与肌梭呈并联关系。梭内肌纤维的收缩成分位于两端，而感受装置则位于中间，与肌梭呈串联关系。肌梭的传入纤维有Ⅰa和Ⅱ类纤维两类，前者之末梢呈螺旋形，后者之末梢呈花枝状，两类纤维都终止于脊髓前角的α运动神经元。α运动神经元发出α传出纤维支配梭外肌纤维。γ运动神经元发出γ传出纤维支配梭内肌纤维（图9-14）。

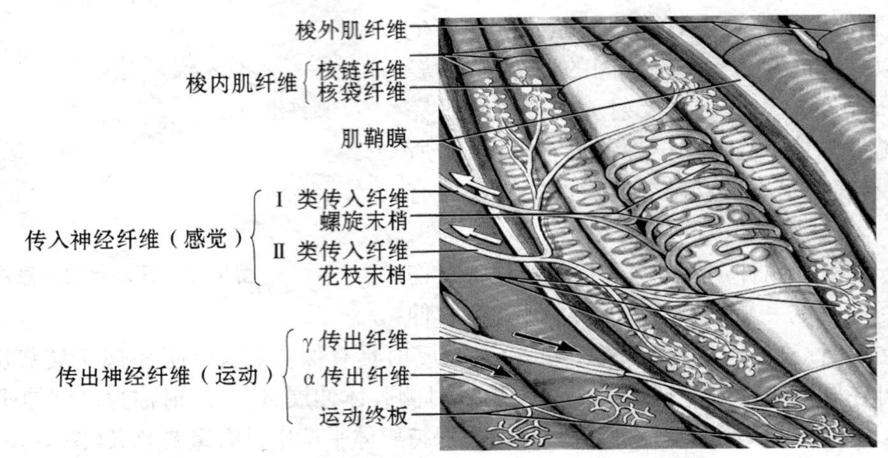

图 9-14 肌梭内部结构模式图

（3）牵张反射过程 当肌肉受外力牵拉时，梭内肌感受装置被动拉长，导致Ⅰa类纤维传入冲动增加，冲动频率与肌梭被牵拉的程度成正比，肌梭传入冲动增加可引起支配同一肌肉的α运动神经元活动加强和梭外肌收缩，形成一次牵张反射。刺激γ传出纤维并不足以使整块肌肉缩短，但γ传出冲动增加可使梭内肌收缩，并引起Ⅰa类传入纤维放电增加。所以，γ传出增加可加强肌梭的敏感性。在整体情况下，γ传出在很大程度上还受到来自许多高位中枢下行通路的调控，通过调节和改变肌梭的敏感性和躯体不同部位的牵张反射的阈值，以适应控制姿势的需要（图9-15）。

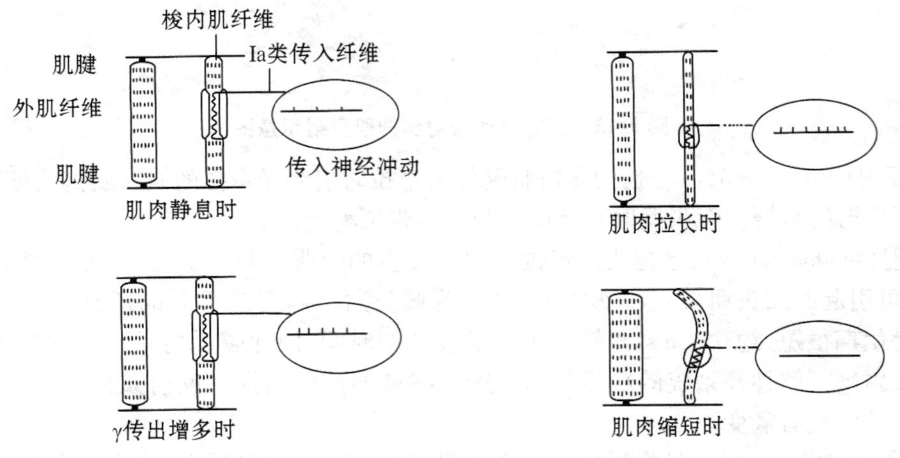

图 9-15 肌梭在不同状态下传入神经放电改变示意图

除肌梭外，还有一种称为腱器官（tendon organ）的牵张感受装置，它分布于肌腱胶原纤维之间，与梭外肌纤维呈串联关系，其传入神经是Ⅰb类纤维。肌梭是一种长度感受器，其传入冲动对同一肌肉的α运动神经元起兴奋作用；而腱器官则是一种张力感受器，其传入冲动对同一肌肉的α运动神经元起抑制作用。当整块肌肉受牵拉时，由于肌组织较肌腱组织更富有弹性，牵拉所产生的张力大部分加在肌组织上，使之明显拉长，而加在肌腱组织上的张力则较小，长度变化也不大。所以，肌肉受牵拉时肌梭首先兴奋而产生牵张反射；若加大拉力，则可兴奋腱器官而抑制牵张反射，从而避免肌肉被过度牵拉而受损。

3. 节间反射（intersegmental reflex）　是指脊髓某一节段神经元发出的轴突与邻近节段的神经元发生联系，通过上节段、下节段之间神经元的协同活动而发生的反射。

（三）脊髓休克

脊髓休克（spinal shock）简称脊休克，是指人和动物的脊髓在与高位中枢之间离断后反射活动能力暂时丧失而进入无反应状态的现象。脊髓经常处于高位中枢控制下，其自身所具有的功能不易表现出来。因此，对脊休克的研究有助于了解脊髓自身的功能。在动物实验中，为保持动物的呼吸功能，常在脊髓第五颈段水平以下切断脊髓，以保留膈神经对膈肌呼吸运动的支配。这种脊髓与高位中枢离断的动物称为脊髓动物，简称脊动物。

脊休克主要表现为横断面以下的脊髓所支配的躯体与内脏反射均减退以至消失，如骨骼肌紧张降低，甚至消失，外周血管扩张，血压下降，发汗反射消失，大小便潴留。以后，一些以脊髓为基本中枢的反射可逐渐恢复：①恢复速度与动物的进化程度有关。因为不同动物的脊髓反射对高位中枢的依赖程度不同。例如，蛙在脊髓离断后数分钟内反射即可恢复；犬于数日后恢复；而人类引起脊休克时则需数周甚至数月反射才能恢复。②较简单的和较原始的反射先恢复，较复杂的反射恢复则较慢。如屈肌反射、腱反射等恢复较快；对侧伸肌反射、搔爬反射等恢复较慢。

脊休克的表现并非由切断损伤的刺激本身引起，因为反射恢复后若再次切断脊髓，脊休克不会重现。脊休克的产生与恢复，说明脊髓能完成某些简单的反射。脊休克恢复后伸肌反射往往减弱而屈肌反射往往增强，说明高位中枢平时具有易化伸肌反射和抑制屈肌反射的作用。

二、脑干对肌紧张的调节

（一）脑干网状结构易化区与抑制区

实验证实，脑干网状结构内存在抑制或加强肌紧张及肌运动的区域，前者称为抑制区（inhibitory area），位于延髓网状结构的腹内侧部分；后者称为易化区（facilita－tory area），包括延髓网状结构的背外侧部分、脑桥被盖、中脑中央灰质及被盖，也包括脑干以外的下丘脑和丘脑中线核群等部位（图9-16）。

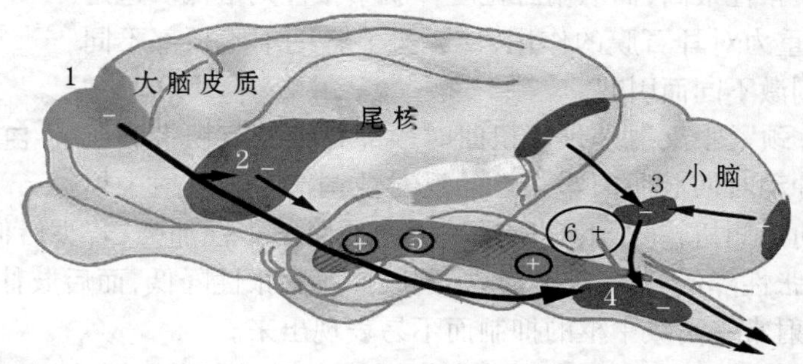

图9-16　猫脑内与肌紧张调节有关的脑区及其下行路径示意图

下行抑制作用（－）路径：4为网状结构抑制区，发放下行冲动抑制脊髓牵张反射，这一区接受大脑皮质1、尾核2和小脑3传来的冲动

下行易化作用（＋）路径：5为网状结构易化区，发放下行冲动加强脊髓牵张反射；6为延髓前庭核，有加强脊髓牵张反射的作用

与抑制区相比，易化区的活动较强，在肌紧张的平衡调节中略占优势。

（二）脑干对肌紧张的调节

在动物中脑上丘、下丘之间切断脑干后，动物出现抗重力肌（伸肌）的肌紧张亢进，表现为四肢伸直，坚硬如柱，头尾昂起，脊柱挺硬，这一现象称为去大脑僵直（decerebrate rigidity，见图9-17）。

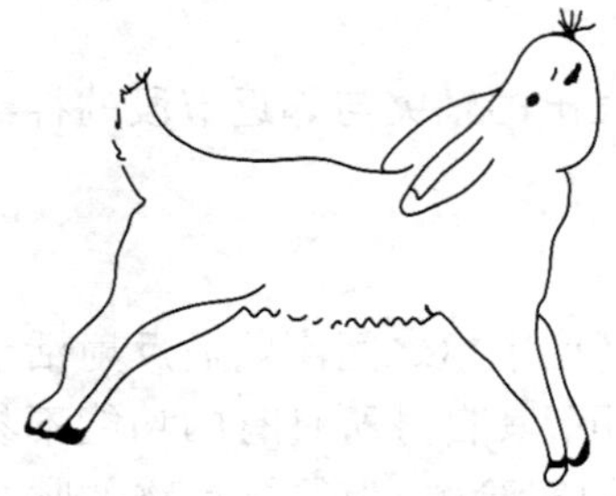

图 9-17 去大脑僵直示意图

去大脑僵直是由于切断了大脑皮质和纹状体等部位与脑干网状结构的功能联系，造成易化区活动明显占优势的结果。如果此时于某一肌肉内注入局麻药或切断相应的脊髓后根以消除肌梭传入冲动，该肌的僵直现象即消失。可见，去大脑僵直是一种增强的牵张反射。

去大脑僵直的产生机制有两种：α 僵直和 γ 僵直。α 僵直是由于高位中枢的下行性作用，直接或间接通过脊髓中间神经元提高 α 运动神经元的活动而出现的僵直；而 γ 僵直是高位中枢的下行性作用，首先提高 γ 运动神经元的活动，使肌梭的传入冲动增多，转而增强 α 运动神经元的活动而出现的僵直。实验证明，在猫中脑上丘、下丘之间切断造成去大脑僵直时，若切断动物腰骶部后根以消除肌梭传入的影响，则可使后肢僵直消失，说明经典的去大脑僵直主要属于 γ 僵直。

人类也可出现类似现象，在中脑疾病出现去大脑僵直时，表现为头后仰，上肢、下肢均僵硬伸直，上臂内旋，手指屈曲（图 9-18）。出现去大脑僵直往往提示病变已严重侵犯脑干，是预后不良的信号。

（三）脑干对姿势的调节

由脑干整合而完成的姿势反射有状态反射、翻正反射、直线和旋转加速度反射（见第八章感觉器官的功能）等。

1. 状态反射　头部在空间的位置发生改变以及头部与躯干的相对位置发生改变，都可反射性地改变躯体肌肉的紧张性，这一反射称为状态反射（attitudinal reflex）。状态反射包括迷路紧张反射（tonic labyrinthine reflex）和颈紧张反射（tonic neck reflex）。

（1）迷路紧张反射　是内耳迷路的椭圆囊和球囊的传入冲动对躯体伸肌紧张性的反射性调节。其反射中枢主要是前庭核。在去大脑动物，当动物取仰卧位时伸肌紧张性最高，而取俯卧位时伸肌紧张性则最低。这是因头部位置不同，由于重力对耳石膜的作用，使囊斑上各毛细胞顶部不同方向排列的纤毛所受刺激不同而引起。

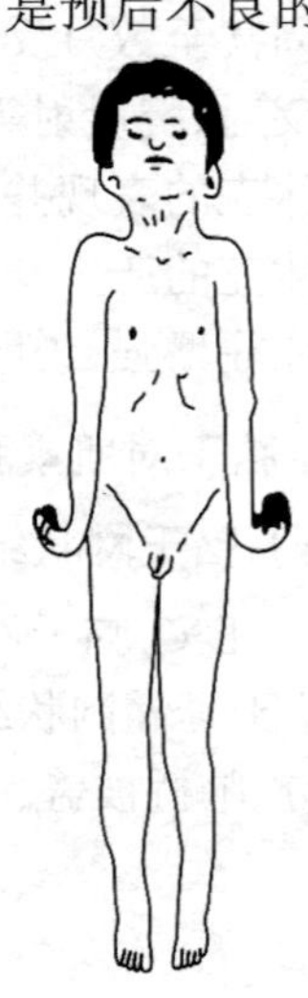

图 9-18 人去大脑僵直

（2）颈紧张反射　颈紧张反射是颈部扭曲时颈部脊椎关节韧带和肌肉本体感受器的传入冲动对四肢肌肉紧张性的反射性调节。其反射中枢位于颈部脊髓。当头向一侧扭转时，下颏所指一侧的伸肌紧张性加强；若头后仰时，则前肢伸肌紧张性加强，而后肢伸肌紧张性降低；若头前俯时，则前肢伸肌紧张性降低，而后肢伸肌紧张性加强。人类在正常情况下，状态反射常受高级中枢的抑制而不易表现出来。

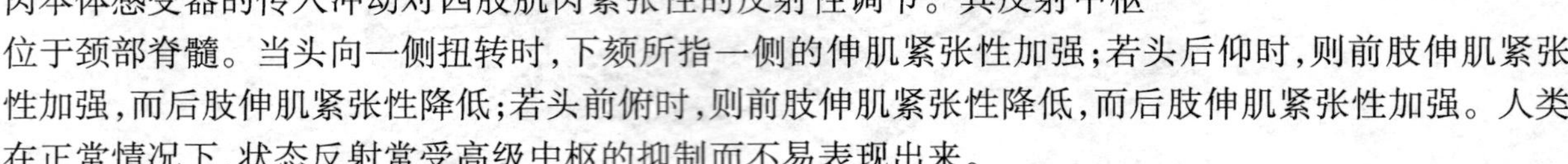

2. 翻正反射　正常动物可保持站立姿势，若将其推倒则可翻正过来，这种反射称为翻正反射（righting reflex）。例如，使动物四足朝天从空中落下，可清楚地观察到坠落过程中首先是头颈扭转，使头部的位置翻正，然后前肢和躯干跟随着扭转过来，接着后肢也扭转过来，最后四肢安全着地（见图 9-19）。

三、小脑对躯体运动的调节

小脑对于维持身体平衡、调节肌紧张、协调与形成随意运动均有重要作用。根据小脑的传入纤维与传出纤维的联系，可将小脑分为前庭小脑、脊髓小脑、皮质小脑三个主要功能部分。

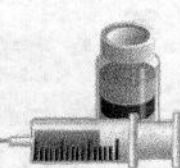

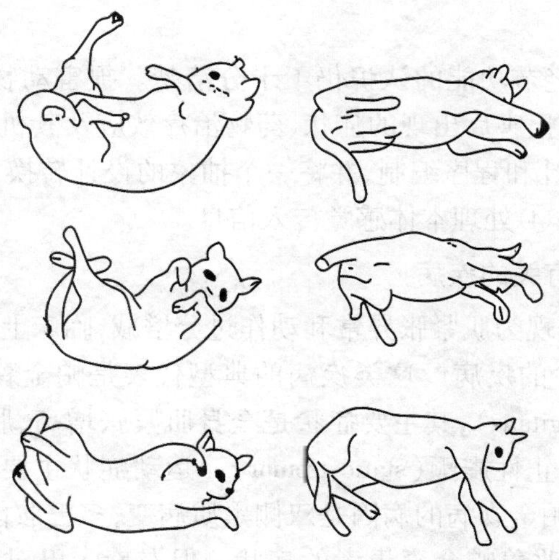

图 9-19　翻正反射

（一）前庭小脑

前庭小脑（vestibulocerebellum）主要由绒球小结叶构成。其主要功能是控制躯体的平衡和眼球的运动。在切除绒球小结叶的猴有步基宽（站立时两脚之间的距离增宽）、站立不稳、步态蹒跚和容易跌倒等症状，但在躯体得到支持物扶持时，其随意运动仍能协调进行。

（二）脊髓小脑

脊髓小脑（spinocerebellum）由蚓部和半球中间部组成。主要功能表现在以下两方面：

1. 调节进行过程中的运动　可以协助大脑皮质对随意运动进行适时的控制。脊髓小脑受损后，表现为随意运动的力量、方向及限度发生紊乱。例如，患者不能完成精巧动作，肌肉在动作进行过程中抖动而无法把握方向，尤其在精细动作的终末出现震颤，称为意向性震颤（intention tremor）；行走时跨步过大而躯干落后，以致容易倾倒，或走路摇晃呈酩酊蹒跚状，沿直线行走则更不平稳；不能进行拮抗肌轮替快复动作（如上臂不断交替进行内旋与外旋），且动作越迅速则协调障碍越明显，但在静止时则无肌肉运动异常的表现。以上这些动作协调障碍统称为小脑性共济失调（cerebellar ataxia）。

2. 调节肌紧张　小脑对肌紧张的调节具有抑制和易化双重作用，分别通过脑干网状结构抑制区和易化区而发挥作用。在进化过程中，小脑的肌紧张抑制作用逐渐减退，而易化作用逐渐增强。所以，脊髓小脑受损后可出现肌张力减退、四肢乏力。

（三）皮质小脑

皮质小脑（corticocerebellum）指半球外侧部。其主要功能是参与随意运动的设计和程序的编制。例如，在学习某种精巧运动（如打字、体操动作或乐器演奏）的开始阶段，动作往往不协调。在学习过程中，大脑皮质与小脑之间不断进行联合活动，同时脊髓小脑不断接受感觉传入信息，逐步纠正运动过程中发生的偏差，使运动逐步协调起来。待运动熟练后，皮质小脑内就储存了一整套程序。当大脑皮质发动精巧运动时，首先通过大脑—小脑回路从皮质小脑提取程序，并将它回输到运动皮质，再通过皮质脊髓束发动运动。这样，运动就变得非常协调、精巧和快速。

四、基底神经节对躯体运动调节

基底神经节（basal ganglia）是指皮质下一些核团的总称。与运动调节有关的基底神经节结构主要是纹状体，包括在发生上较新的尾核和壳核（新纹状体）以及苍白球（旧纹状体）。此外，丘脑底核和中脑黑质在功能上与基底神经节紧密联系，因此也被归入其中。

(一) 基底神经节的功能

迄今为止,人们对基底神经节功能的认识仍不十分清楚。损害动物的基底神经节几乎不出现任何症状。结合人类基底神经节损害后出现的症状、药物治疗效应及其机制的分析,认为基底神经节的功能可能为:① 参与运动的设计和程序编制,并将一个抽象的设计转换为一个随意运动;② 随意运动的产生和稳定;③ 调节肌紧张;④ 处理本体感觉传入信息。

(二) 与基底神经节损害有关的疾病

基底神经节的损害主要表现为肌紧张异常和动作过分增减,临床上主要有以下两类疾病:

1. 肌紧张过强而运动过少的疾病　这类疾病的典型代表是帕金森病(Parkinson disease)。帕金森病又称震颤麻痹(paralysis agitans),其主要症状是全身肌紧张增高、肌肉强直、随意运动减少、动作缓慢、面部表情呆板,常伴有静止性震颤(static tremor)。运动症状主要表现在动作的准备阶段,而动作一旦发起,则可继续进行。帕金森病的病因是双侧黑质病变,多巴胺能神经元变性受损。临床上给予左旋多巴(L-Dopa)能明显改善帕金森患者的症状。但左旋多巴对静止性震颤无明显疗效,该症状可能与丘脑外侧腹核等结构的功能异常有关。

2. 肌紧张不全而运动过多的疾病　这类疾病有亨廷顿病(Huntington disease)和手足徐动症(athetosis)等。亨廷顿病又称舞蹈病(chorea),其主要表现为上肢和头部不自主的呈舞蹈样动作,伴肌张力降低等症状。其病因是双侧新纹状体病变。临床上用利舍平可缓解其症状。

五、大脑皮质对躯体运动的调节

调节随意运动的最高级中枢在大脑皮质,机体的随意运动是在大脑皮质的控制下,通过神经系统对骨骼肌的完整支配完成的。大脑皮质中与躯体运动有密切关系的区域称为大脑皮质运动区,该区的基本功能单位是运动柱(motor column)。一个运动柱可控制同一关节几块肌肉的活动,而一块肌肉又可接受多个运动柱的控制。

(一) 大脑皮质运动区

人和灵长类动物的大脑皮质运动区得到高度的发展,包括中央前回、运动前区、运动辅助区和后顶叶皮质等区域。

1. 主要运动区　主要运动区包括中央前回(4 区)和运动前区(6 区),是控制躯体运动最重要的区域。它们接受本体感觉冲动,感受躯体的姿势和躯体各部分在空间的位置及运动状态,并借此调整和控制全身的运动。运动区有以下功能特征:① 对躯体运动的调节为交叉性支配,但在头面部,除下部面肌和舌肌主要受对侧支配外,其余部分均为双侧性支配。② 具有精细的功能定位,运动愈精细愈复杂的肌肉,其代表区面积愈大。如手和五指以及发声部位所占皮质面积很大,而躯干所占面积则很小。③ 运动区定位从上到下的安排是倒置的,但头面部代表区的内部安排是正立的(见图 9-20)。

2. 其他运动区　人与猴的运动辅助区(supplementary motor area)位于两半球内侧面,扣带回沟以上,4 区之前的区域。电刺激该区引起的肢体运动一般为双侧性的,破坏该区可使双手协调性动作难以完成,复杂动作变得笨拙。

(二) 主要的运动传导通路及其功能

1. 皮质脊髓束　皮质脊髓束由皮质发出,经内囊、脑干下行,到达脊髓前角运动神经元。皮质脊髓束中约 80% 的纤维在延髓锥体跨过中线,在对侧脊髓外侧索下行而形成皮质脊髓侧束。侧束纵贯脊髓全长,其纤维与同侧前角外侧部分的运动神经元发生突触联系。其余约 20% 的纤维在延髓不跨越中线,在脊髓同侧前索下行而形成皮质脊髓前束。前束一般只下降到胸部,其纤维通过中间神经元接替,与双侧前角内侧部分的运动神经元构成突触联系。在人类,皮质脊髓前束在种系发生上较古

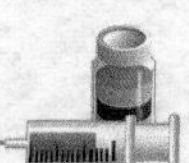

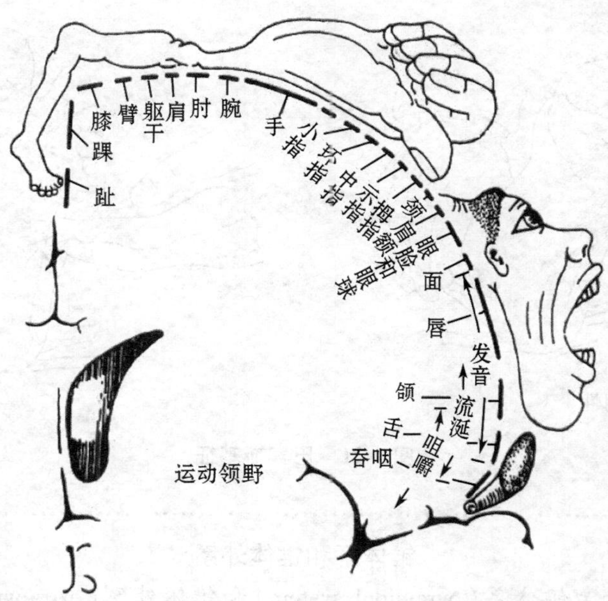

图 9-20　大脑皮质主要运动区支配特征

老，其功能是控制躯干和四肢近端肌肉，尤其是屈肌的活动，与姿势的维持和粗略的运动有关；在人和灵长类动物损伤皮质脊髓前束后，由于近端肌肉失去神经控制，躯体平衡的维持、行走和攀登均发生困难。这种因运动传导通路损伤而引起的运动能力减弱，称为不全性麻痹（paresis），受累肌肉的肌张力常下降。而皮质脊髓侧束在种系发生上较新，其功能是控制四肢远端肌肉的活动，与精细的、技巧性的运动有关。在灵长类动物实验中，高度选择性地破坏皮质脊髓侧束，动物立即出现并持久地丧失用两手指夹起细小物品的能力，但仍保留腕以上部位的运动能力，动物仍能大体上应用其手，并能站立和行走。这些缺陷与失去神经系统对四肢远端肌肉精细的、技巧性的运动控制是一致的。

2. 皮质脑干束　皮质脑干束由皮质发出，经内囊到达脑干内各脑神经运动神经元。脑神经运动神经元的轴突支配头面部的骨骼肌。

运动传出通路损伤，临床上常出现痉挛性麻痹（spastic paralysis，简称硬瘫）和柔软性麻痹（flaccid paralysis，简称软瘫）两种不同表现（表 9-2）。两者都有随意运动的丧失，但柔软性麻痹伴有牵张反射减退或消失，常见于脊髓和脑运动神经元损伤，如脊髓灰质炎，临床上称下运动神经元（lower motor neuron）损伤；而痉挛性麻痹则伴有牵张反射亢进，常见于脑内高位中枢损伤，如内囊出血引起的脑卒中，临床上称上运动神经元损伤（见图 9-21）。

表 9-2　痉挛性麻痹和柔软性麻痹比较

麻痹特点	痉挛性麻痹（硬瘫）	柔软性麻痹（软瘫）
损害部位	姿势调节系统损伤	脊髓或脑运动神经元损伤
随意运动	丧失	丧失
麻痹范围	较广泛	常较局限
肌紧张	张力过强、痉挛	张力减退、松弛
浅反射	减弱或消失	减弱或消失
腱反射	增强	减弱或消失
病理反射	巴宾斯基征阳性	巴宾斯基征阴性
肌萎缩	不明显	明显

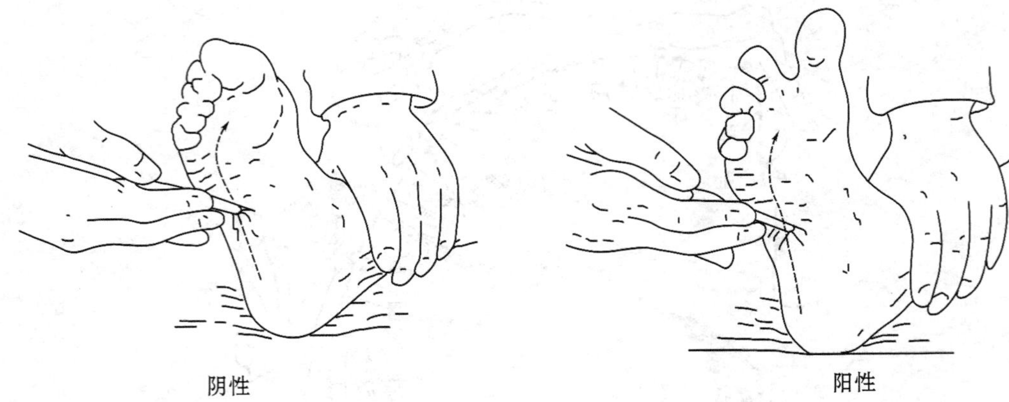

图 9-21 巴宾斯基征

知识链接

锥体系和锥体外系

运动传出通路通常分为锥体系(pyramidal system)和锥体外系(extrapyramidalsystem)两个系统。锥体系是指皮质脊髓束和皮质脑干束,即所谓的上运动神经元;锥体外系则为锥体系以外所有控制脊髓运动神经元活动的下行通路。因为锥体系和锥体外系两个系统在皮质起源的部位多有重叠,而且它们之间存在广泛的纤维联系。所以,从皮质到脑干之间损伤而引起的运动障碍往往分不清究竟是由哪个系统功能缺损所致。因此,上运动神经元、锥体系和锥体外系在其概念上和实际应用中都存在明显的不确定性,一般不主张使用这些名词。

第四节 神经系统对内脏活动的调节

一、自主神经系统的功能

自主神经系统(autonomic nervous system)又称内脏神经系统,其主要功能是调节内脏活动。和躯体神经一样,自主神经系统包括传入(感觉)神经和传出(运动)神经两部分,但习惯上仅指其传出部分。自主神经包括交感神经(sympathetic nerve)和副交感神经(parasympathetic nerve)。它们分布于内脏、心血管和腺体并调节这些器官的功能。自主神经也受中枢神经系统的控制。

(一) 自主神经的结构特征

自主神经由节前和节后两个神经元组成。节前神经元胞体位于中枢,其轴突组成节前纤维(preganglionic fiber)到达神经节内换元,节后神经元的轴突组成节后纤维(postganglionic fiber)支配效应器官。

交感神经节位于椎旁节和椎前节中,离效应器官较远,因此节前纤维短而节后纤维长;副交感神经节通常位于效应器官壁内,因此节前纤维长而节后纤维短。交感神经起自脊髓胸段、腰段灰质的侧角,几乎支配全身所有内脏器官,兴奋时产生的效应较广泛;而副交感神经起自脑干的脑神经核和脊髓骶段灰质相当于侧角的部位,分布较局限,兴奋时的效应相对局限。如皮肤和肌肉的血管、一般的汗腺、竖毛肌、肾上腺髓质和肾都只有交感神经支配。

交感节前神经元与节后神经元的突触联系辐散程度较高,而副交感神经则不然。例如,猫颈上神经节内的交感节前与节后纤维之比为1∶(11～17),而睫状神经节内的副交感节前与节后纤维之比约为1∶2。

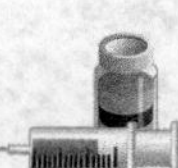

（二）自主神经系统的功能及特征

1. 自主神经系统的功能　自主神经系统的功能主要在于调节心肌、平滑肌和腺体（消化腺、汗腺、部分内分泌腺）的活动，其调节功能是通过不同的递质和受体系统实现的。交感神经和副交感神经的主要递质和受体是 ACh 和去甲肾上腺素及其相应的受体，自主神经系统胆碱受体和肾上腺素受体的分布及其主要生理功能（表 9-3）。

表 9-3　自主神经系统胆碱能和肾上腺素受体的分布及其主要功能

效应器	胆碱能系统		肾上腺素能系统	
	受体	效应	受体	效应
眼				
虹膜环行肌	M	收缩（缩瞳）		
虹膜辐射状肌			α_1	收缩（扩瞳）
心				
窦房结	M	心率减慢	β_1	心率加快
房室传导系统	M	传导减慢	β_1	传导加快
心肌	M	收缩力减弱	β_1	收缩力增强
血管				
冠状血管	M	舒张	α_1	收缩
骨骼肌血管	M	舒张	α_1、β_2	收缩、舒张
脑血管	M	舒张	α_1	收缩
支气管平滑肌	M	收缩	β_2	舒张
胃肠				
胃平滑肌	M	收缩	β_2	舒张
小肠平滑肌	M	收缩	α_2、β_2	舒张
膀胱逼尿肌	M	收缩	β_2	舒张

2. 自主神经系统的功能特征

（1）紧张性支配　自主神经对效应器的支配一般具有紧张性作用。紧张性是指在安静状态下自主神经不断地向效应器发放低频神经冲动的特性。例如，切断心迷走神经，心率加快；切断心交感神经，心率则减慢。一般认为，自主神经的紧张性来源于中枢，而中枢的紧张性则来源于神经反射和体液因素等多种原因。例如，压力感受器的传入冲动对维持心交感和心迷走神经的紧张性起重要作用；而中枢组织内 CO_2 浓度对维持交感缩血管中枢的紧张性也有重要作用。

（2）双重支配　许多组织器官都受交感神经和副交感神经的双重支配，两者的作用往往是相互拮抗的。例如，心交感神经能加强心脏的活动，而心迷走神经则起相反作用，这种正反两方面的调节可使器官的活动状态能很快调整到适合于机体当时的需要。有时交感神经和副交感神经对某一器官的作用也有一致的方面。例如，两类神经都能促进唾液腺的分泌，交感神经兴奋可促使少量黏稠的唾液分泌；而副交感神经兴奋则能引起大量稀薄的唾液分泌。

（3）受效应器所处功能状态的影响　自主神经的活动度与效应器当时的功能状态有关。例如，胃幽门处于收缩状态时，刺激迷走神经能使之舒张；而幽门处于舒张状态时，刺激迷走神经则使之收缩。

（4）对整体生理功能调节的意义　在环境急骤变化的情况下，交感神经系统可以动员机体许多器官的潜在能力以适应环境的急剧变化。例如，在肌肉剧烈运动、窒息、失血或寒冷环境等情况下，机体出现心率加速、皮肤与腹腔内脏的血管收缩、血液储存库排出血液以增加循环血量、红细胞计数增加、支气管扩张、肝糖原分解加速以及血糖浓度升高、儿茶酚胺分泌增加等现象。

相比之下，副交感神经系统的活动相对比较局限。其整个系统活动的意义主要在于保护机体、休整恢复、促进消化、积蓄能量以及加强排泄和生殖功能等方面。例如，机体在安静时副交感神经活动往往加强，此时心脏活动减弱、瞳孔缩小、消化功能增强以促进营养物质的吸收和能量的补充等。

二、各级中枢对内脏活动的调节

（一）脊髓的内脏调节功能

脊髓对内脏活动的调节是初级的，基本的血管张力反射、发汗反射、排尿反射、排便反射、阴茎勃起反射等可在脊髓水平完成，但这些反射平时受高位中枢的控制。依靠脊髓本身的活动不足以很好地适应生理功能的需要。例如，脊髓离断的患者在脊休克过去后，由平卧位转成直立位时常感头晕。此外，患者虽有一定的排尿能力，但反射不受意识控制，即出现尿失禁，且排尿也不完全。

（二）低位脑干的内脏调节功能

由延髓发出的自主神经传出纤维支配头面部的所有腺体、心、支气管、喉、食管、胃、胰腺、肝和小肠等；同时，脑干网状结构中存在许多与内脏活动调节有关的神经元，其下行纤维支配脊髓，调节脊髓的自主神经功能。许多基本生命现象的反射调节在延髓水平已初步完成，因此延髓有“生命中枢”之称。此外，中脑是瞳孔对光反射的中枢部位。

（三）下丘脑的内脏调节功能

下丘脑结构复杂，内含丰富的神经核团，下丘脑与边缘前脑及脑干网状结构有紧密的形态和功能联系。下丘脑被认为是较高级的内脏活动调节中枢，它把内脏活动与其他生理活动联系起来，刺激下丘脑能产生自主神经反应，但常伴有更复杂的生理活动的调节。

1. 体温调节　已知视前区—下丘脑前部存在着温度敏感神经元，它们既能感受所在部位的温度变化，也能对传入的温度信息进行整合。当此处温度超过或低于调定点（正常时约为 36.8℃）水平，即可通过调节散热和产热活动，使体温能保持稳定。

2. 水平衡调节　饮水是一种本能行为，毁损下丘脑可导致动物烦渴与多尿，而下丘脑对肾排水的调节则是通过控制视上核和室旁核合成和释放 ADH 实现的，说明下丘脑能调节水的摄入与排出，从而维持机体的水平衡。

3. 对腺垂体和神经垂体激素分泌的调节　一方面，下丘脑内的神经内分泌小细胞能合成多种下丘脑调节肽。这些肽类物质经垂体门脉系统到达腺垂体，促进或抑制各种腺垂体激素的分泌。另一方面，下丘脑视上核和室旁核的神经内分泌大细胞能合成 ADH 和缩宫素（oxytocin，OXT），这两种激素经下丘脑—垂体束运抵神经垂体储存，并可控制其分泌。

4. 生物节律控制　机体内的许多活动能按一定的时间顺序发生周期性变化，这一现象称为生物节律（biorhythm）。日周期是最重要的生物节律，如血细胞数、体温、促肾上腺皮质激素分泌等的日周期变动。研究表明，下丘脑视交叉上核（suprachiasmatic nucleus）可能是控制日周期的关键部位。将动物双侧视交叉上核损毁后，机体的正常昼夜节律就消失。

5. 摄食行为调节　摄食行为是动物维持个体生存的基本活动。用埋藏电极刺激下丘脑外侧区可引起动物多食，破坏该区则导致拒食，提示该区存在摄食中枢（feeding center）。刺激下丘脑腹内侧核可引起动物拒食，破坏此核则导致食欲增大而逐渐肥胖，提示该区存在饱中枢（satiety center）。此外，杏仁核也参与摄食行为的调节。

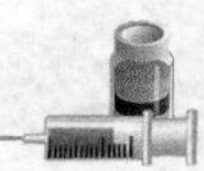

6. 其他功能　下丘脑能产生某些行为欲，如食欲、渴觉和性欲等，并能调节相应的摄食行为、饮水行为和性行为等本能行为；下丘脑还参与睡眠、情绪及情绪生理反应等。

（四）大脑皮质的内脏调节功能

1. 边缘叶和边缘系统　大脑半球内侧面皮质与脑干连接部和胼胝体旁的环周结构，曾称为边缘叶（limbic lobe）。边缘叶连同与其密切有关的岛叶、颞极、眶回等皮质，以及杏仁核、隔区、下丘脑、丘脑前核等皮质下结构统称为边缘系统（limbic system）。

边缘系统对内脏活动的调节作用复杂而多变。例如，刺激扣带回前部可出现呼吸抑制或加速、血压下降或上升、心率减慢、胃运动抑制、瞳孔扩大或缩小；刺激杏仁核可出现咀嚼、唾液和胃液分泌增加、胃蠕动增强、排便、心率减慢、瞳孔扩大；刺激隔区可出现阴茎勃起、血压下降或上升、呼吸暂停或加强。

2. 新皮质　电刺激动物的新皮质，除能引起躯体运动外，也能引起内脏活动的改变。例如，刺激皮质内侧面4区一定部位，会产生直肠与膀胱运动的变化；刺激皮质外侧面一定部位，可引发呼吸、血管运动的变化。电刺激人类大脑皮质也能见到类似的结果。

第五节　脑的高级功能

人类的大脑得到高度的发展，除感觉和运动功能外，还能完成一些更为复杂的高级功能活动。如学习和记忆、思维和判断、语言和其他认知活动等。

一、人类大脑皮质的活动特征

（一）条件反射

1. 条件反射建立　给犬以食物，可引起唾液分泌，这是非条件反射，食物就是非条件刺激（unconditioned stimulus）。给犬以铃声刺激则不会引起唾液分泌，因为铃声与食物无关。但是，如果每次给食物之前先出现一次铃声，然后再给予食物，这样多次结合以后，当铃声一出现，动物就会分泌唾液。这种情况下铃声成为条件刺激（conditioned stimulus）。条件反射就是由条件刺激与非条件刺激在时间上的结合而建立起来的，这个过程称为强化（reinforcement）。由条件刺激引起的反射就是条件反射。

2. 条件反射消退　在上述经典条件反射建立后，如果多次只给予条件刺激（铃声），而不用非条件刺激（喂食）强化，条件反射（唾液分泌）就会减弱，最后完全消失。这称为条件反射的消退（extinction）。条件反射的消退不是条件反射的简单丧失，而是中枢把原先引起兴奋性效应的信号转变为产生抑制性效应的信号，称为消退抑制。

（二）两种信号系统

人类条件反射的建立除可用现实具体的信号，如光、声、嗅、味、触等刺激外，也可用抽象的语词代替具体的信号。以本身的理化性质来发挥刺激作用的具体信号称为第一信号，而以代表的含义来发挥刺激作用的语言和文字等抽象信号称为第二信号。人类大脑皮质对第一信号发生反应的功能系统称为第一信号系统（first signal system），而对第二信号发生反应的功能系统则称为第二信号系统（second signal system）。因此，人脑功能有两个信号系统，而动物只有第一信号系统，第二信号系统是人类区别于动物的主要特征。

二、学习与记忆

学习和记忆是两个有联系的神经活动过程。学习（learning）是指人和动物依赖于经验来改变自身行为以适应环境的神经活动过程；记忆（memory）则是将学习到的信息进行“储存”和“读出”的神经活动过程。

（一）学习和记忆的形式

1. 学习的形式　学习可分为非联合型学习（nonassociative learning）和联合型学习（associative learning）两种形式。非联合型学习指不需要在刺激和反应之间形成某种明确的联系，如突触的可塑性。联合型学习是在时间上很接近的两个事件重复地发生，最后在脑内逐渐形成联系，如条件反射的建立和消退。

2. 记忆的形式　根据记忆的储存和回忆方式，记忆可分为陈述性记忆（declarative memory）和非陈述性记忆（nondeclarative memory）两类。陈述性记忆与觉知或意识有关，又可分为情景式记忆（episodic memory）和语义式记忆（semantic memory）。情景式记忆是对一件具体事物或一个场面的记忆；而语义式记忆则是对文字和语言的记忆。非陈述性记忆则与觉知或意识无关，如某些技巧性的动作、习惯性的行为和条件反射等。

此外，根据记忆保留时间的长短可将记忆分为短时程记忆（short - term memory）、中时程记忆（intermediate memory）和长时程记忆（long - term memory）三类。短时程记忆的保留时间仅数秒至数分钟，如打电话时的拨号，拨完后记忆随即消失。中时程记忆的保留时间自数分钟至数日，并能转变为长时程记忆。长时程记忆的信息量相当大，保留时间自数日至数年，有些内容，如与自己和最接近的人密切有关的信息，可终生保持记忆。

（二）学习和记忆的机制

迄今为止，有关学习和记忆的机制仍不十分清楚，但有众多证据表明，学习和记忆在脑内有一定的功能定位。与记忆功能密切有关的脑内结构有大脑皮质联络区、海马及其邻近结构、杏仁核、丘脑和脑干网状结构等。目前认为，与近期记忆有关的神经结构是海马回路（hippocampal circuit），丘脑的损伤则可引起记忆丧失；而杏仁核参与情绪有关的记忆。

从生物化学的角度看，较长时程的记忆与脑内的物质代谢有关，尤其与脑内蛋白质合成有关。动物在每次学习训练后的 5 min 内，接受麻醉、电击、低温处理，或给予能阻断蛋白质合成的药物、抗体，则长时程记忆反应将不能建立。

从解剖学的角度看，持久性记忆可能与形态学改变有关。如生活在复杂环境中的大鼠的大脑皮质较厚，而生活在简单环境中的大鼠的皮质则较薄。

三、大脑皮质的语言中枢

（一）优势半球

人类两侧大脑半球的功能是不对等的。在主要使用右手成年人的语言活动功能主要由左侧大脑皮质管理，而与右侧皮质无明显关系。左侧大脑皮质在语言活动功能上占优势，故称为优势半球。这种一侧优势（laterality cerebral dominance）的现象仅出现于人类。一侧优势是指人脑的高级功能向一侧半球集中的现象，左侧半球在语词活动功能上占优势，右侧半球在非语词性认知功能上占优势，如对空间的辨认、深度知觉、触—压觉认识、图像视觉认识、音乐欣赏分辨等。但是，这种优势是相对的，因为左侧半球也有一定的非语词性认知功能，右侧半球也有一定的简单的语词活动功能。

一侧优势现象主要在后天生活实践中逐步形成，这与人类习惯使用右手有关。人类的左侧优势自 10 ~ 12 岁起逐步建立，左侧半球若在成年后受损，就很难在右侧皮质再建语言中枢。

（二）大脑皮质的语言活动功能

与语言有关的脑区位于大脑侧沟附近。临床上发现，人类左侧大脑皮质一定区域的损伤可引起各种特殊的语言活动功能障碍。

1. 流畅失语症（fluent aphasia）　由 Wernicke 区受损所致。有两种不同的表现：①患者说话正常，

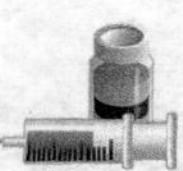

有时说话过度,但所说的话中充满杂乱语和自创词,患者也不能理解别人说话和书写的含义;②患者说话相当好,也能很好理解别人说话,但对部分词不能很好组织或想不起来,这种失语症称为传导失语症(conduction aphasia)。

2. 运动失语症(motor aphasia)　由 Broca 区受损引起。患者可以看懂文字与听懂别人的谈话,自己却不会说话,不能用词语来口头表达自己的思想,但未出现与发音有关的肌肉麻痹。

3. 失写症(agraphia)　因损伤额中回后部接近中央前回的手部代表区所致。患者可以听懂别人说话,看懂文字,自己也会说话,但不会书写,手部的其他运动也不受影响。

4. 感觉失语症(sensory aphasia)　由颞上回后部的损伤所致。患者可以讲话及书写,也能看懂文字,但听不懂别人的谈话;患者并不是听不到别人的发声,而是听不懂谈话的含义。

5. 失读症(alexia)　由角回受损所造成。患者看不懂文字的含义,但视觉和其他语言功能(包括书写、说话和听懂别人谈话等)均健全。

四、大脑皮质的电活动

在无明显刺激情况下,大脑皮质能经常自发地产生节律性的电位变化,这种电位变化称为自发脑电活动(spontaneous electric activity of the brain)。自发脑电活动可用引导电极在头皮表面记录下来,临床上用特殊的电子仪器所描记的自发脑电活动曲线,称为脑电图(electroencephalogram,EEG),如图 9-22 所示。在颅骨打开时直接记录到的皮质表面电位变化,则称为皮质电图(electrocorticogram,ECoG)。

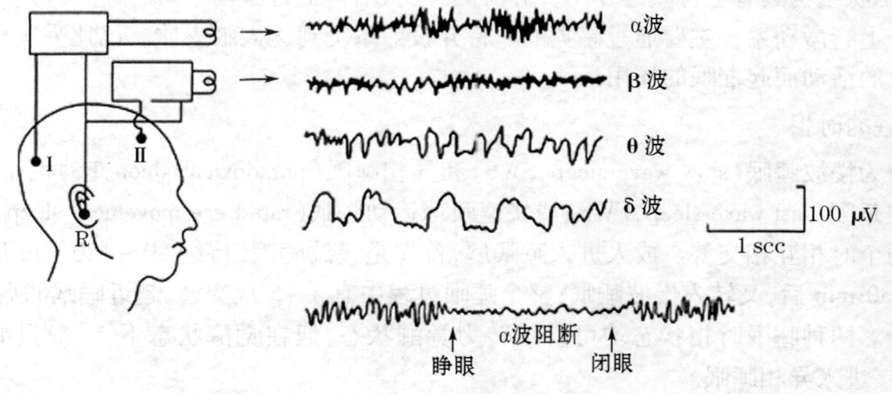

图 9-22　正常脑电图波形

(一) 正常脑电图波形

脑电图的波形根据自发脑电活动的频率,可将脑电波分为 α、β、θ 和 δ 等波形(表 9-4)。各种脑电波在不同脑区和在不同条件下的表现可有显著差别。

表 9-4　正常脑电图的特征、常见部位和出现条件

脑电波	频率(Hz)	幅度(μV)	常见部位	出现条件
α	8 ~ 13	20 ~ 100	枕叶	成人安静、闭眼、清醒时
β	14 ~ 30	5 ~ 20	额叶、顶叶	成人活动时
θ	4 ~ 7	100 ~ 150	颞叶、顶叶	少年正常脑电或成人困倦时
δ	0. 5 ~ 3	20 ~ 200	颞叶、枕叶	婴幼儿正常脑电或成人熟睡时

α 波是成年人安静时的主要脑电波,在枕叶皮质最为显著,α 波常表现为波幅由小变大,再由大变小反复变化的梭形波,在清醒、安静并闭眼时出现,睁开眼睛或受其他刺激时立即消失。β 波则为新皮质紧张活动时的脑电波,在额叶和顶叶较显著。有时 β 波可重合于 α 波之上。θ 见于成年人困倦

时。δ 波则常见于成年人睡眠时，以及极度疲劳时或麻醉状态下。儿童的脑电波频率一般较低，青春期开始时才出现成人型 α 波。不同生理情况下脑电波也有变化，如血糖、体温和糖皮质激素处于低水平，以及动脉血氧分压处于高水平时，α 波的频率减慢。

（二）脑电波形成的机制

皮质表面的电位变化是由大量神经元同步发生的突触后电位经总和后形成的。因为锥体细胞在皮质排列整齐，其顶树突相互平行并垂直于皮质表面，因此其同步电活动易总和而形成强大电场，从而改变皮质表面的电位。

五、觉醒与睡眠

觉醒（wakefulness）与睡眠（sleep）是人体所处的两种不同状态，两者昼夜交替。觉醒与睡眠的昼夜交替是人类生存的必要条件。觉醒状态可使机体迅速适应环境变化，因而能进行各种体力和脑力劳动；而睡眠则使机体的体力和精力得到恢复。一般情况下，成年人每日需要睡眠 7 ~ 9 h，儿童需要更多睡眠时间，新生儿需要 18 ~ 20 h，而老年人所需睡眠时间则较少。

（一）觉醒状态的维持

觉醒状态的维持与感觉传入直接有关。躯体感觉传入通路中第二级神经元的上行纤维在通过脑干时，发出侧支与网状结构内的神经元发生突触联系。在中脑头端切断网状结构后，动物出现昏睡现象，说明脑干网状结构具有上行唤醒作用，因此称为网状结构上行激动系统（ascending reticular activating system）。上行激动系统主要通过感觉的非特异投射系统到达大脑皮质。巴比妥类药物可以阻断上行激动系统的活动而起催眠的作用。

（二）睡眠的时相

睡眠可分为慢波睡眠（slow wave sleep，SWS）和异相睡眠（paradoxical sleep，PS）两个时相，异相睡眠又称为快波睡眠（fast wave sleep，FWS）或快速眼球运动睡眠（rapid eye movement sleep，REM sleep）。睡眠过程中两个时相互相交替。成人进入睡眠后，首先是慢波睡眠，持续 80 ~ 120 min 后转入异相睡眠，维持 20 ~ 30 min 后，又转入慢波睡眠；整个睡眠过程中有 4 ~ 5 次交替，越近睡眠的后期，异相睡眠持续时间越长。两种睡眠时相状态均可直接转为觉醒状态，但在觉醒状态下，一般只能进入慢波睡眠，而不能直接进入异相睡眠。

1. 慢波睡眠　慢波睡眠为正常人所必需。一般成年人持续觉醒 15 ~ 16 h，便可称为睡眠剥夺，此时极易转为睡眠状态。在慢波睡眠中，机体嗅、视、听、触等感觉功能减退，骨骼肌反射和肌紧张减弱，并伴有一些自主神经功能的改变，如血压下降、心率减慢、瞳孔缩小、体温下降、呼吸减慢、代谢率降低、胃液分泌增多、发汗增多等现象，机体的耗氧量下降，但脑的耗氧量不变；同时，腺垂体分泌生长激素明显增多。因此，慢波睡眠有利于促进生长和体力恢复。

2. 异相睡眼　异相睡眠也为正常人所必需。异相睡眠时眼电显著增强，而肌电明显减弱；其表现与慢波睡眠相比，各种感觉进一步减退，以致唤醒阈提高，骨骼肌反射和肌紧张进一步减弱，肌肉几乎完全松弛，可有间断的阵发性表现，如眼球快速运动、部分躯体抽动、血压升高、心率加快、呼吸加快而不规则等；此外，做梦是异相睡眠期间的特征之一。异相睡眠中，脑的耗氧量增加，脑血流量增多，脑内蛋白质合成加快，但生长激素分泌减少。异相睡眠与幼儿神经系统的成熟有密切的关系，可能有利于建立新的突触联系，促进学习记忆和精力恢复。

（三）睡眠的发生机制

睡眠发生的机制至今仍不很清楚，但有众多事实表明，睡眠并非脑活动的简单抑制，而是一个主动过程。异相睡眠的产生可能与脑桥被盖外侧区胆碱能神经元的活动有关。

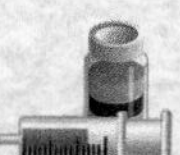

思考题

1. 试比较腱反射和肌紧张的异同点。
2. 小脑对躯体运动的调节功能有哪些?
3. 试述神经纤维传导兴奋的特征与突触传递的特征。
4. 试述大脑皮质第一体感区的分布部位和功能特征。
5. 试述特异性投射系统与非特异性投射系统在结构与功能上的区别。
6. 试述脊休克的定义和临床表现。
7. 何谓去大脑僵直? 试述其主要产生机制。
8. 试比较兴奋性和抑制性突触后电位传递原理的异同。

（杜　靖）

第十章　内　分　泌

⊙学习目标

掌握：生长激素、抗利尿激素、缩宫素、甲状腺激素、糖皮质激素、胰岛素的生理作用；应急反应和应激反应的概念。

熟悉：下丘脑的内分泌功能；丘脑与腺垂体的功能联系；主要激素（生长激素、甲状腺激素、肾上腺皮质激素、胰岛素等）的分泌调节。

了解：内分泌系统的组成；激素的概念、分类和作用特征；激素的信息传递方式和作用机制。

第一节　概　　述

内分泌是相对于外分泌而言，是指细胞分泌的物质直接进入血液或其他体液（如组织液、细胞间液、细胞内液等）的过程。内分泌系统（endocrine system）是由内分泌腺和组织器官中散在的内分泌细胞组成的一个信息传递系统。人体主要的内分泌腺有垂体、甲状腺、甲状旁腺、胸腺、肾上腺、性腺、胰岛和松果体等（图 10-1）。内分泌系统是体内重要的功能调节系统，它与神经系统（nervous system）及免疫系统（immune system）之间在功能上紧密联系、密切配合、相互协调，共同调节机体的新陈代谢、生殖、生长发育、思维、运动等各种生理功能活动，以适应不断变化着的外界环境，维持内环境的稳态。内分泌腺和散在的内分泌细胞所分泌的高效能的生物活性物质称为激素（hormone）。

一、激素的分类及信息传递方式

（一）激素的分类

激素种类繁多，来源和性质各异，按其分子结构和化学性质不同，可分为四类。

1. 含氮类激素　包括蛋白质类（如胰岛素、PTH 和腺垂体激素）、肽类（下丘脑调节肽、神经垂体激素、降钙素和胰高血糖素）及胺类（去甲肾上腺素、肾上腺素和甲状腺激素）。这类激素易被胃肠道消化液分解而破坏，不宜口服，一般需要注射。

2. 类固醇（甾体）激素　此类激素由肾上腺皮质和性腺分泌，如皮质醇、醛固酮、雌激素、孕激素以及雄激素等。这类激素不为胃肠道消化液破坏，可以口服，也可以注射。

3. 固醇类激素　包括胆钙化醇（维生素 D_3）、25－羟胆钙化醇［（25－（OH）D_3）］和 1，25－二羟胆钙化醇［（1，25－$(OH)_2D_3$）］。

4. 脂肪酸衍生物　如前列腺素。

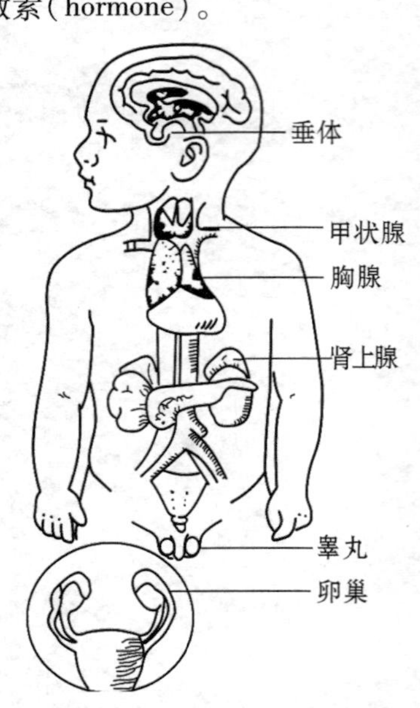

图 10-1　人体内分泌腺示意图

（二）激素的信息传递方式

激素一般需经体液传递到靶细胞、靶组织或靶器官发挥其调节功能。目前认为激素可通过多种方式在体内细胞之间传递信息。

1. 远距分泌（telecrine） 是指激素通过血液的运输到达远距离的靶细胞，在靶细胞与受体结合后发挥其生理作用的分泌方式。如垂体、甲状腺、甲状旁腺、肾上腺、性腺（卵巢或睾丸）等内分泌腺分泌的激素，一般先进入毛细血管，再经腺体静脉进入体循环。

2. 旁分泌（paracrine） 是指某些激素（如胰腺的旁分泌激素、细胞生长因子、免疫因子等）不进入血液，仅靠组织液的扩散在局部发挥作用的分泌方式。如胃黏膜的D细胞分泌的生长抑素经组织液扩散，抑制胃腺壁细胞的腺苷酸环化酶，从而抑制胃酸的分泌。如旁分泌激素释放过多，也可进入血液循环。神经递质分泌属一种特殊的旁分泌，它是将一个神经元的化学信息传递给另一个神经元的特殊分泌方式。

3. 神经分泌（neurocrine） 是指神经细胞分泌的神经激素（neurohormone）沿神经轴突借轴浆流运送至末梢再释放入血液的分泌方式。如下丘脑的视上核与室旁核的神经元合成的抗利尿激素和缩宫素，沿下丘脑—垂体束，通过轴浆运送到神经垂体贮存，接受特定刺激后释放入血液。

4. 自分泌 某些激素分泌出来后又返回作用于分泌该激素的细胞，称为自分泌（autocrine）。如下丘脑的弓状核和腹内侧核的神经元分泌的生长激素释放激素（GHRH）对其自身释放的负反馈调节作用。

二、激素的作用机制

（一）含氮类激素作用机制——第二信使学说

含氮类激素首先与靶细胞膜上的特异性受体结合，激素作为携带调节信息的第一信使，从而激活细胞膜上的腺苷酸环化酶（adenyl cyclase，AC），在 Mg^{2+} 的参与下，腺苷酸环化酶可催化ATP转化为环一磷酸腺苷（cyclic adenosine monophosphate，cAMP），cAMP作为第二信使，激活胞质中无活性的蛋白激酶系统，并进一步引起细胞内特有的生理效应，实现激素的调节作用。故此作用机制又称第二信使学说（图10-2）。此外，环一磷酸鸟苷（cyclic guanosine monophosphate，cGMP）、三磷酸肌醇（inositol triphosphate，IP_3）、二酰甘油（diacylglycerol，DG）和 Ca^{2+} 等也可作为第二信使。

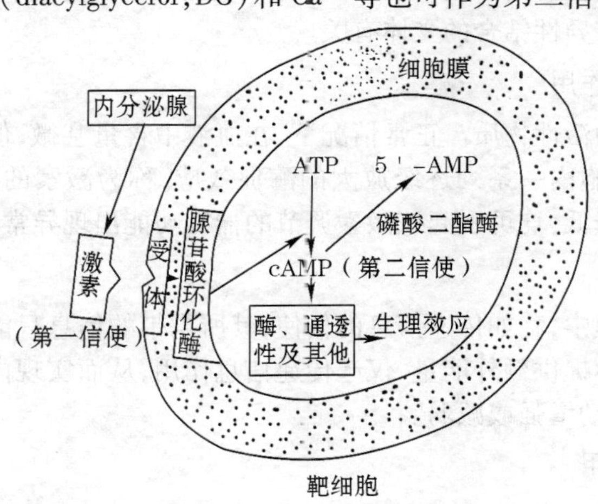

图10-2 含氮激素的作用机制示意图

（二）类固醇（甾体）激素的作用原理——基因表达学说

如图10-3所示，类固醇激素分子较小，为脂溶性，可通过扩散进入靶细胞内，先与胞质受体结合

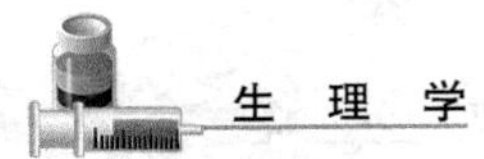

成激素—胞质受体复合物，此复合物在 Ca^{2+} 参与下，可发生变构，获得通过核膜的能力而进入核内，并与核受体形成激素—核受体复合物。此复合物结合在染色质的非组蛋白的特异位点上，启动或抑制该部位的 DNA 的转录，从而促进或抑制 mRNA 的形成，诱导或减少某种蛋白质（主要是酶）合成，从而实现其生理效应，这一过程称为基因表达学说或类固醇激素作用的基因机制。类固醇激素因要通过影响细胞核 DNA 的转录，一般需要数小时或数日的时间。

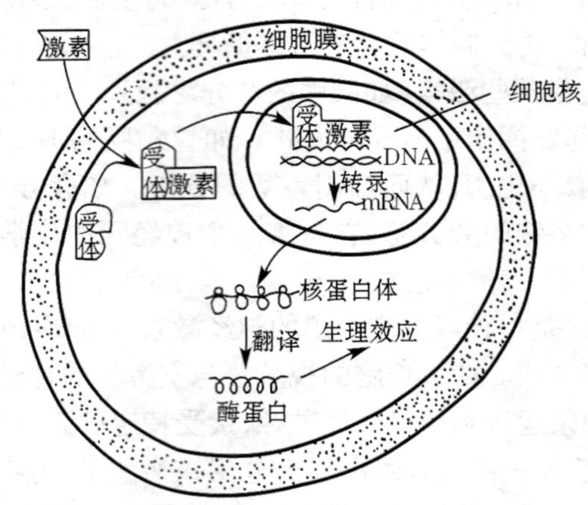

图 10-3　类固醇激素作用机制示意图

激素的作用原理十分复杂，有的激素也可通过多种机制发挥作用。而且含氮类激素与类固醇激素的作用原理并非绝对的，如甲状腺激素虽属含氮类激素，却可进入细胞内，与核受体结合，调节基因表达，其作用原理与类固醇（甾体）激素相似。

三、激素作用的一般特征

人体内的激素种类繁多，作用各异，但不同激素在发挥调节作用的过程中，表现出一些共同的特征。

（一）相对特异性

尽管多数激素通过血液循环被运送到全身各部位，并与各种组织细胞广泛接触，但激素只选择性地对能识别其靶细胞起作用，这种特性称为激素作用的特异性。激素作用的特异性与靶细胞膜或胞质内存在能与该激素发生特异性结合的受体有关。

（二）高效能生物放大作用

激素是体内高效能生物活性物质。正常情况下，在血液中含量甚微，但其作用却十分显著。当激素与受体结合后，可引起细胞内一系列逐级放大的酶促效应，称为激素的生物放大作用。因此，当体内某激素水平稍有升高或降低，均可引起该激素调节的器官功能出现异常。

（三）信息传递作用

激素在发挥作用的过程中，犹如传递信息的信使，其所携带的信息只能调节细胞原有的生理生化过程，既不增加新功能，也不提供额外能量，仅起传递信息作用，从而实现内分泌系统对机体功能的调节，使靶细胞固有的功能活动增强或减弱。

（四）激素间的相互作用

各种激素的作用可以相互影响，主要表现在三个方面：① 协同作用，如生长激素、肾上腺素、胰高血糖素和糖皮质激素等，通过作用于代谢的不同环节，均可升高血糖，在升糖效应上有协同作用；② 拮抗作用，如胰岛素能降低血糖，这就与上述激素的升糖作用相拮抗；③ 允许作用，是指某些激素本身并不能直接对某器官、组织或细胞发生作用，但它的存在却是另一种激素产生效应的必要条件，这种现象称为激素的允许作用。如糖皮质激素本身对心肌和血管平滑肌并无直接增强收缩的作用，但只有当它存在时，儿茶酚胺类激素才能充分发挥调节心血管活动的作用。

知识链接 ……………………………………………………………………………………

激素类药物常见不良反应

激素类药物对调节机体功能有很强的作用，对治疗疾病，改善症状有立竿见影的效果，但部分激素类药物常伴有不良反应，表现为损害免疫系统，使免疫系统功能低下；损害肌肉骨骼系统；诱发消化性溃疡、胰腺炎等疾病；易导致高血压、水钠潴留、加速粥样硬化等；易损伤皮肤，导致痤疮、紫纹、多毛、皮肤变脆等。

第二节　下丘脑与垂体

下丘脑是构成间脑的重要脑区，位于丘脑的前下方，紧贴颅底中部，前以视交叉为界，下借漏斗与垂体相连。垂体位于颅底蝶鞍垂体窝内，是人体内分泌激素种类最多的最重要的内分泌腺，垂体根据其发生和结构上的特点，可分为腺垂体和神经垂体两部分。下丘脑与垂体的密切联系，使神经调节与体液调节融为一体，调节其他许多内分泌腺的功能活动。

一、下丘脑与垂体的功能联系

下丘脑与垂体在形态与功能上的联系非常密切，可将它们看作一个功能单位。这个功能单位包括下丘脑—神经垂体系统和下丘脑—腺垂体系统（图 10-4）。

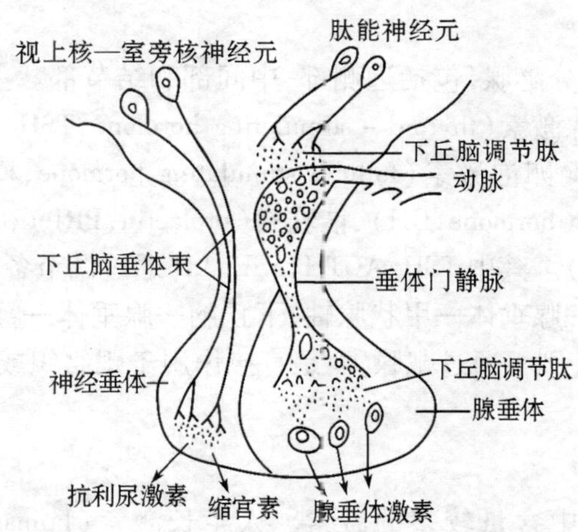

图 10-4　下丘脑与垂体的联系

下丘脑促垂体区肽能神经元分泌的肽类激素，其主要作用是调节腺垂体的活动，称为下丘脑调节肽（hypothalamic regulatory peptide，HRP），目前已知的有 9 种。现将下丘脑调节性多肽的化学性质与主要作用如表 10-1。

表 10-1　下丘脑调节性多肽的化学性质与主要作用

种类	编写	化学性质	主要作用
促甲状腺激素释放激素	TRH	3 肽	促进 TSH 释放，也能刺激 PRL 释放
促性腺激素释放激素	GnRH	10 肽	促进 LH 与 FSH 释放
生长激素释放抑制激素（生长抑素）	GHRIH	14 肽	抑制 GH 释放，对 LH、FSH、TSH、PRL 及 ACTH 的分泌也有抑制作用

续 表

种类	编写	化学性质	主要作用
生长激素释放激素	GHRH	44 肽	促进 GH 释放
促肾上腺皮质激素释放激素	CRH	41 肽	促进 ACTH 释放
促黑(素细胞)激素释放因子	MRF	未定	促进 MSH 释放
促黑(素细胞)激素释放抑制因子	MIF	未定	抑制 MSH 释放
催乳素释放因子	PRF	未定	促进 PRL 释放
催乳素释放抑制因子	PIF	未定	抑制 PRL 释放

(一) 下丘脑—腺垂体系统

下丘脑与腺垂体之间没有直接的神经联系,它们主要是通过特殊的血管系统—垂体门脉系统发生功能联系,构成了下丘脑—腺垂体系统。下丘脑促垂体区的小细胞肽能神经元分泌的下丘脑调节肽经垂体门脉系统运送到腺垂体,调节腺垂体的内分泌活动。

(二) 下丘脑—神经垂体系统

下丘脑与神经垂体有着直接的神经联系。下丘脑的视上核、室旁核和灰白结节有神经纤维下行到神经垂体,构成了下丘脑—垂体束。下丘脑视上核和室旁核的大细胞肽能神经元合成的 ADH 与 OXT,通过下丘脑—垂体束纤维的轴浆运输到神经垂体贮存,在适宜的刺激作用下,由神经垂体释放进入血液循环,神经垂体本身无合成神经垂体激素的能力。

二、腺垂体的功能

腺垂体是体内最重要的内分泌腺,包括远侧部、中间部和结节部。主要的内分泌细胞有五种,能分泌七种不同的激素:促甲状腺激素(thyroid - stimulating hormone,TSH)、促肾上腺皮质激素(adrenocorticotropic hormone,ACTH)、促卵泡激素(follicle stimulating hormone,FSH)、黄体生成素(luteinizing hormone,LH)、生长激素(growth hormone,GH)、催乳素(prolactin,PRL)和促黑(素细胞)激素(melanophore stimulating hormone,MSH)。其中 TSH、ACTH、FSH、LH 通过调节各自的靶腺来发挥作用,所以又称为促激素,分别形成下丘脑—腺垂体—甲状腺轴、下丘脑—腺垂体—肾上腺皮质轴和下丘脑—腺垂体—性腺轴。GH、RPL 和 MSH 则不通过靶腺,而是直接作用于靶组织或靶细胞,分别调节个体生长、乳腺发育与黑素细胞等活动。

(一) 生长激素

生长激素(GH)是腺垂体中含量较多的激素。人生长激素(human growth hormone,hGH)是由 191 个氨基酸组成的一种蛋白质激素,其化学结构与人催乳素(PRL)非常相似,故相互间有一定的交叉作用,如生长激素有较弱的泌乳始动作用,催乳素也有较弱的促生长作用等。生长激素有显著的种属差异,除猴的 GH 外,从其他哺乳动物垂体提取的 GH 对人不能产生生物效应。在腺垂体,GH 的含量无明显的年龄差别。近年来,利用 DNA 重组技术可以大量生产 hGH,供临床使用。

1. 生长激素的生理作用

(1) 促进生长　机体生长发育受多种激素调节,GH 是起关键作用的因素。它能促进各组织器官的生长,尤其是对骨骼、肌肉及内脏器官作用显著。生长激素的作用,主要是通过刺激肝等器官的靶细胞,产生一种称为生长激素介质(somatomedin,SM)的小分子多肽物质实现的。生长激素介质可促进软骨组织的增殖与骨化,使长骨增长。在幼年时生长激素分泌不足,可引起生长发育迟缓,身材矮小(智力正常)称侏儒症;若分泌过多,可引起长骨生长超过正常,身材高大,称巨人症;当成人分泌过多时,可出现手足粗大、鼻高唇厚、下颌突出,肝、肾等内脏器官也增大,称为肢端肥大症。

（2）促进代谢　GH 对代谢过程有广泛影响，总的来说，促进蛋白质的合成，促进脂肪分解和抑制糖代谢。主要作用有：① 促进蛋白质合成，减少蛋白质分解。这是因为 GH 能可促进氨基酸进入细胞，加强 DNA 和 RNA 的合成，使尿氮减少，呈氮的正平衡。② GH 可抑制外周组织摄取和利用葡萄糖，减少葡萄糖的消耗，升高血糖，但生理水平的 GH 可刺激胰岛素分泌，加强糖的利用。③ GH 可激活对激素敏感的脂肪酶，促进脂肪分解，增强脂肪酸的氧化，使组织特别是肢体的脂肪量减少。GH 分泌过多时，由于脂肪分解提供了能量，所以也减少糖的利用，使血糖升高而引起糖尿，称为垂体性糖尿病。

2. 生长激素分泌的调节

（1）下丘脑对 GH 分泌的调节　GH 的分泌受下丘脑生长激素释放激素（GHRH）与生长抑素（GHRIH）的双重调节，GHRH 促进 GH 分泌，GHRIH 则抑制其分泌。在整体条件下，GHRH 的作用占优势，而 GHRIH 则主要在应激等刺激引起 GH 分泌过多时，才显著抑制 GH 的分泌。GH 的分泌呈节律性脉冲式释放，每隔 1 ~4 h 出现一个脉冲，这是由于 GHRH 的脉冲式释放决定的。

（2）反馈调节　GH 与其他垂体激素一样，也可对下丘脑和腺垂体发挥负反馈调节作用。

（3）其他调节机制　性别主要影响 GH 的分泌模式。青年女性 GH 的连续分泌比青年男性明显，其机制可能与性激素的水平有关；人在慢波睡眠时，GH 分泌明显增加，在 60 min 左右达到高峰，转入快波睡眠后，GH 分泌减少；血中糖、脂肪酸与氨基酸均可影响 GH 的分泌，其中低血糖是刺激 GH 分泌的最有效因素。

（二）催乳素

催乳素（PRL）是一种含有 199 个氨基酸的蛋白质激素，其作用极为广泛。

1. 催乳素的生理作用

（1）对乳腺与泌乳的作用　PRL 促进乳腺发育，引起并维持泌乳。女性青春期乳腺的发育主要是由于雌激素的刺激，孕激素、催乳素、糖皮质激素、生长激素及甲状腺激素也起一定协同作用。在妊娠期，PRL、雌激素和孕激素使乳腺进一步发育，但医为此时血中高浓度的雌激素和孕激素抑制了 PRL 的泌乳作用，故此时乳腺具备泌乳能力却不泌乳。分娩后，血中雌激素、孕激素明显降低后，PRL 才能与乳腺细胞受体结合，发挥始动和维持泌乳作用。

（2）对性腺的作用　PRL 对卵巢黄体功能与性激素的合成有一定作用。女性在青春期，随着卵泡的发育成熟，卵泡内的 PRL 的含量增加，与颗粒细胞上的 PRL 受体结合后，刺激 LH 受体生成，从而促进排卵、黄体生成及雌激素、孕激素的分泌。在男性，PRL 可促进前列腺和精囊的生长，增强 LH 对间质细胞的作用，促进睾酮的合成。

（3）在应激反应中的作用　在应激状态下，血中 PRL 浓度升高，与 ACTH 和 GH 的浓度增加同时出现，刺激停止后数小时后才恢复正常，是应激反应中腺垂体分泌的三种主要激素之一。

2. 催乳素分泌的调节　PRL 受下丘脑调节肽和血中 PRL 水平双重调节。

（三）促黑（素细胞）激素

人的促黑（素细胞）激素（MSH）由分散在腺垂体中的 MSH 细胞产生，MSH 作用的靶细胞为黑色素细胞。在人体，黑色素细胞主要分布在皮肤、毛发、虹膜、视网膜的色素层和软脑膜。MSH 的主要生理作用是促进黑色素细胞中的酪氨酸酶的合成和激活，从而使酪氨酸转化为黑色素，导致皮肤与毛发等的颜色加深。正常人血中 MSH 的浓度很低，而且白种人和黑种人血中的 MSH 浓度基本相同，在因病切除垂体的黑人，其皮肤颜色并不发生改变，因此认为人体肤色与 MSH 关系不大。但在某些病理情况下，如肾上腺皮质功能过低时，血中的促肾上腺皮质激素和促黑激素都增多，患者的皮肤有色素沉着可能与此有关。

MSH 的分泌受下丘脑促黑激素释放因子(MRF)和促黑激素释放抑制因子(MIF)的双重调节,MRF 可促进 MSH 分泌,MIF 则抑制其分泌。平时以 MIF 的抑制作用占优势,血中 MSH 浓度升高时也可通过负反馈抑制腺垂体 MSH 的分泌。

(四)促激素

促激素有四种,即促甲状腺激素(TSH)、促肾上腺皮质激素(ACTH)、促卵泡激素(FSH)、黄体生成素(LH),它们分别作用于各自靶腺,主要功能是刺激靶腺组织增生、发育,并促进其激素的合成分泌。

1. 促甲状腺激素　促进甲状腺增生并合成、分泌甲状腺激素。

2. 促肾上腺皮质激素　促进肾上腺皮质增生并合成、分泌糖皮质激素。

3. 促性腺激素　促性腺激素有两种,①FSH,能促进卵泡生长发育成熟,并与少量黄体生成素协同作用,促使卵泡分泌雌激素。在男性,FSH 称为精子生成素,它有促使睾丸生精作用。②LH,小量黄体生成素与 FSH 配合,可促使卵泡分泌雌激素;大量 LH 与 FSH 配合,可促进排卵和黄体生成,并使黄体分泌雌激素和孕激素。在男性,黄体生成素称为间质细胞刺激素,它能促使睾丸间质细胞分泌雄激素。

三、神经垂体的功能

神经垂体属神经组织,它不含腺细胞,因此不能合成激素,但能贮存、释放下丘脑视上核和室旁核的大细胞肽能神经元合成的抗利尿激素(ADH)和缩宫素(OXT),下丘脑的视上核以产生 ADH 为主,室旁核以产生 OXT 为主,合成的激素沿下丘脑垂体束通过轴浆运输到神经垂体贮存,在刺激作用下再释放入毛细血管。

(一)抗利尿激素

生理情况下,其主要作用是促进肾远曲小管和集合管对水的重吸收,使尿量减少,而不参与血压调节;只有当机体大失血时,血中抗利尿激素浓度升高,能使小动脉平滑肌收缩,血压升高,对维持血压相对稳定有一定作用。

(二)缩宫素

缩宫素的生理作用只有在分娩和哺乳时才能发挥。

1. 分娩时的作用　促进子宫收缩,它对妊娠子宫的作用较强,而对非妊娠子宫的作用较弱。临床上常用于引产和产后子宫收缩无力而引起出血的治疗。

2. 哺乳时的作用　使乳腺腺泡周围的肌上皮细胞收缩,从而使乳汁排出。缩宫素还能维持乳腺泌乳,当婴儿吸吮母亲乳头时,刺激缩宫素释放入血,引起排乳。

第三节　甲　状　腺

甲状腺是人体内最大的内分泌腺,略呈"H"形,成人重 20 ~ 40 g。甲状腺内含有许多大小不等的圆形或椭圆形滤泡。滤泡由单层上皮细胞围成。滤泡上皮细胞是甲状腺激素合成与释放的部位。滤泡腔是激素的贮存库,其内充满胶质,胶质是滤泡上皮细胞的分泌物,主要成分是甲状腺球蛋白。在甲状腺滤泡之间和滤泡上皮细胞之间有滤泡旁细胞,又称 C 细胞,分泌降钙素,调节钙、磷代谢。

一、甲状腺激素的合成与代谢

甲状腺腺泡上皮细胞能合成并分泌两种甲状腺激素(thyroid hormone),即三碘甲腺原氨酸(3,5,3′-triiodothyronine,T_3)和四碘甲腺原氨酸(thyroxine,T_4),其中 T_4 又称甲状腺素。在腺体或血液中,T_4 含量较 T_3 多,约占总量的 90%,但 T_3 的生物学活性较 T_4 强约 5 倍,是甲状腺激素发挥生理作用的主要形式。

（一）甲状腺激素的合成

甲状腺激素是酪氨酸的碘化物，因此合成甲状腺激素的主要原料是碘和甲状腺球蛋白（thyroglobulin，TG）。碘主要来源于食物，人体每日从食物中摄取的无机碘 100～200 μg，其中 1/3 被甲状腺摄取。因此，甲状腺与碘的代谢关系极为密切。甲状腺球蛋白由腺泡上皮细胞分泌，其酪氨酸残基碘化后合成甲状腺激素。甲状腺激素的合成过程包括三个步骤（图 10-5）。

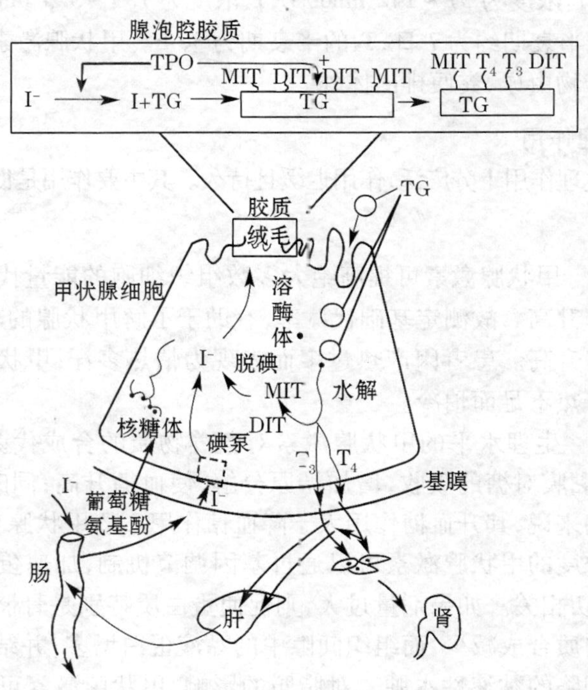

图 10-5 甲状腺激素的合成、贮存与释放示意图

TPO：甲状腺氧化酶；TG：甲状腺球蛋白

1. 甲状腺腺泡的聚碘作用　由肠道吸收的碘，以 I^- 的形式存在于血液中，浓度约为 250 μg/L，而甲状腺内 I^- 浓度比血液高 20～25 倍，且甲状腺上皮细胞的静息电位为 -50 mV，因此甲状腺对碘的摄取是逆电化学梯度的主动转运过程。一般认为，碘的转运是由腺泡上皮细胞基底面的钠—碘同向转运体介导的继发性主动转运过程，能量来自钠泵的活动，以 1 个 I^- 和 2 个 Na^+ 协同运输。甲状腺的强大聚碘作用已成为临床上应用放射性碘来测定甲状腺功能和治疗甲状腺功能亢进的依据。

2. 碘的活化　由腺泡上皮细胞摄取的 I^- 并不能与酪氨酸结合，需靠过氧化酶（thyroperoxidase，TPO）氧化成具有活性的 I_2 或与过氧化酶形成某种复合物，这一过程称为碘的活化，但活化过程的本质尚未确定。

3. 酪氨酸的碘化与甲状腺激素的合成　碘化过程发生在甲状腺球蛋白（TG）的酪氨酸残基上，活化的碘取代酪氨酸残基苯环上的氢原子，首先合成一碘酪氨酸（MIT）和二碘酪氨酸（DIT），然后 2 个分子的 DIT 耦联生成四碘甲腺原氨酸（T_4）；1 分子的 MIT 与 1 分子的 DIT 耦联生成三碘甲腺原氨酸（T_3）。1 个 TG 分子上，T_4 与 T_3 之比为 20∶1。

（二）甲状腺激素的贮存、释放、运输与代谢

1. 贮存　甲状腺激素在甲状腺球蛋白上形成后贮存于腺泡腔的胶质中，其贮存量很大，可供人体利用 50～120 日。在体内各种激素的贮存量上居首位。因此，应用抗甲状腺药物时，需要较长时间才能起效。

2. 释放　在促甲状腺激素(TSH)的作用下,甲状腺上皮细胞通过吞饮作用将腺泡腔中含有 T_3、T_4 的甲状腺球蛋白胶质小滴吞饮入上皮细胞内,在溶酶体蛋白水解酶的作用下,释放 T_3、T_4 进入血液。

3. 运输　T_3、T_4 释放入血后,99%以上与血浆蛋白结合,以游离形式存在的不足1%,T_3 主要以游离型存在。只有游离型的甲状腺激素才能进入靶组织细胞,发挥其生理效应。血中游离型和结合型的甲状腺激素可相互转化,两者间保持动态平衡。临床上,可通过测定血液中 T_3、T_4 的含量了解甲状腺的功能。正常成人血清 T_4 浓度为 51～142 nmol/L,T_3 浓度为 1.3～3.4 nmol/L。

4. 代谢　血浆中 T_4 的半衰期约为7日,T_3 的半衰期为36 h。甲状腺激素降解的主要部位在肝、肾和外周组织,形成的代谢产物由尿、粪便排出体外。

二、甲状腺激素的生理作用

甲状腺激素在体内的生理作用十分广泛,作用迟缓且持久。其主要作用是促进人体代谢和生长发育。

(一) 对代谢的作用

1. 对能量代谢的作用　甲状腺激素可提高绝大多数组织细胞的能量代谢水平,增加组织的耗氧量和产热量,使基础代谢率升高。故测定基础代谢率,有助于了解甲状腺的功能。临床上甲状腺功能亢进时,患者基础代谢率将升高。患者因产热过多而表现为怕热多汗;甲状腺功能低下时则相反,患者基础代谢率会降低,因产热不足而怕冷。

2. 对物质代谢的作用　生理水平的甲状腺激素对营养物质的合成代谢及分解代谢均有促进作用。甲状腺激素促进小肠黏膜对糖的吸收,增加糖原分解,使血糖升高;同时它又加速外周组织对糖的利用,使血糖降低。总的来说,其升血糖作用大于降血糖作用。故甲状腺功能亢进患者的血糖常升高,甚至出现糖尿。生理浓度的甲状腺激素可以通过基因调节机制,加速蛋白质的合成,因此甲状腺激素与人体的生长发育密切相关。如果剂量过大,则促使蛋白质特别是骨骼肌蛋白质大量分解;当甲状腺激素分泌不足时,蛋白质合成减少,而组织间隙中的黏液蛋白增多,并结合大量水和盐,在皮下形成一种特殊的、指压而不凹陷的黏液性水肿。对脂肪的影响,甲状腺激素可加速脂肪的动员分解,脂肪酸的氧化,促进肝将胆固醇转变为胆酸从胆汁排出,从而使血浆胆固醇水平降低;同时也可促进胆固醇合成,但分解速度大于合成,因此甲状腺功能亢进的患者血胆固醇低于正常,而甲状腺功能减退的患者血胆固醇高于正常。

(二) 对生长发育的作用

甲状腺激素是促进机体正常生长、发育的重要激素,特别是对婴儿脑和长骨的生长、发育影响极大。甲状腺激素对生长发育的影响在出生后最初的4个月内最为明显。胚胎期缺碘而导致甲状腺激素合成不足或出生后甲状腺功能低下的患者,不仅身材矮小,而且脑不能充分发育,智力低下,称呆小症(即克汀病)。治疗呆小症必须抓住时机,应在新生儿出生后3个月以前补充甲状腺激素,否则难以奏效。甲状腺激素影响生长、发育的机制可能与它促进神经细胞的生长以及可促进长骨骨骺的发育和骨的生长有关。此外,甲状腺激素还对垂体生长激素有允许作用,缺乏甲状腺激素,则可影响生长激素发挥正常作用,而且生长激素的合成与分泌也减少,这可能与甲状腺激素能增强生长激素介质的活性及增加骨更新率的作用有关。

(三) 对其他系统的作用

1. 神经系统　甲状腺激素不仅能促进神经系统的发育、成熟,而且可提高已分化成熟的中枢神经系统的兴奋性。甲状腺激素对儿茶酚胺有允许作用,使交感神经系统兴奋。因此,甲状腺功能亢进症患者有烦躁不安、喜怒无常、失眠多梦、注意力不集中及肌肉颤动等症状;甲状腺功能低下的患者则有言行迟钝、记忆减退、淡漠无情、终日思睡等症状。

2. 心血管系统　甲状腺激素可使心率加快，心肌收缩力增强，心排血量增多，故甲状腺功能亢进症患者可表现为心动过速。

3. 消化系统　甲状腺激素可使胃肠蠕动增强、消化腺分泌增加。甲状腺功能亢进症患者可出现食欲增强，胃肠蠕动加速，胃排空加快，肠道吸收减少，甚至于出现顽固性吸收不良性腹泻；甲状腺功能低下时，可出现腹胀和便秘。

4. 其他　甲状腺激素还可影响生殖功能，对胰岛、甲状旁腺及肾上腺皮质等内分泌腺的分泌功能有一定的影响。

知识链接 ……………………………………………………………………………………

甲状腺功能亢进症

甲状腺功能亢进症简称甲亢，是多种原因引起的甲状腺激素分泌过多所致的一组常见内分泌疾病。主要临床表现为多食、消瘦、畏热、多汗、心悸、激动等高代谢综合征，以及不同程度的甲状腺肿大和眼突、手颤、颈部血管杂音等为特征，严重的可出现甲亢危象、昏迷甚至危及生命。

三、甲状腺激素分泌的调节

甲状腺功能活动主要受下丘脑—腺垂体—甲状腺轴的调节。此外，还受自主神经的调节，同时可进行一定程度的自身调节。

(一) 下丘脑—腺垂体—甲状腺轴

下丘脑释放的促甲状腺激素释放激素(thyrotropin releasing hormone，TRH)能促进腺垂体分泌促甲状腺激素(thyroid - stimulating hormone，TSH)，促甲状腺激素又能刺激甲状腺腺体增生和甲状腺激素(T_3、T_4)的合成和释放。血中甲状腺激素的高低，对TSH的分泌具有经常性的反馈调节作用。当血中T_3、T_4水平增高时，可反馈性抑制腺垂体TSH的分泌 使T_3、T_4的合成与释放减少；血中T_3、T_4水平降低时，对腺垂体TSH分泌的抑制作用则减弱，TSH分泌增多，使T_3、T_4的合成与释放增多从而维持血中T_3、T_4含量的相对稳定。

(二) 自身调节

甲状腺可根据机体含碘量的多少，调整自身摄取碘的能力，称为甲状腺的自身调节。这是一种有一定限度的缓慢的调节机制。当外源性碘量增加时，最初甲状腺激素合成增加，当血碘浓度超过1 mmol/L时，甲状腺的聚碘作用开始下降，当血碘浓度超过10 mmol/L时，甲状腺的聚碘作用完全消失。过量的碘产生的抗甲状腺聚碘效应称Wolff - Chaikoff效应。自身调节作用使甲状腺功能适应食物中碘供应量的变化，从而保证腺体内甲状腺激素的合成量相对稳定。根据Wolff - Chaikoff效应，临床上常用大剂量碘处理甲状腺危象和用于甲状腺手术的术前准备。

(三) 自主神经对甲状腺活动的影响

甲状腺受交感神经和副交感神经的双重支配。电刺激交感神经和副交感神经可分别促进和抑制甲状腺激素合成与分泌。

第四节　肾　上　腺

肾上腺位于两侧肾的内上方，左、右各一，左侧者近似半月形，右侧者呈三角形。其结构包括周围部分的皮质和中央部分的髓质，两者在胚胎发生、组织结构和功能上均不相同，实际上是两个独立的内分泌腺。

一、肾上腺皮质激素

肾上腺皮质由外向内分别由球状带、束状带和网状带组成。这三层细胞的组织学结构、所含酶类及分泌的激素都不相同。球状带分泌的激素主要参与体内水盐代谢的调节，故称为盐皮质激素（mineralocorticoids），以醛固酮（aldosterone）为代表；束状带分泌的激素，因为最早发现它有生糖作用，故称为糖皮质激素（glucocorticoids），以皮质醇（cortisol）为代表；网状带主要分泌性激素（sex hormone），以脱氢表雄酮（dehydroepiandrosterone）为代表，也可合成和分泌少量的糖皮质激素和雌激素。人体各种皮质激素均是以胆固醇为原料经腺细胞生物合成的类固醇激素。

盐皮质激素和性激素在其他章节有阐述，本节重点阐述糖皮质激素的生理作用，糖皮质激素有如下生理作用：

（一）物质代谢的作用

糖皮质激素能增强糖异生，减少外周组织对葡萄糖的利用，具有显著的升血糖效应。若糖皮质激素分泌过多，可使血糖升高，甚至出现糖尿，引起类固醇性糖尿病；相反，肾上腺皮质功能低下时，可出现低血糖。糖皮质激素促进肝外组织，特别是肌肉组织的蛋白质分解，加速氨基酸进入肝，生成肝糖原。糖皮质激素分泌过多，常引起消瘦、骨质疏松、皮肤变薄、淋巴组织萎缩及伤口不易愈合等现象，如库欣综合征患者；糖皮质激素可增强脂肪酸在肝内的氧化过程，有利于糖异生，促进脂肪分解（特别是四肢），但面部、肩、颈、躯干部位的脂肪组织对糖皮质激素的敏感性较低，却对胰岛素的敏感性较高，使体内脂肪发生重新分布。肾上腺皮质功能亢进时，出现“满月脸”“水牛背”而四肢消瘦，形成向心性肥胖的特殊体形。

（二）对水盐代谢的作用

糖皮质激素具有保钠排钾作用，但作用较弱，只在长期大剂量使用时方可出现。此外，糖皮质激素还可降低肾小球入球小动脉的阻力，增加肾小球血浆流量而使肾小球滤过率增加，有利于水的排出。肾上腺皮质功能不全的患者常有水排出障碍，严重时可出现“水中毒”，此时若补充适量的糖皮质激素可使病情缓解。

（三）对各器官组织的作用

1. 对血液的作用　糖皮质激素可增强骨髓的造血功能，使血液中红细胞和血小板的数量增多；同时，它能促使附着在小血管壁边缘的中性粒细胞进入血液循环，使血液中中性粒细胞增多。糖皮质激素还能抑制胸腺和淋巴组织细胞 DNA 的合成过程，使淋巴细胞数量减少。此外，它对巨噬细胞系统吞噬和分解嗜酸粒细胞的活动有增强作用，故血中嗜酸粒细胞的数量减少。

2. 对血管系统的作用　糖皮质激素能提高血管平滑肌对儿茶酚胺类物质的敏感性（即激素的允许作用），对维持正常血压有重要意义。

3. 对神经系统的作用　可提高中枢神经系统的兴奋性。小剂量可引起欣快感，大剂量则可引起注意力不集中、烦躁、失眠，严重时可出现幻觉等。

4. 对消化系统的作用　糖皮质激素可以促进胃液、胃蛋白酶等消化液和消化酶的分泌，抑制胃黏液分泌，加速胃上皮脱落，连续应用可诱发或加剧溃疡性疾病。糖皮质激素分泌降低时，可出现消化功能障碍。

（四）在应激反应中的作用

当机体受到感染、缺氧、饥饿、创伤、疼痛、手术、寒冷及惊恐等多种有害刺激时，垂体释放入血中的促肾上腺皮质激素（ACTH）急剧增加，导致糖皮质激素浓度也升高，并产生一系列的非特异性反应，称为应激反应。能引起应激反应的刺激称为应激刺激。在应激反应中，下丘脑—腺垂体—肾上腺皮质轴的活动增强，提高机体对应激刺激的耐受和生存能力。此外，交感—肾上腺髓质系统也参与应激活动，使血中儿茶酚胺含量增加，其他激素如生长激素、催乳素和 ADH、醛固酮等分泌也可增加。实验表明，动物切除肾上腺皮质后，给予维持量的糖皮质激素，在安静环境中可正常生存，一旦遇到上述应激刺激时则易死亡。由此可见，机体主要靠促肾上腺皮质激素和糖皮质激素的增加来渡过难关。此外，大剂量的糖皮质激素有抗炎、抗过敏、抗中毒、抗休克的作用，是临床上应用糖皮质激素治疗多种疾病的依据。

二、肾上腺髓质激素

肾上腺髓质位于肾上腺的中央，占肾上腺的10%～20%。从胚胎发生上看，肾上腺髓质和交感神经同一来源，相当于交感神经节，受交感神经节前纤维支配，形成交感神经—肾上腺髓质系统。肾上腺髓质的腺细胞内含有细小颗粒，一些颗粒与铬盐呈棕色反应，含有这种颗粒的细胞称为嗜铬细胞。肾上腺髓质的嗜铬细胞分泌肾上腺素(epinephrine，E)和去甲肾上腺素(norepinephrine，NE)，两者都是儿茶酚胺激素，体内最重要的儿茶酚胺有肾上腺素、去甲肾上腺素和多巴胺(dopamine，DA)三种。

(一)肾上腺素和去甲肾上腺素的生理作用

由于肾上腺素受体在机体分布广泛，故肾上腺素与去甲肾上腺素的生理作用非常广泛而多样。其主要生理作用已在有关章节中分别讨论，如表10-2所示。

表10-2　肾上腺素与去甲肾上腺素的生理作用

	肾上腺素	去甲肾上腺素
心脏	心率增快，收缩力明显增加，心排血量增加(强心剂)	离体心：心率增快；在体心：心率减慢(减压反射的作用)
血管	皮肤、胃肠、肾等血管收缩；冠状血管、骨骼肌血管舒张，总外周阻力稍减	全身血管(特别是阻力血管)收缩总外周阻力显著增加
血压	上升(主要因心排血量增加)	显著升高(主要因外周阻力增大)
支气管平滑肌	舒张	舒张，作用较弱
胃肠活动	抑制	抑制，作用较弱
代谢	增强	稍增强
瞳孔	开大	开大

(二)交感—肾上腺髓质系统

肾上腺髓质受交感神经节前纤维的支配，两者关系密切，交感神经系统和肾上腺髓质组成交感—肾上腺髓质系统。当人体遇到紧急情况时，如恐惧、焦虑、剧痛、缺氧、失血等，这一系统的活动明显增强，肾上腺素和去甲肾上腺素分泌大大增加，使中枢神经系统兴奋性增高；同时心率加快，心肌收缩力加强，心排血量增加，血压升高；呼吸加深加快，肺通气量增大；肝糖原和脂肪分解增加，血糖升高，血中游离脂肪酸增多，以适应在应急情况下对能量的需要。这些变化都是在紧急情况下，通过交感—肾上腺髓质系统活动的加强所产生的适应性反应，称为应急反应。应急反应有利于人体随时调整各种功能，以应付环境的急变。

实际上，应急与应激是两个不同但有关联的概念。引起应急反应的各种刺激同样也可引起应激反应，但应急是交感—肾上腺髓质系统活动加强，使血液中肾上腺髓质激素浓度明显升高，从而充分调动机体的贮备能力，克服环境变化对人体造成的不良影响；应激是下丘脑—腺垂体—肾上腺皮质系统活动加强，使血液中ACTH和糖皮质激素浓度明显升高，以增加人体对有害刺激耐受能力。两者既有区别又相辅相成，使机体的适应能力更加完善。

第五节 胰 岛

胰腺既是外分泌腺也是内分泌腺。外分泌腺腺泡分泌的胰液通过胰管进入十二指肠，参与消化过程；胰岛是散在于胰腺外分泌细胞之间的大小不等、形态不规则的内分泌细胞群的总称。经组织学染色，可见胰岛主要由以下四种细胞构成：A 细胞分泌胰高血糖素；B 细胞分泌胰岛素；D 细胞分泌生长抑素；PP 细胞分泌胰多肽。

一、胰岛素

胰岛素（insultn）是含 51 个氨基酸的小分子蛋白质激素，相对分子质量为 6000，由含有 21 个氨基酸的 A 链和含有 30 个氨基酸的 B 链借助两个二硫键联结而成。正常成人空腹血清胰岛素浓度为 35～145 pmol/L。血液中胰岛素，一部分与血浆蛋白结合的形式存在，另一部分以游离的形式存在，只有游离型的才有生物活性。胰岛素的半衰期约为 5 min，主要在肝灭活，肌肉组织与肾也能灭活一部分胰岛素。我国科学工作者于 1965 年在世界上首先用化学方法人工合成了具有高度生物活性的胰岛素，接着又对胰岛素的空间结构与功能的关系进行了研究，并取得重大成果。

（一）胰岛素的生理作用

1. 糖代谢　胰岛素通过增加糖的去路与减少糖的来源而降低血糖。一方面促进全身组织特别是肝、肌肉和脂肪组织摄取和利用葡萄糖，加速肝糖原和肌糖原的合成，抑制糖异生，并促进葡萄糖转变为脂肪酸，贮存于脂肪组织中，从而使血糖降低。胰岛素缺乏时，血糖浓度升高。如超过肾糖阈，将出现尿糖，引起糖尿病。糖尿病患者使用适量胰岛素，可使血糖浓度维持正常，但如使用过量，则可引起低血糖，甚至发生低血糖休克。

2. 脂肪代谢　胰岛素可促进脂肪的合成，促进葡萄糖进入脂肪细胞，合成三酰甘油和脂肪酸。胰岛素还能抑制脂肪酶的活性，减少脂肪的分解。胰岛素缺乏时，出现脂肪代谢紊乱，脂肪分解增强产生大量脂肪酸，在肝内氧化生成大量酮体，以致引起酮症酸中毒。同时，血脂升高易引起动脉硬化。

3. 蛋白质代谢　胰岛素能促进氨基酸进入细胞内；促进 DNA、RNA 和蛋白质的合成；抑制蛋白质的分解，因而有利于生长。同时，生长激素的促蛋白质合成的作用，必须在有胰岛素存在的情况下才能表现出来。因此，对人体的生长来说，胰岛素也是不可缺少的激素之一。

总之，胰岛素是促进合成代谢的重要激素，其最明显的效应是降低血糖，它是体内唯一能降低血糖的激素。当胰岛素分泌不足时，不仅血糖升高，而且可发生一系列代谢方面的障碍。

（二）胰岛素分泌的调节

1. 血糖与氨基酸的作用　①血糖水平：胰岛素的分泌主要受血糖水平的反馈调节。血糖浓度升高时，胰岛素分泌增加，使血糖水平降低；当血糖水平降至正常时，胰岛素分泌也恢复基础水平，从而维持血糖浓度相对稳定。②血中脂肪酸和氨基酸水平：多种氨基酸都有刺激胰岛素分泌的作用，以精氨酸和赖氨酸的作用最强。血中脂肪酸和酮体明显增多时也可促进胰岛素分泌。氨基酸和血糖对刺激胰岛素分泌有协同作用，两者同时升高时，可使胰岛素分泌量成倍增长。长时间的高血糖、高氨基酸和高脂血症可持续刺激胰岛素分泌，致使胰岛 B 细胞衰竭，引起糖尿病。

2. 激素的作用　促胃液素、促胰液素、缩胆囊素、抑胃肽、生长激素、甲状腺激素和皮质醇等都可刺激胰岛素分泌。胰高血糖素、生长抑素则抑制胰岛素分泌。任何一种促进胰岛素分泌的激素，长期大量分泌或在临床上长期使用，都可能使胰岛 B 细胞衰竭而导致糖尿病，应予以注意。

3. 神经调节　胰岛受迷走神经和交感神经的双重支配。迷走神经兴奋时，通过胰岛 B 细胞膜上的 M 受体，引起胰岛素的释放，也可刺激胃肠激素的分泌而间接促进胰岛素分泌。交感神经兴奋时，通过 B 细胞膜上 α_2 受体,抑制胰岛素的分泌。

二、胰高血糖素

胰高血糖素是由 29 个氨基酸组成的直链多肽,是体内促进分解代谢、促进能量动员的激素。

(一) 胰高血糖素的生理作用

与胰岛素的作用相反,胰高血糖素是体内促进分解代谢、促进能量动员的激素。胰高血糖素具有很强的促进糖原分解和糖异生作用,使血糖明显升高。胰高血糖素还可激活脂肪酶,促进脂肪分解,同时又能加强脂肪酸氧化,使酮体生成增多。胰高血糖素对蛋白质也有促进分解和抑制合成的作用。

(二) 胰高血糖素分泌的调节

血糖浓度是最重要的调节因素。血糖浓度降低时,胰高血糖素分泌增加;血糖浓度升高时,其分泌减少。氨基酸可促进胰高血糖素的分泌。

胰岛素可通过降低血糖间接刺激胰高血糖素的分泌,也可直接作用于邻近的 A 细胞,抑制胰高血糖素的分泌。

交感神经兴奋可促进胰高血糖素的分泌,迷走神经兴奋时,可抑制其分泌。

第六节　甲状旁腺和甲状腺 C 细胞

甲状旁腺分泌甲状旁腺激素(parathyroid hormone,PTH),甲状腺 C 细胞合成并分泌降钙素(calcitonin,CT)。PTH、CT 与 1,25-$(OH)_2D_3$ 共同调节机体内的钙磷代谢,通过对骨、肾和肠三种靶组织的作用,维持血中钙、磷水平的相对稳定。

一、甲状旁腺激素

甲状旁腺激素(narathyroid hormone,PTH)是由甲状腺分泌的参与调节钙磷代谢的激素。甲状旁腺是呈棕黄色、扁椭圆形、黄豆大小的腺体,位于甲状腺侧叶的后面,一般有上、下两对,有时甲状旁腺可埋入甲状腺组织内。腺细胞分主细胞和嗜酸性细胞两种,主细胞分泌 PTH;嗜酸性细胞胞质内含有密集的嗜酸性颗粒,功能目前尚不清楚。

PTH 是调节血钙和血磷水平的最重要的激素。如将动物的甲状旁腺摘除后,血钙水平逐渐下降出现低钙抽搐,甚至死亡。而血磷水平则往往呈相反变化,逐渐升高。可见,PTH 对生命活动是十分重要的。PTH 主要通过以下途径升高血钙,降低血磷。

(一) 对骨组织的作用

骨骼是体内最大的钙库。PTH 一方面可提高骨细胞膜对 Ca^{2+} 的通透性,动员骨钙入血;另一方面可增强破骨细胞的活动,加速溶骨活动,钙大量入血,从而使血钙升高。

(二) 对肾的作用

促进肾远端小管对钙的重吸收,减少尿钙排出,升高血钙。同时,PTH 可抑制肾近端小管对磷酸盐的重吸收,使尿磷排出增加,血磷减少。

(三) 对小肠的作用

PTH 可激活 1α-羟化酶,从而促进活性更高的 1,25-$(OH)_2D_3$ 的生成,促进小肠上皮细胞对钙的吸收,使血钙升高。

二、降钙素

CT 主要由甲状腺 C 细胞(腺泡旁细胞)合成与分泌,胸腺也有分泌 CT 的功能。CT 相对分子质量为3400，是含有32个氨基酸的肽类激素，正常血清CT浓度为10～20 ng/L。

CT的主要生理作用是降低血钙和血磷。它一方面可直接抑制破骨细胞的溶骨作用，增加成骨细胞的活动，使钙、磷沉积于骨。另一方面可抑制肾小管对钙、磷的重吸收，增加尿中钙、磷的排出，从而发挥降低血钙、血磷的作用。此外，CT还能抑制胃酸的分泌及抑制小肠对钙、磷的吸收。

三、维生素 D_3

体内调节钙代谢的主要物质为维生素 D_3 又称胆钙化醇，主要来源于皮肤以及动物性食物。皮肤中的7－脱氢胆固醇在日光中紫外线的作用下，转化为维生素 D_3，再经羟化酶催化成活性很高的1,25－$(OH)_2D_3$。1,25－$(OH)_2D_3$ 可促进小肠黏膜上皮细胞对钙的吸收并促进肾小管对钙的重吸收，使血钙浓度升高；1,25－$(OH)_2D_3$ 对动员骨钙入血和钙在骨中沉积均有作用，是骨更新、重建的重要因素。缺乏1,25－$(OH)_2D_3$，可导致儿童佝偻病或成人骨质疏松症。

在体内，PTH、CT以及维生素 D_3 共同调节钙磷代谢，维持血中钙磷的相对稳态。

第七节　其 他 激 素

一、松果体激素

松果体为一椭圆形小体，由神经细胞演变而来。松果体分泌的激素主要为褪黑素（melatonin，MT）。MT对哺乳动物最明显的作用是抑制下丘脑—腺垂体—性腺轴，抑制性腺活动，防止儿童性早熟。松果体分泌MT呈明显的昼夜节律变化，白天分泌减少，而黑夜分泌增加。近年来的研究表明，在人和哺乳动物，生理剂量的MT具有促进睡眠的作用，而且MT的昼夜分泌节律与睡眠的昼夜时相完全一致，因此认为MT是睡眠的促发因子，并参与昼夜睡眠节律的调控。

二、胸腺激素

胸腺位于胸骨后面，是重要的淋巴器官，与机体的免疫系统密切相关，并兼有内分泌功能，能分泌胸腺激素。胸腺在儿童时期功能很活跃，到青春期时体积最大，以后随着年龄增长逐渐退化被脂肪组织所填充，但仍保持分泌胸腺激素的能力。胸腺激素的主要作用是作用于淋巴系干细胞，使之转为胸腺依赖性淋巴细胞，简称T细胞。T细胞与抗原结合后发生免疫反应，发挥细胞免疫作用。

三、前列腺素

前列腺素（prostaglandin，PG）最初在人的精液和绵羊的精囊中发现，当时推测其来自前列腺，故命名为前列腺素。其实是误解，后来研究证实，PG是广泛存在于动物和人体内的一组重要的组织激素。如在肝、肠、肾、心、脑、肺等处，均有PG被分离出来。PG的化学结构一般是具有五元环和两条侧链的二十碳不饱和脂肪酸。根据其分子结构的不同，可把PG分为A、B、D、E、F、H、I等型。

PG的生物学作用极为广泛而复杂，几乎对机体各个系统的功能活动均有影响。

思考题

1. 简述GH的生理作用。
2. 饮食中长期缺碘为什么会引起甲状腺肿大？
3. 简述甲状腺激素的生理作用。

（范亚敏）

第十一章　生　　殖

⊙学习目标

熟悉：睾丸、卵巢的功能；雄激素、雌激素和孕激素的主要作用；月经周期中卵巢和子宫内膜的周期性变化。

了解：精子生成过程及其发育成熟的条件；月经周期形成机制；妊娠及其维持；分娩与授乳。

生物体生长发育到一定阶段后，能够产生与自己相似的子代个体，这一能力称为生殖（reproduction）。在高等动物，生殖功能是通过两性生殖器官的共同活动实现的。

第一节　男 性 生 殖

男性的主性器官是睾丸，附属性器官包括附睾、输精管、精囊腺、前列腺、尿道球腺和阴茎等。

一、睾丸的功能

睾丸实质主要由100～200个睾丸小叶组成，小叶内有曲细精管与间质细胞。曲细精管是生成精子（spermatozoa，sperm）的部位，间质细胞具有分泌雄激素（androgen）的功能。

（一）生精功能

在睾丸小叶的曲细精管，有生精细胞和支持细胞（图11-1）。青春期时，位于曲细精管基底部的精原细胞，通过多次有丝分裂变成初级精母细胞，初级精母细胞经过第一次成熟分裂（减数分裂，即染色体数目减少一半）形成次级精母细胞。此后，再进行第二次成熟分裂（染色体数目不再减半）形成成熟精子。发育成熟的精子，脱离支持细胞进入管腔。支持细胞提供生精细胞分化发育所需的多种物质，并为精子生成创造稳定的微环境。

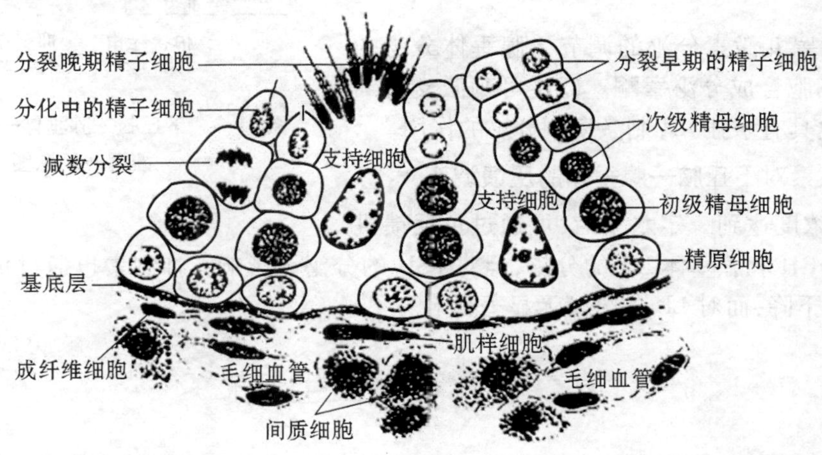

图11-1　睾丸曲细精管生精过程示意图

新生成的精子自身没有运动能力,需要在附睾经 18 ~24 h 进一步发育成熟,才能获得运动能力。在性活动中,输精管的蠕动可将精子输送到尿道,并与前列腺和尿道球腺的分泌物混合形成精液。正常男子每次射出的精液 3 ~6 ml,每毫升精液含 0. 2 亿 ~4 亿个精子。如精子数量少于每毫升 0. 2 亿,则不易使卵子受精。此外,精子的生成需要适宜的温度,阴囊内温度比腹腔内低 2℃左右,适合精子的生成。若在胚胎发育阶段,由于某种原因睾丸未能下降到阴囊内形成隐睾症。因腹腔温度较高,不利于睾丸精子生成而导致不育。

(二) 睾丸的内分泌功能

睾丸间质细胞分泌雄激素,支持细胞分泌抑制素。

1. 雄激素　雄激素主要包括睾酮、脱氢表雄酮、雄烯二酮和雄酮等,其中睾酮的生物活性最强。睾酮的生理作用有以下几方面:

(1) 维持生精作用　促进生精细胞的分化和精子的生成过程。

(2) 刺激附性器官生长　刺激附性器官的生长发育,促进男性副性征的出现并维持在正常状态。

(3) 维持正常性欲。

(4) 对代谢的影响　促进蛋白质的合成,特别是促进肌肉和生殖器官蛋白质的合成,同时还能促进骨骼生长以及红细胞生成等作用。

2. 抑制素　抑制素(inhibin)是一种糖蛋白激素。抑制素对腺垂体 FSH 的合成和分泌具有很强的抑制作用,而对 LH 的分泌则无明显影响。

二、睾丸功能的调节

(一) 下丘脑—腺垂体对睾丸活动的调节

下丘脑分泌的促性腺激素释放激素(gonadotropin - releasing hormone, GnRH)作用于腺垂体,促进腺垂体合成分泌 FSH 和 LH,进而调节睾丸的生精作用和内分泌活动(图 11-2)。

1. 腺垂体对生精作用的调节　腺垂体分泌的 LH 刺激睾丸间质细胞分泌睾酮。FSH 刺激支持细胞使其产生雄激素结合蛋白(androgen binding protein, ABP), ABP 与睾酮结合,以维持曲细精管局部睾酮的高浓度,从而促进生精过程。

2. 腺垂体对睾丸激素分泌的调节　腺垂体分泌的 LH 可刺激间质细胞合成分泌睾酮。FSH 可刺激支持细胞分泌抑制素,也具有增强 LH 刺激睾酮分泌的作用。

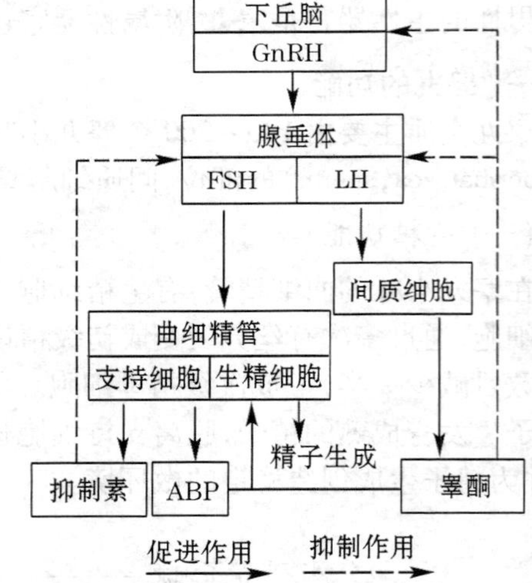

图 11-2　下丘脑—腺垂体—睾丸激素反馈调节示意图

(二) 睾丸激素对下丘脑—腺垂体的反馈调节

当血中睾酮浓度达到一定水平后,可通过负反馈机制抑制下丘脑 GnRH 和腺垂体 LH 的分泌,但对 FSH 的分泌无影响。抑制素也通过负反馈机制使血中 FSH 含量明显下降,而对 LH 的分泌无显著影响。

第二节　女 性 生 殖

女性生殖功能包括卵巢的功能、妊娠及分娩等生理过程。女性主性器官是卵巢,附性器官包括输卵管、子宫、阴道及外阴等。在下丘脑—腺垂体—卵巢轴的调节下,卵巢的功能发生周期性变化,称为卵巢周期(ovarian cycle)。在卵巢周期性分泌的激素作用下,子宫内膜也发生周期性变化而形成月经周期(menstrual cycle)。这些周期性变化的发生是卵巢激素与下丘脑—腺垂体激素之间反馈调节的结果。

一、卵巢的功能

卵巢具有产生卵子和分泌激素的功能。

(一)卵巢的生卵作用

卵巢周期性变化一般分为三个阶段,即卵泡期(排卵前期)、排卵期和黄体期(排卵后期,图11-3)。

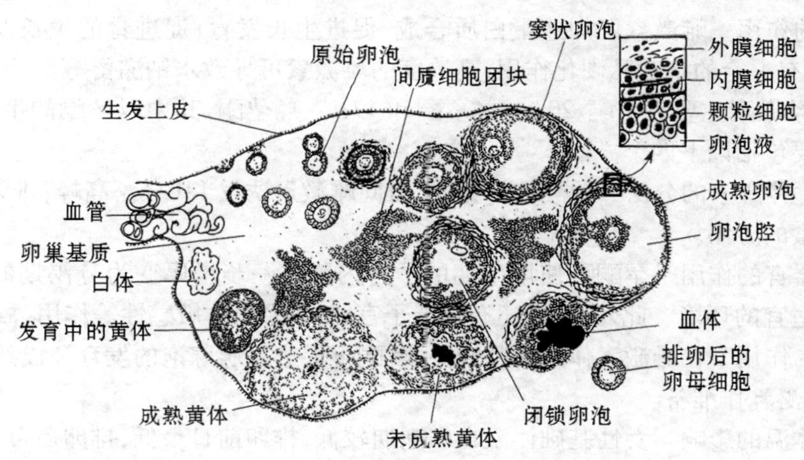

图11-3 卵巢生卵过程示意图

1. 卵泡期 女性从青春期开始,卵巢在腺垂体促性腺激素(主要是FSH)的作用下,每个月有15~20个原始卵泡开始生长发育。原始卵泡是由中央一个初级卵母细胞和周围一层扁平或梭形卵泡细胞组成。原始卵泡发育过程中,初级卵母细胞体积逐渐增大。卵泡细胞变成多层颗粒细胞,并分泌糖蛋白形成透明带(初级卵泡)。卵泡周围的间质细胞分化为内膜细胞和外膜细胞形成次级卵泡。颗粒细胞分泌卵泡液进入卵泡腔,并将卵母细胞推向一侧形成卵丘,紧贴透明带的颗粒细胞呈柱状形成放射冠。内膜细胞和颗粒细胞具有分泌雌性激素和卵母细胞成熟抑制因子(oocyte maturation inhibitor,OMI)的功能。多数卵泡在发育中途萎缩、闭锁,只有1个卵泡发育成优势卵泡,最后成熟并排出卵细胞。

2. 排卵期 在腺垂体LH等多种激素的作用下,成熟卵泡移向卵巢表面,泡壁破裂,卵细胞、透明带、放射冠和卵泡液等一起经排卵孔排出,此过程称为排卵(ovulation)。排出的卵细胞被输卵管伞捕捉送入输卵管中。

3. 黄体期 排卵后的卵泡壁内陷,血管断裂、出血,血液凝固形成血体。随着血液被吸收,颗粒细胞与内膜细胞增生肥大,胞质内出现黄褐色脂肪颗粒形成黄体(corpus luteum)。黄体可以分泌大量的雌激素和孕激素。若排出的卵子未能受精,则在排卵后第9~10日黄体便开始变性,被结缔组织取代而成白体。白体无分泌功能,并逐渐萎缩、溶解。若卵子受精成功,胎盘分泌人绒毛膜促性腺激素(human chorionic gonadotropin,hCG)使黄体继续发育为妊娠黄体,一直持续到妊娠3~4个月后,自动退化为白体。

(二)卵巢的内分泌功能

卵巢主要分泌雌激素(estrogen,E)和孕激素(progesterone,P),此外还分泌抑制素和少量的雄激素。

1. 雌激素 雌激素包括雌二醇、雌酮和雌三醇。雌二醇活性最强，雌酮的活性仅为雌二醇的10%，雌三醇活性最低。雌激素的主要生理作用有以下三个方面：

(1) 对生殖器官的作用 雌激素协同 FSH 促进卵泡发育，诱导 LH 峰的出现诱发排卵；促进子宫发育，使子宫内膜呈现增生期变化，并增加子宫颈黏液的分泌；促进输卵管上皮增生、分泌及输卵管运动，有利于精子与卵子的运行；使阴道黏膜上皮细胞增生、角化，糖原含量增加，阴道分泌物呈酸性，增强阴道对细菌的抵抗能力。

(2) 对第二性征的作用 雌激素可促进乳腺发育，促使脂肪、毛发呈女性分布，声音音调较高，女性第二性征出现与维持。

(3) 对代谢的作用 雌激素可加速蛋白质合成，促进生长发育；促进骨的生长及骨骺愈合；降低血浆胆固醇浓度，有一定的抗动脉硬化作用；高浓度的雌激素可导致水钠潴留等。

2. 孕激素 孕激素主要有孕酮、20α－羟孕酮和17α－羟孕酮，其中以孕酮的生物活性最强。孕酮的生理作用主要包括以下四个方面：

(1) 调节腺垂体激素的分泌 孕酮在排卵前，协同雌激素诱发 LH 分泌高峰；排卵后，负反馈抑制腺垂体促性腺激素的分泌。

(2) 对生殖器官的作用 孕酮可使增生期的子宫内膜进一步增厚变为分泌期的子宫内膜，为受精卵的着床提供适宜的环境。此外，孕酮还有降低子宫肌对 OXT 的敏感性等作用，故有保胎作用。

(3) 对乳腺的作用 在雌激素作用的基础上，孕酮可促进乳腺腺泡的发育和成熟，并与 OXT 等激素一起，为分娩后泌乳作准备。

(4) 对基础体温的影响 女性基础体温在卵泡期较低，排卵前日最低，排卵后可升高 0.5℃左右。这与孕酮和去甲肾上腺素对体温中枢的协同作用有关。临床上常将基础体温的变化作为判断排卵的标志之一。

3. 雄激素 女性体内少量的雄激素可刺激女性阴毛、腋毛生长。雄激素分泌过多时，可引起男性化、多毛症等异常表现。

4. 抑制素 抑制素可抑制腺垂体 FSH 的合成和释放，但在卵泡期，抑制素的作用不如雌二醇作用强。在黄体期，由于抑制素的浓度增高，可明显抑制 FSH 的分泌。

二、月经周期

女性自青春期开始，在下丘脑—腺垂体—卵巢轴的调节下，子宫内膜发生周期性剥落、出血的现象，称为月经（menstruation）。因月经总是周而复始的出现，故称为月经周期又称为子宫周期（见图 11-4）。

每个月经周期一般为 28 日左右，分为月经期、增生期和分泌期：①月经期，第 1～5 日。由于血液中雌激素和孕激素水平低，子宫内膜螺旋小动脉收缩、痉挛引起子宫内膜缺血、坏死，脱落、出血，形成月经。②增生期，第 6～14 日。随卵泡的生长发育，血液中雌激素水平逐渐升高，子宫内膜开始修复，增殖变厚，血管增长，腺管增多、伸长。③分泌期，第 15～28 日。于月经周期的第 14 日排卵。排卵后形成的黄体分泌大量的雌激素和孕激素。孕激素使子宫内膜在增生期的基础上进一步增殖增厚，血管弯曲扩张、充血，腺体迂曲，腺腔膨胀，并分泌含糖原的黏液，为受精卵植入创造条件。若无受精卵着床，子宫内膜再次崩溃、脱落进入下一个月经周期。

三、卵巢内分泌与月经周期的调节

月经周期的形成是卵巢激素作用的结果。所以，以卵巢周期为基础叙述其周期性调节。

1. 卵泡期 卵泡早期（月经周期第 1～5 日），由于前一个月经周期雌激素、孕激素对下丘脑和腺垂体的负反馈抑制，导致血中雌激素和孕激素水平下降。于是子宫内膜中的螺旋形小动脉发生痉挛收缩，造成子宫内膜缺血坏死，剥离、出血，进入月经期。此时，雌激素和孕激素对下丘脑和腺垂体的

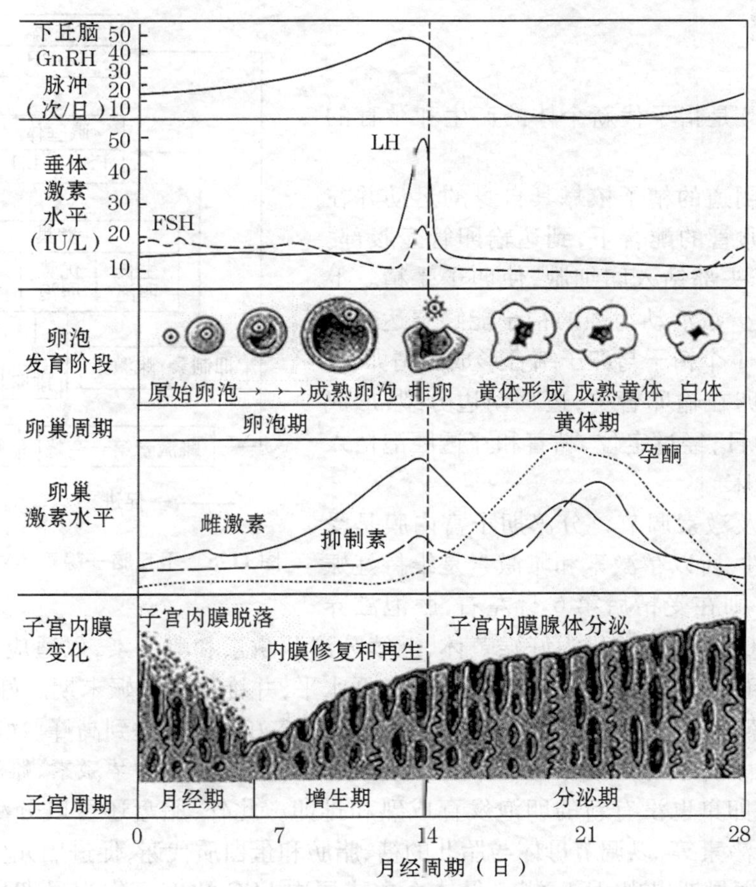

图 11-4 月经周期形成示意图

负反馈抑制作用解除，血中 GnRH、FSH 和 LH 浓度开始上升，FSH 促使卵泡生长发育，雌激素分泌增加，子宫内膜修复进入增生期。当雌激素分泌达到一定水平时，与抑制素一起，对腺垂体起负反馈调节（见图 11-5），使 GnRH 和 FSH 分泌减少，致使多数卵泡停止发育，只有 1 个优势卵泡继续发育，最终发育成成熟卵泡。优势卵泡的颗粒细胞 FSH 受体数量增多，对血中 FSH 敏感性增加，生成和释放雌激素浓度持续增加（局部正反馈），至排卵前日，形成雌激素分泌的第一高峰。高浓度的雌激素通过正反馈调节作用，使 GnRH 分泌增多，刺激 LH 分泌形成 LH 峰。

2. 排卵期　当 LH 峰出现时，高浓度的 LH 消除 OMI（卵母细胞成熟抑制因子）对初级卵母细胞的抑制作用，使其恢复分裂能力形成次级卵母细胞，并开始第二次成熟分裂，最后发育为成熟卵泡。LH 还可使卵泡膜溶解破裂，卵泡壁肌样细胞收缩，促使卵细胞、透明带、放射冠从排卵孔排出形成排卵。此时，子宫内膜处于增生期的末期。

3. 黄体期　排卵后形成的黄体，在 LH 的作用下，黄体细胞分泌大量的孕激素与雌激素，形成孕激素分泌峰、雌激素分泌的第二高峰。孕激素使子宫内膜增厚，血液供应更加丰富，腺体开始分泌含糖原的黏液，子宫内膜进入分泌期。若卵子未受精，由于高浓度的雌激素与孕激素反馈抑制下丘脑 GnRH 和腺垂体 LH 及 FSH 的分泌，使 LH 和 FSH 水平降低。黄体于排卵 12～15 日后，开始萎缩和溶解，血中雌、孕激素水平显著下降，子宫内膜再次剥脱、出血进入月经期。低水平的雌激素和孕激素，对下丘脑和腺垂体的负反馈抑制作用解除，腺垂体又开始分泌 FSH 和 LH，使卵巢和子宫进入下一个活动周期。若卵子受精、着床，胚泡滋养叶细胞开始分泌 hCG，可使黄体转化为妊娠黄体。此后，雌激素和孕激素将维持在高水平，不再出现卵巢和子宫的周期性变化，直至分娩。

四、妊娠与避孕

(一) 妊娠

妊娠(pregnancy)是指子代新个体的产生和孕育的过程。

1. 受精　射入阴道的精子依靠其自身的运动并在子宫颈、子宫腔、输卵管的配合下,到达输卵管壶腹部。若与卵子相遇,精子头部钻入卵细胞,使卵子受精。上亿个精子中,只有极少数活动力强的精子能够到达输卵管壶腹部,一般只有1个精子与卵子结合形成受精卵。

2. 着床　受精卵在输卵管中,边移动边分裂,形成胚泡。排卵后7~8日,经过定位、黏着和穿透胚泡植入子宫,此过程称为着床。

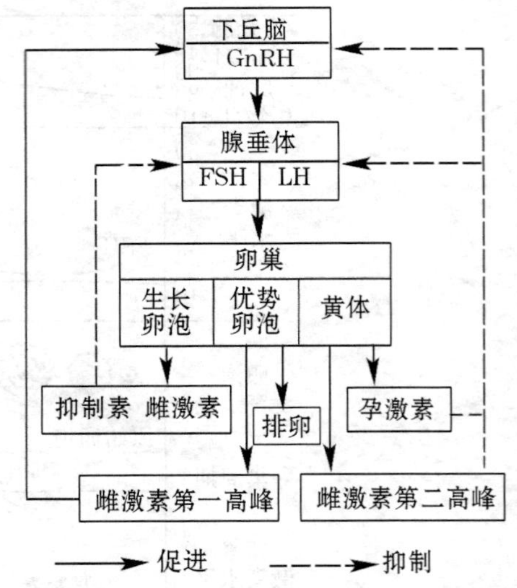

图 11-5　下丘脑—腺垂体对卵巢活动的调节

3. 妊娠的维持及激素调节　分泌期子宫内膜是受精卵着床的前提条件,所以孕激素和雌激素是维持妊娠的基础。如果受孕,则在受精后第6日左右,胚泡滋养层细胞开始分泌hCG,使黄体转化为妊娠黄体,继续分泌孕激素和雌激素,以适应妊娠的需要。hCG在妊娠8~10周达到分泌高峰;到妊娠20周降至较低水平,并维持到妊娠末期。妊娠第6周,胎盘形成并开始分泌孕激素、雌激素,12周以后孕酮含量迅速增加,妊娠末期达到高峰。妊娠期间,血液中高水平的孕激素、雌激素,使子宫内膜不会有剥离、出血(月经)。高水平的孕激素、雌激素对下丘脑和腺垂体的反馈抑制,使卵巢也没有新的卵泡发育成熟和排卵。此外,胎盘还可以分泌人绒毛膜生长激素、绒毛膜促甲状腺激素等,以调节母体与胎儿的糖、脂肪和蛋白质代谢,促进胎儿生长。

由于hCG在妊娠早期出现,所以测定母体血中或尿中hCG浓度可作为早期妊娠的一个诊断指标。雌三醇是胎儿与胎盘共同参与合成的激素。因此,检测孕妇尿中雌三醇的含量,可反映子宫内胎儿的情况。

(二) 避孕

避孕是指通过使用某些方法或手段使妇女暂时不能受孕。从卵子生成到受精卵着床的任一环节施加人为的干预措施,均可达到避孕的目的。

1. 阻断卵巢周期,抑制卵巢排卵　口服雌激素和孕激素后,使其在血中浓度增高,通过负反馈作用抑制下丘脑GnRH和腺垂体FSH和LH的分泌。低水平的FSH使卵泡生长发育迟缓,导致既没有发育成熟的卵泡,也没有LH峰的出现,因此排卵过程受到抑制。

2. 阻止精子与卵子相遇,避免卵子受精　在男性使用的避孕套、在女性使用的阴道隔膜以及在阴道内放入具有杀死精子的避孕药均可阻止精子进入输卵管,使卵子不能受精。小剂量的孕激素可使子宫颈分泌少量、高黏度的黏液,不利于精子穿透、通过,从而阻碍卵子受精。在男性输精管结扎、在女性输卵管结扎均可阻止精子与卵子相遇,达到终身避孕的目的。

3. 干扰子宫周期,阻碍受精卵着床　孕激素拮抗药或大剂量的孕激素可干扰子宫内膜正常转化,使子宫内膜不利于受精卵着床。宫内放置节育环可阻碍孕卵着床,从而达到避孕的目的。

4. 错开排卵期,避免受精卵生成　在安全期和哺乳期,因无成熟卵子排出,故在此期性生活受孕率低,但失败率高,不宜推广使用。

(1) 安全期避孕　在输卵管内的卵子能够生存1~2日,在女性生殖道内的精子可维持2~3日受精能力,故在卵子排出的前后几日里性交容易受孕。为保险起见,将排卵日的前5日和后4日,连同排卵日共10日称为排卵期。安全期避孕就是在排卵期内停止性生活的一种避孕方法。

(2) 哺乳期避孕 婴儿吸吮乳头的刺激可使下丘脑神经元释放催乳素释放因子(prolactin - releasing factor,PRF),引起腺垂体PRL分泌增多。血中高浓度的PRL通过负反馈抑制下丘脑GnRH以及腺垂体FSH和LH的分泌,致使无成熟卵子排出,故在哺乳期性交不容易受孕。

五、分娩与授乳

(一) 分娩

分娩(parturition)是成熟胎儿及其附属物从母体子宫产出体外的过程。首先,子宫底部发生频繁的收缩波,迫使胎儿头紧抵子宫颈。数小时后,子宫颈变软、开放,胎儿由宫腔经子宫颈和阴道排出体外。在胎儿娩出后10 min左右,胎盘与子宫分离并排出母体。随后子宫肌强烈收缩压迫血管,防止失血过多。

分娩过程是正反馈调节。胎儿对子宫颈部的刺激可引起OXT的释放和子宫底部肌肉收缩的增强,迫使胎儿对子宫颈的刺激更强,从而引起更多的OXT释放及子宫的进一步收缩,直至胎儿完全娩出为止。

(二) 授乳

母体在婴儿娩出后24 h,雌激素和孕激素的水平大大降低,对催乳素的抑制作用解除,乳腺开始泌乳。乳腺分泌的初乳含2% ~3%蛋白质,主要是酪蛋白、乳白蛋白和乳球蛋白,7%的乳糖和3.5%脂肪。分娩1周后,乳汁量为500 ml/d,最高可达1000 ml/d。婴儿吸吮乳头可引起排乳反射,使乳汁排出。

六、社会心理因素对生殖系统的影响

生殖系统的主要功能是生殖。生殖功能的实现不仅有赖于男女双方发育健全的生殖系统,而且也受心理健康状况及社会等多种因素的影响。长期生活在人口拥挤、声音嘈杂、空气严重污染的环境中,或长期处在过度疲劳状态下,或长期处于精神忧虑、抑郁或恐惧、紧张等心理状态下,男性容易发生性功能减弱、紊乱,甚至睾丸发生退行性改变导致精液量、精子数减少,精子活力降低;女性容易出现月经失调或闭经,从而导致不孕。这种不孕一般是可逆的,当不利因素解除后,可以恢复受孕能力。但是,当社会心理因素对机体的刺激超过一定界限后,卵巢内分泌功能严重失调,不仅导致不孕,而且还可因产生的大量雌激素,引发女性生殖系统肿瘤。此外,母亲焦虑引起的一系列生理变化,还可通过胎盘影响胎儿生长发育,甚至影响胎儿出生后的智力。动荡的社会环境、严重的自然灾害以及紧张、恐惧等心理状态,均可影响胚胎的发育,严重者还可能导致胎儿畸形及流产。

总之,和谐的社会环境、融洽的家庭氛围和健康的心理状态都有利于生殖功能的实现。因此,在妊娠期间或妊娠前,夫妇双方均应保持良好的情绪,平和的心境,积极地适应社会,适时进行健康体检和产前检查,从而达到优生优育的目的。

知识链接 ……………………………………………………………………

辅助生殖技术

1. 人工授精(artificial insemination,AI) 是通过人工方式将精液注入女性生殖道内,使不育夫妇受孕的技术。

2. 体外受精—胚胎移植(in vitro fertilization and embryo transfer,IVF - ET) 即试管婴儿,是将不育夫妇的卵子与精子取出,在体外(培养皿中)使其受精并发育成胚胎后,再移入患者宫腔内让其植入,发育成胎儿达到妊娠的目的。

3. 卵子胞质内单精子注射(intra - cytoptasmic sperm injection,ICSI) 是在显微镜下用一根极纤

细的针将一条精子直接注入卵子的细胞质中使卵子受精，再将形成的胚胎植入宫腔内而妊娠的技术。

4. 种植前基因诊断(preimplantation genetic diagnosis，PGD) 是指从体外受精的胚胎中取1～2个细胞或者取卵细胞的第一极体在种植前进行基因分析，然后移植基因正常的胚胎，从而达到优生优育的目的。

思考题

1. 下丘脑—腺垂体—卵巢轴在卵巢周期和子宫周期调节中有何作用和意义？
2. 胎盘激素在维持妊娠过程中有何生理作用？测定其血中含量的动态变化有何临床意义？
3. 妊娠期卵巢有没有新的卵泡发育成熟而排卵？为什么？

（马常义）

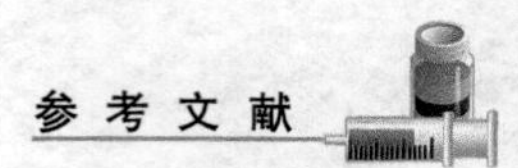

参 考 文 献

1. 姚泰．生理学[M].6版．北京:人民卫生出版社,2009.
2. 彭波．生理学[M].2版．北京:人民卫生出版社,2010.
3. 汪依民．生理学[M]．南昌:江西科学技术出版,2005.
4. 白波．生理学[M].6版．北京:人民卫生出版社,2009.
5. 马恒东,要瑞莉．生理学[M]．北京:科学出版社,2010.
6. 朱文玉．医学生理学[M].2版．北京:北京大学医学出版社,2009.
7. 朱妙章．大学生理学[M].2版．北京:高等教育出版社,2005.
8. 朱文玉,田仁．人体生理学[M].3版．北京:北京大学医学出版社,2008.
9. 白波主．生理学[M]．北京:人民卫生出版社,2004.
10. 朱大年．生理学[M].7版．北京:人民卫生出版社,2008.
11. 彭波,李茂松．生理学[M].2版．北京:人民卫生出版社,2010.
12. 姚泰．生理学[M].2版．北京:人民卫生出版社,2010.
13. 田仁．生理学[M]．西安:第四军医大学出版社,2006.
14. 张建龙,康福信,关亚群．人体机能学[M]．北京:科学出版社,2007.
15. 季常新,马恒东．生理学[M].2版．北京:科学出版社,2009.